U0275378

『本草纲目』全本图典

【第十三册】

典藏版

原 著 李时珍
顾 问 肖培根
主 编 陈士林
分册主编 刘新桥 全继红 谢 宇
副 主 编 谢军成 裴 华 张 鹏 王 庆 张 鹤

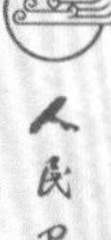

人民卫生出版社

图书在版编目（CIP）数据

《本草纲目》全本图典. 第十三册 / 陈士林主编. —
北京：人民卫生出版社，2018
ISBN 978-7-117-26479-2

Ⅰ.①本… Ⅱ.①陈… Ⅲ.①《本草纲目》- 图解
Ⅳ.①R281.3-64

中国版本图书馆 CIP 数据核字（2018）第 099790 号

《本草纲目》全本图典（第十三册）

主　　编：陈士林
出版发行：人民卫生出版社（中继线 010-59780011）
地　　址：北京市朝阳区潘家园南里 19 号
邮　　编：100021
E - mail：pmph @ pmph.com
购书热线：010-59787592　010-59787584　010-65264830
印　　刷：北京盛通印刷股份有限公司
经　　销：新华书店
开　　本：889 × 1194　1/16　　印张：15
字　　数：354 千字
版　　次：2018 年 7 月第 1 版　2018 年 7 月第 1 版第 1 次印刷
标准书号：ISBN 978-7-117-26479-2
定　　价：640.00 元

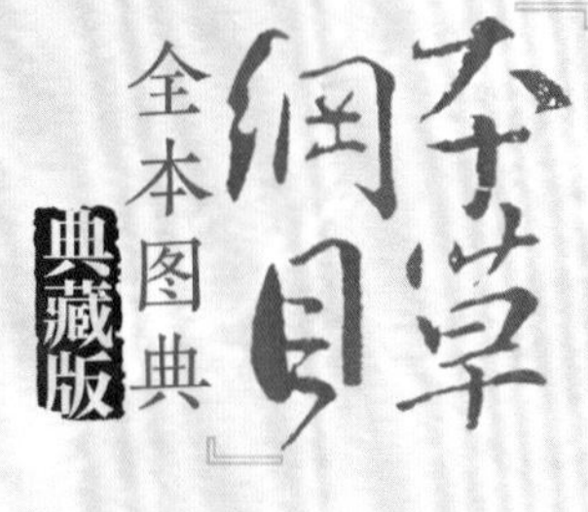

凡　例

一、本套书以明代李时珍著《本草纲目》（金陵版胡承龙刻本）为底本，以金陵版排印本（王育杰整理，人民卫生出版社，2016年）及金陵版美国国会图书馆藏全帙本为校本，按原著的分卷和排序进行内容编排，即按序列、主治、水部、火部、土部、金石部、草部、谷部、菜部、果部、木部、服器部、虫部、鳞部、介部、禽部、兽部、人部的顺序进行编排，共分20册。

二、本套书中“释名”“主治”“附方”等部分所引书名多为简称，如：《本草纲目》简称《纲目》,《名医别录》简称《别录》,《神农本草经》简称《本经》,《日华子诸家本草》简称《日华》,《肘后备急方》简称《肘后方》，等等。

三、人名书名相同的名称，如吴普之类，有时作人名，有时又作书名，情况较复杂，为统一起见，本次编写均按原著一律不加书名号。

四、原著《本草纲目》中的部分中草药名称，与中医药学名词审定委员会公布名称不一致的，为了保持原著风貌，均保留为原著形式，不另作修改。

五、本套书为保持原著风貌，对原著之服器部和人部的内容全文收录，但基本不配图。

六、本套书依托原著的原始记载，根据作者们多年野外工作经验和鉴定研究成果，结合现有考证文献，对《纲目》收载的药物进行了全面的本草考证，梳理了古今药物传承关系，并确定了各药物的基原和相应物种的拉丁学名；对于多基原的药物均进行了综合分析，对于部分尚未能准确确定物种者也有表述。同时，基于现代化、且普遍应用的DNA条形码鉴定体系，在介绍常用中药材之《药典》收载情况的同时附上其基原物种的通用基因碱基序列。由此古今结合、图文并茂，丰富阅读鉴赏感受，并提升其实用参考和珍藏价值。

七、本套书结合现实应用情况附有大量实地拍摄的原动植物（及矿物等）和药材（及饮片）原色图片，方便读者认药和用药。

八、部分药物尚未能解释科学内涵，或者疗效有待证实、原料及制作工艺失传，以及其他因素，故无考证内容及附图，但仍收载《纲目》原始内容，有待后来者研究、发现。

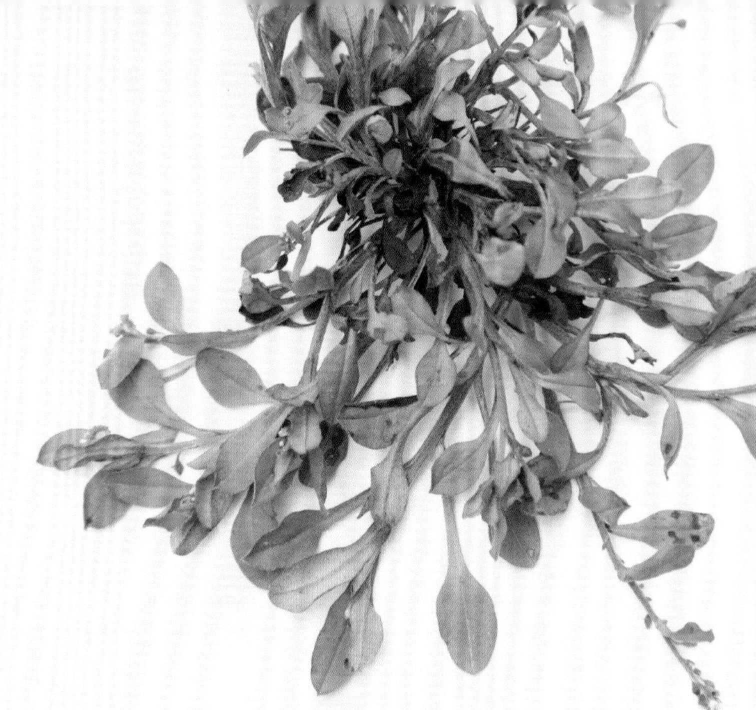

目录

本草纲目菜部第二十七卷

菜之二柔滑类四十一种

本草纲目菜部第二十八卷

菜之三蓏菜类一十一种

本草纲目

菜部第二十七卷

菜之二 柔滑类四十一种

菠薐

宋《嘉祐》

‖ **基原** ‖

据《纲目彩图》《纲目图鉴》《大辞典》《中华本草》等综合分析考证，本品为藜科植物菠菜 *Spinacia oleracea* L.。全国各地均有分布。

波稜

赤根菜

△菠菜（*Spinacia oleracea*）

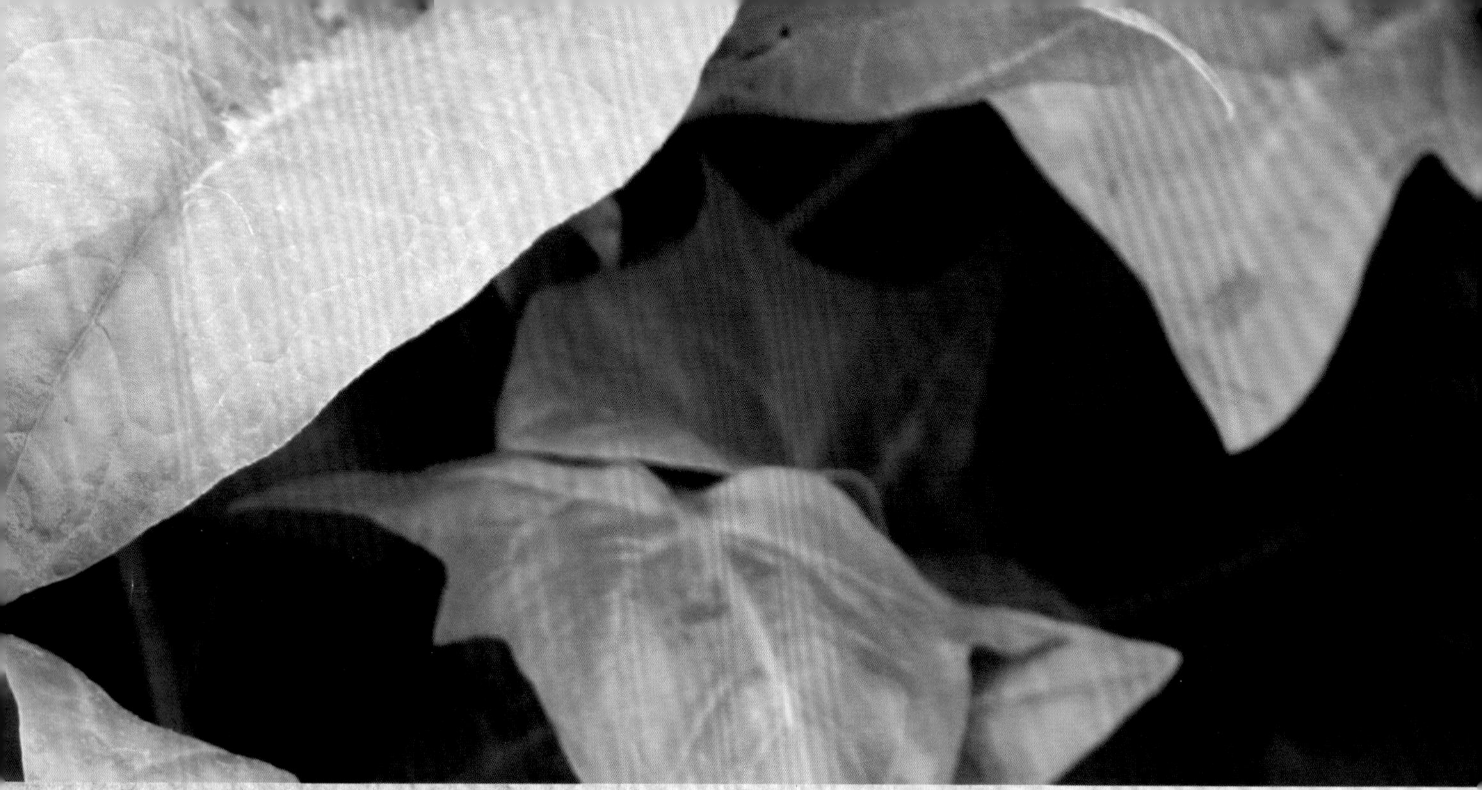

‖ **释名** ‖

菠菜纲目**波斯草**纲目**赤根菜。**[慎微曰] 按刘禹锡嘉话录云：菠薐种出自西国。有僧将其子来，云本是颇陵国之种。语讹为波棱耳。[时珍曰] 按唐会要云：太宗时尼波罗国献波棱菜，类红蓝，实如蒺藜，火熟之能益食味。即此也。方士隐名为波斯草云。

‖ **集解** ‖

[时珍曰] 波棱八月、九月种者，可备冬食；正月、二月种者，可备春蔬。其茎柔脆中空。其叶绿腻柔厚直出一尖，旁出两尖，似鼓子花叶之状而长大。其根长数寸，大如桔梗而色赤，味更甘美。四月起薹尺许。有雄雌。就茎开碎红花，丛簇不显。雌者结实，有刺，状如蒺藜子。种时须研开，易浸胀。必过月朔乃生，亦一异也。

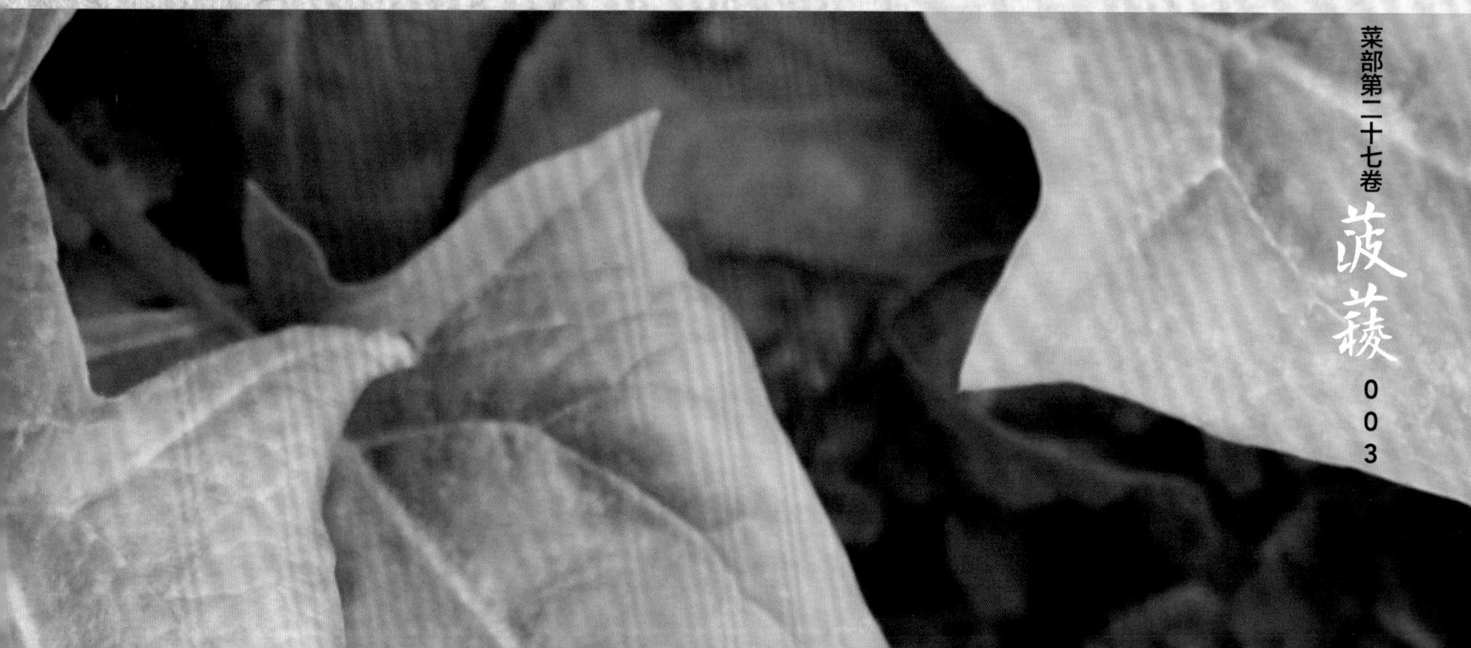

菜及根

‖ **气味** ‖

甘，冷，滑，无毒。[士良曰] 微毒。多食令人脚弱，发腰痛，动冷气。先患腹冷者，必破腹。不与鳝鱼同食，发霍乱。取汁炼霜，制砒、汞，伏雌黄、硫黄。

‖ **主治** ‖

利五脏，通肠胃热，解酒毒。服丹石人食之佳。孟诜。**通血脉，开胸膈，下气调中，止渴润燥。根尤良。**时珍。

‖ **发明** ‖

[诜曰] 北人食肉、面，食之即平；南人食鱼、鳖、水米，食之即冷，故多食冷大小肠也。[时珍曰] 按张从正儒门事亲云：凡人久病，大便涩滞不通，及痔漏之人，宜常食菠薐、葵菜之类，滑以养窍，自然通利。

‖ **附方** ‖

新一。**消渴引饮**日至一石者。菠薐根、鸡内金等分，为末。米饮服一钱，日三。经验方。

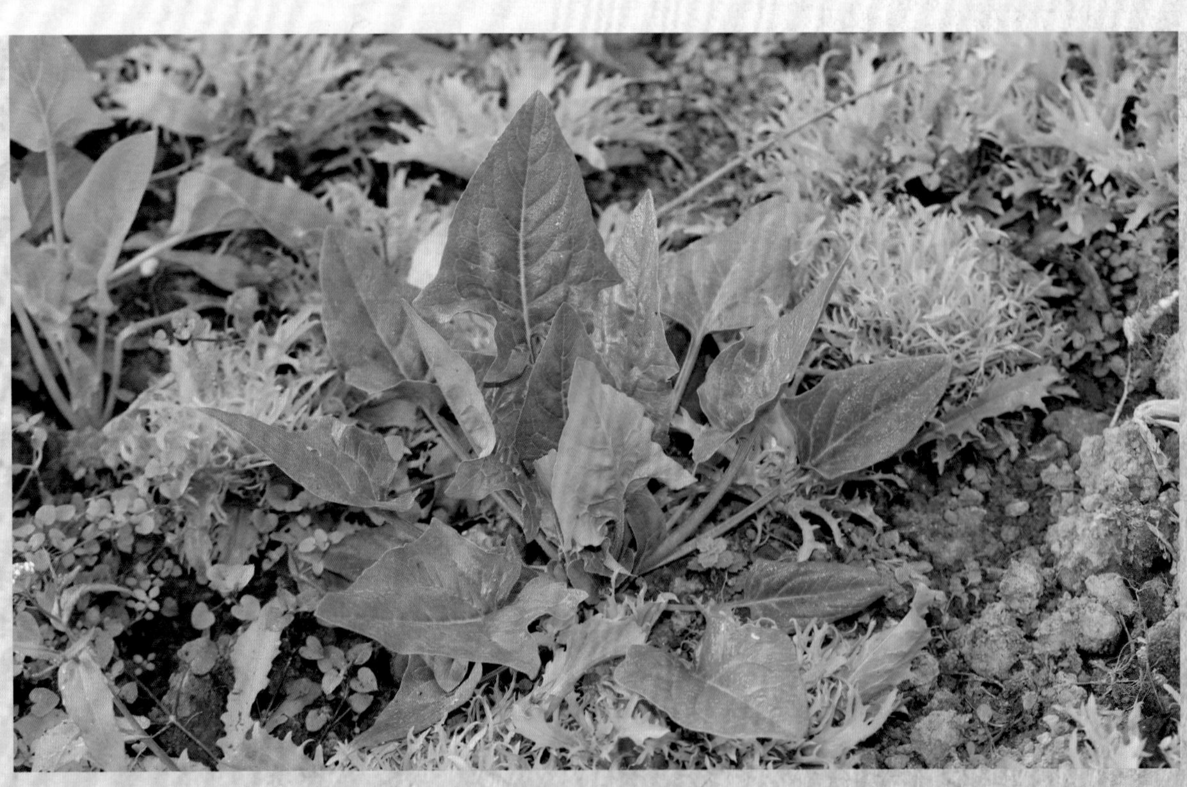

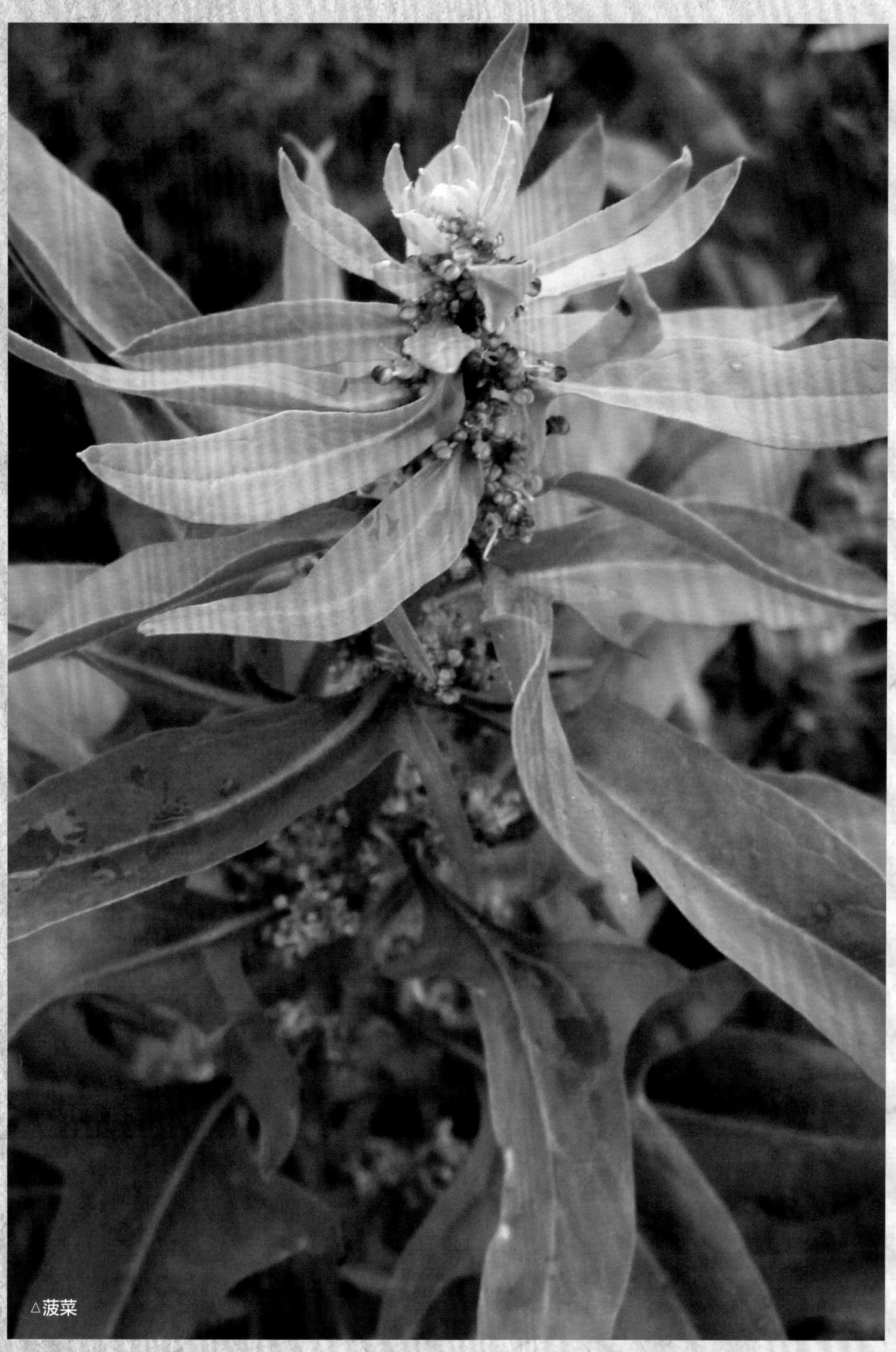

△菠菜

‖ **基原** ‖

据《纲目图鉴》《汇编》《大辞典》《中华本草》等综合分析考证，本品为旋花科植物蕹菜 *Ipomoea aquatica* Forsk.，又称“空心菜”。我国南方各地均有栽培。

蕹菜　蕹菜

蕹菜

蕹，去声。宋《嘉祐》

△蕹菜（*Ipomoea aquatica*）

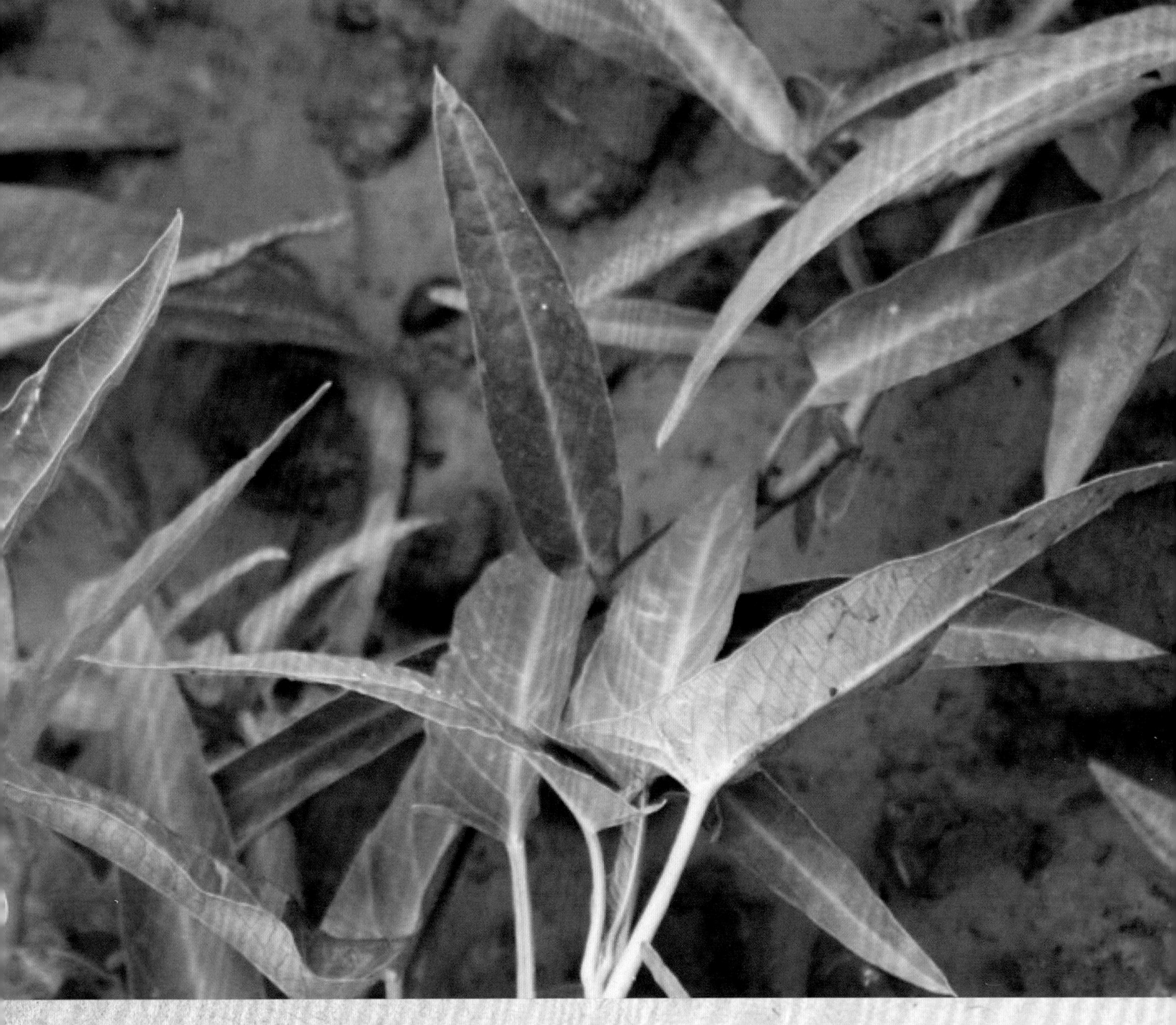

‖ **释名** ‖

[时珍曰] 蕹与壅同。此菜惟以壅成，故谓之壅。

‖ **集解** ‖

[藏器曰] 蕹菜岭南种之。蔓生，开白花，堪茹。[时珍曰] 蕹菜今金陵及江夏人多莳之。性宜湿地，畏霜雪。九月藏入土窖中，三四月取出，壅以粪土，即节节生芽，一本可成一畦也。干柔如蔓而中空，叶似菠薐及錾头形。味短，须同猪肉煮，令肉色紫乃佳。段公路北户录，言其叶如柳者，误矣。按嵇含草木状云：蕹菜叶如落葵而小。南人编苇为筏，作小孔，浮水上。种子于水中，则如萍根浮水面。及长成茎叶，皆出于苇筏孔中，随水上下，南方奇蔬也。则此菜，水、陆皆可生之也。

‖ **气味** ‖

甘，平，无毒。

‖ **主治** ‖

解胡蔓草毒，即野葛毒，煮食之。亦生捣服。藏器。**捣汁和酒服，治产难。**时珍。出唐瑶方。

‖ **发明** ‖

[藏器曰] 南人先食蕹菜，后食野葛，二物相伏，自然无苦。取汁滴野葛苗，当时萎死，相杀如此。张华博物志云：魏武帝啖野葛至一尺。应是先食此菜也。

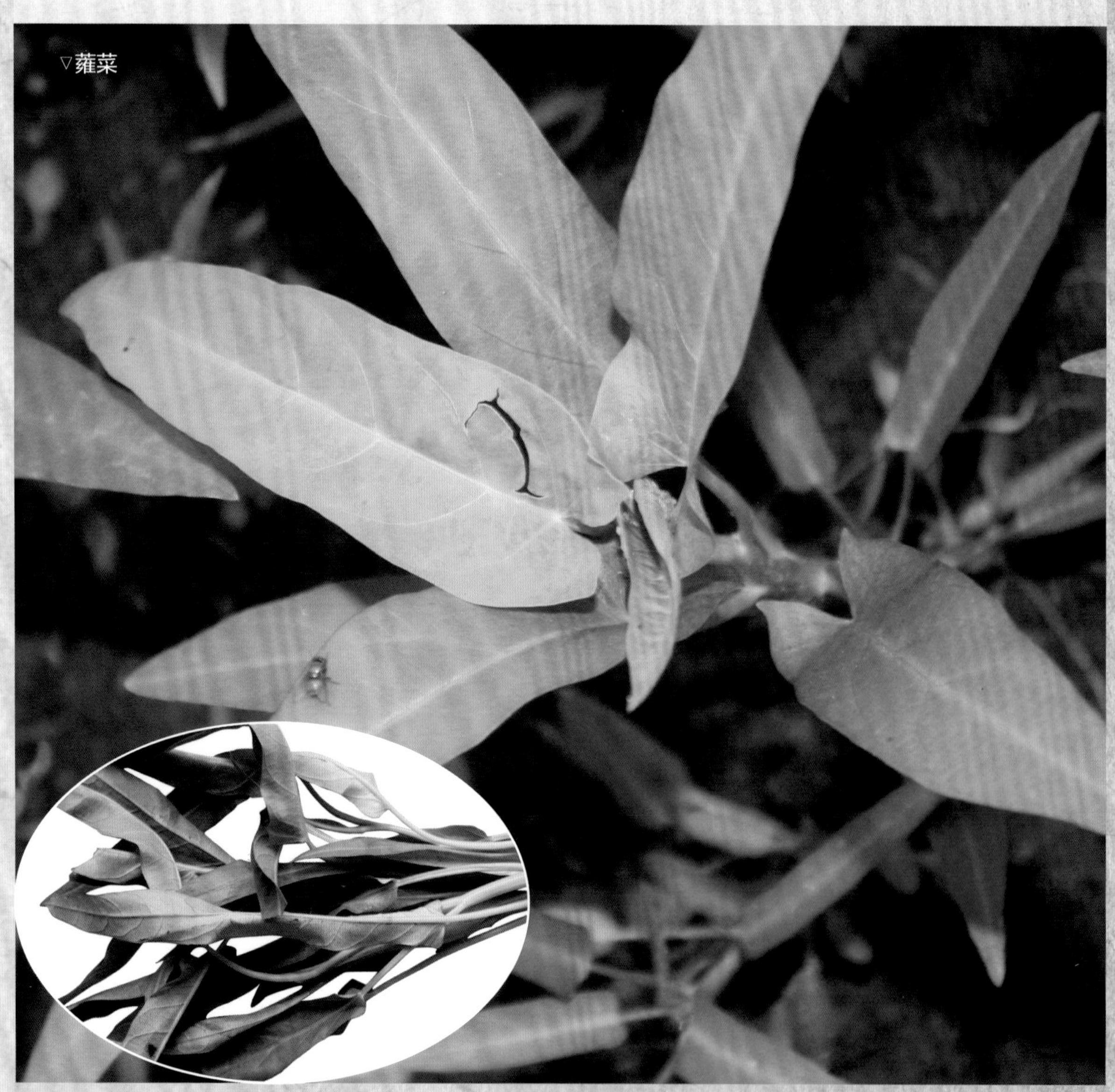
▽蕹菜

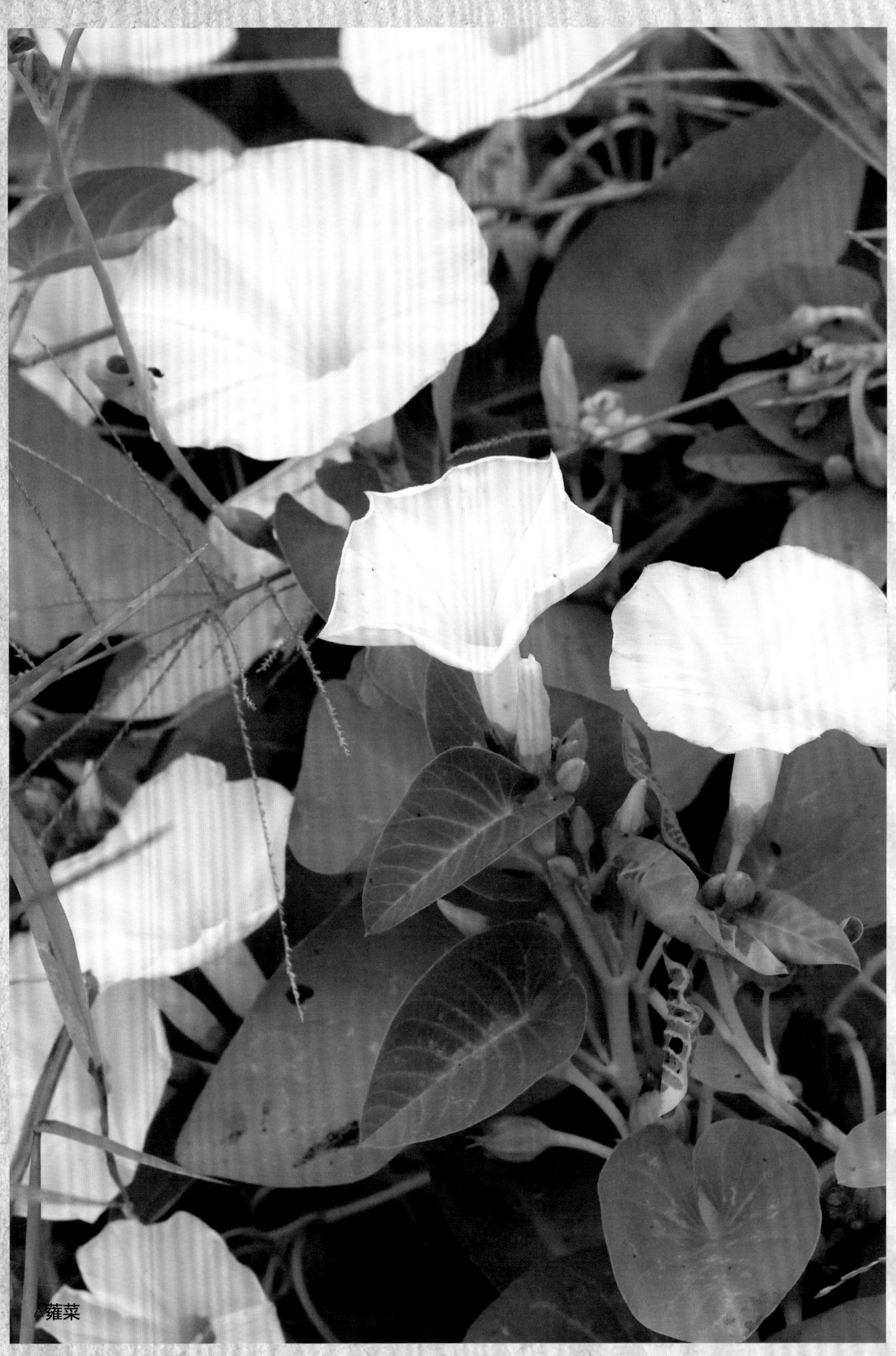
△蕹菜

‖ **基原** ‖

据《纲目图鉴》《中华本草》等综合分析考证，本品为藜科植物莙荙菜 *Beta vulgaris* L. var. *cicla* L.。我国南方各地多有栽培。《大辞典》《中华本草》认为还包括同属植物菾菜（甜菜）*B. vulgaris* L. var. *cruenta* Alef.。我国普遍栽培，以东北及内蒙古栽培较多。

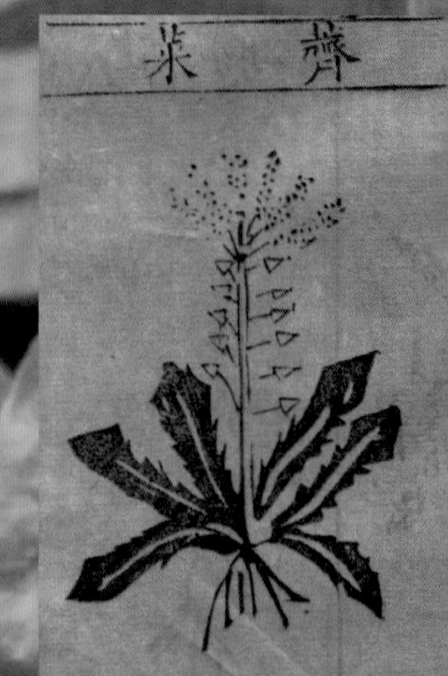

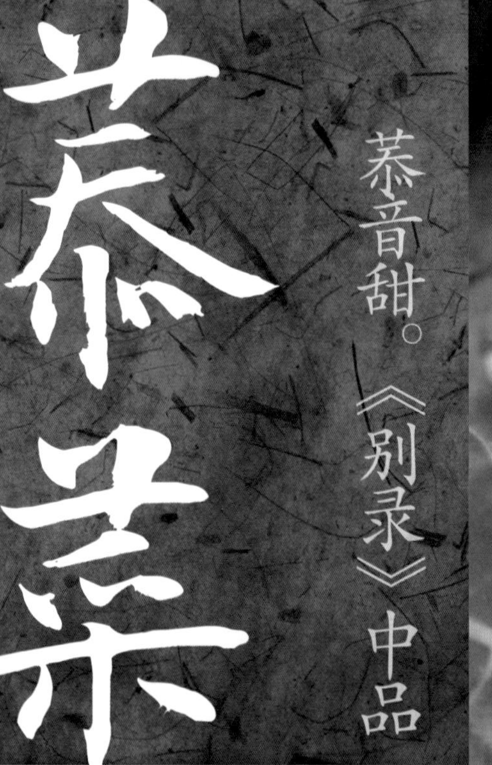

菾菜

菾音甜。《别录》中品

校正：并入嘉祐莙荙菜。

‖ **释名** ‖

莙荙菜。[时珍曰] 菾菜，即莙荙也。菾与甜通，因其味也。莙荙之义未详。

‖ **集解** ‖

[弘景曰] 菾菜，即今以作鲊蒸者。[恭曰] 菾菜叶似升麻苗，南人蒸炮食之，大香美。[保昇曰] 苗高三四尺，茎若蒴藋，有细棱，夏盛冬枯。其茎烧灰淋汁洗衣，白如玉色。[士良曰] 叶似紫菊而大，花白。[时珍曰] 菾菜正二月下种，宿根亦自生。其叶青白色，似白菘菜叶而短，茎亦相类，但差小耳。生、熟皆可食，微作土气。四月开细白花。结实状如茱萸梂而轻虚，土黄色，内有细子。根白色。

△莙荙菜（*Beta vulgaris*）

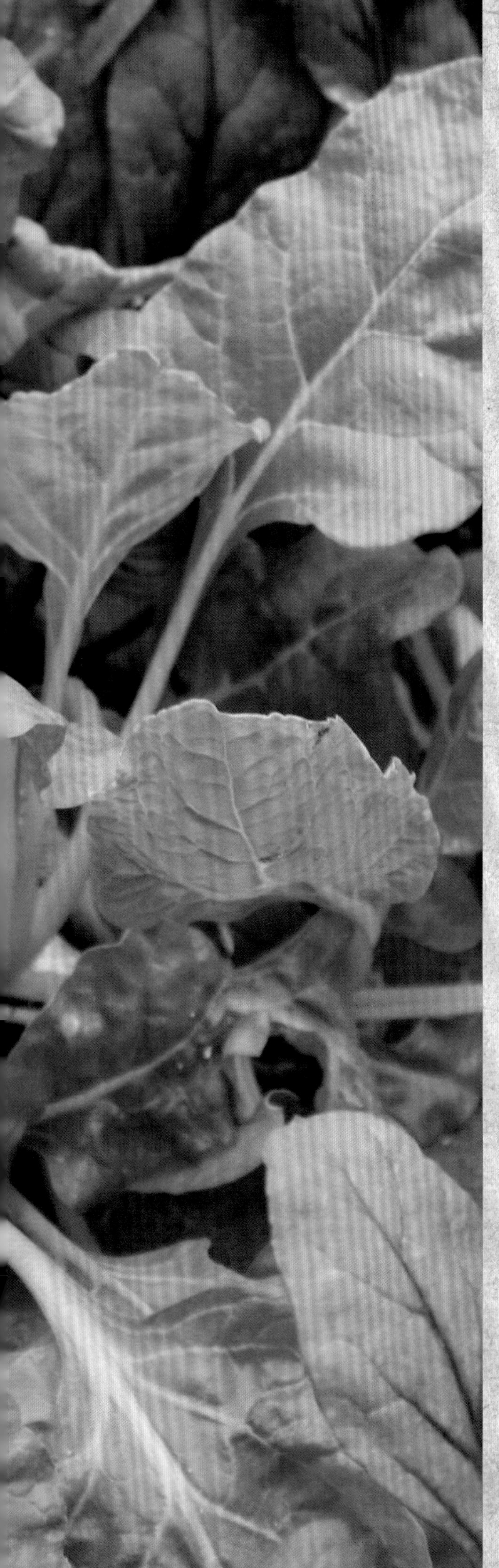

‖**气味**‖

甘、苦，大寒，滑，无毒。[禹锡曰]平，微毒。冷气人不可多食，动气，先患腹冷人食之，必破腹。

‖**主治**‖

时行壮热，解风热毒，捣汁饮之便瘥。别录。**夏月以菜作粥食，解热，止热毒痢。捣烂，傅灸疮，止痛易瘥。**苏恭。**捣汁服，主冷热痢。又止血生肌，及诸禽兽伤，傅之立愈。**藏器。**煎汤饮，开胃，通心膈，宜妇人。**大明。**补中下气，理脾气，去头风，利五脏。**嘉祐。

根

‖**气味**‖

甘，平，无毒。

‖**主治**‖

通经脉，下气，开胸膈。正要。

子

‖**主治**‖

煮半生，捣汁服，治小儿热。孟诜。**醋浸揩面，去粉滓，润泽有光。**藏器。

‖**附方**‖

新一。**痔瘘下血**莙荙子、芸薹子、荆芥子、芫荽子、莴苣子、蔓菁子、萝卜子、葱子等分，以大鲫鱼一个去鳞、肠，装药在内，缝合，入银、石器内，上下用火炼熟，放冷为末。每服二钱，米饮下，日二服。

东风菜

宋《开宝》

‖ **基原** ‖

据《纲目图鉴》《大辞典》《汇编》等综合分析考证，本品为菊科植物东风菜 *Doellingeria scaber* (Thunb.) Nees。分布于我国北部、东部和南部各地。《大辞典》《中华本草》认为还包括同属植物短冠东风菜 *D. marchandii* (Lévl.) Ling，分布于浙江、江西、广东、广西、四川等地。

△东风菜（*Doellingeria scaber*）

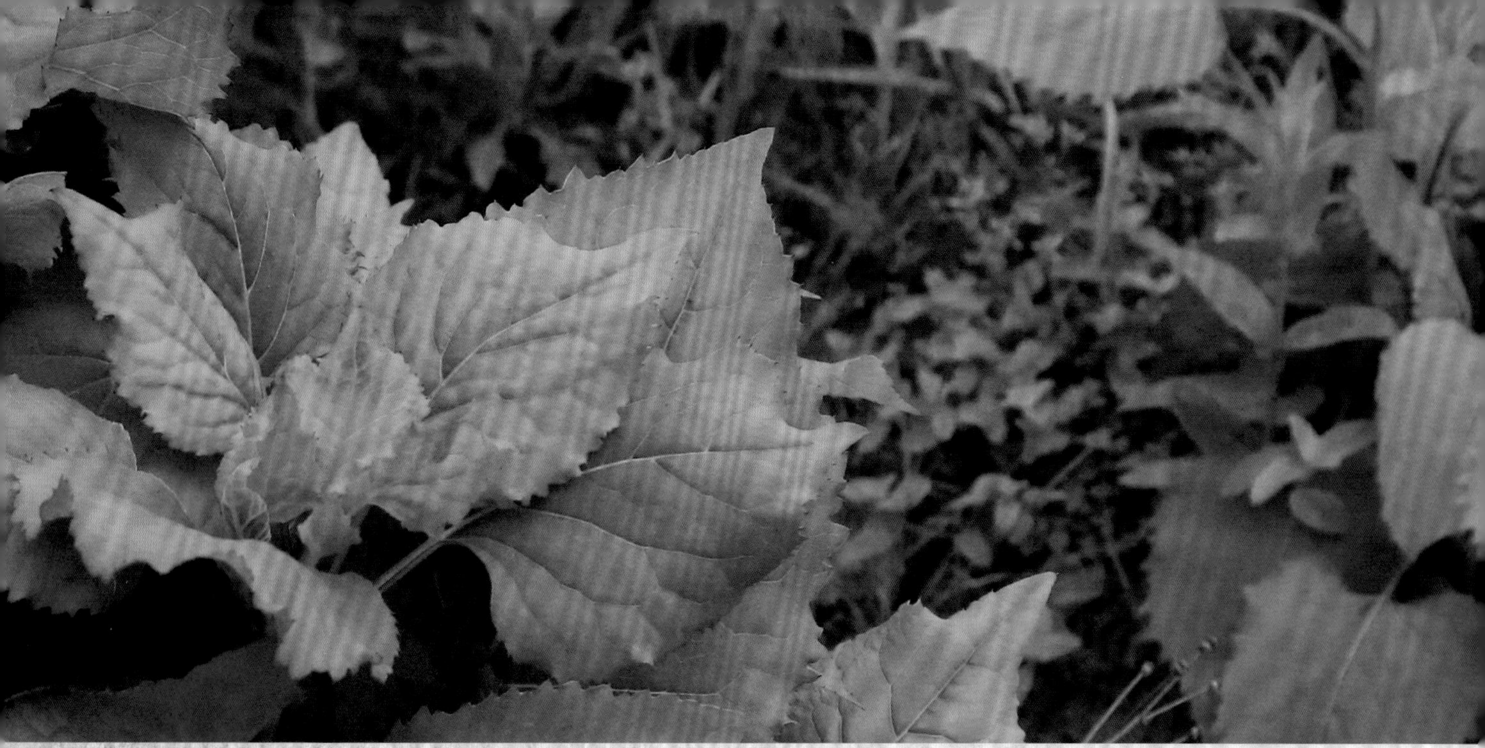

‖ **释名** ‖

冬风 [志曰] 此菜先春而生，故有东风之号。一作冬风，言得冬气也。

‖ **集解** ‖

[志曰] 东风菜生岭南平泽。茎高二三尺，叶似杏叶而长，极厚软，上有细毛，煮食甚美。[时珍曰] 按裴渊广州记云：东风菜，花、叶似落妊娠，茎紫。宜肥肉作羹食，香气似马兰，味如酪。

‖ **气味** ‖

甘，寒，无毒。

‖ **主治** ‖

风毒壅热，头痛目眩，肝热眼赤，堪入羹臛食。开宝。

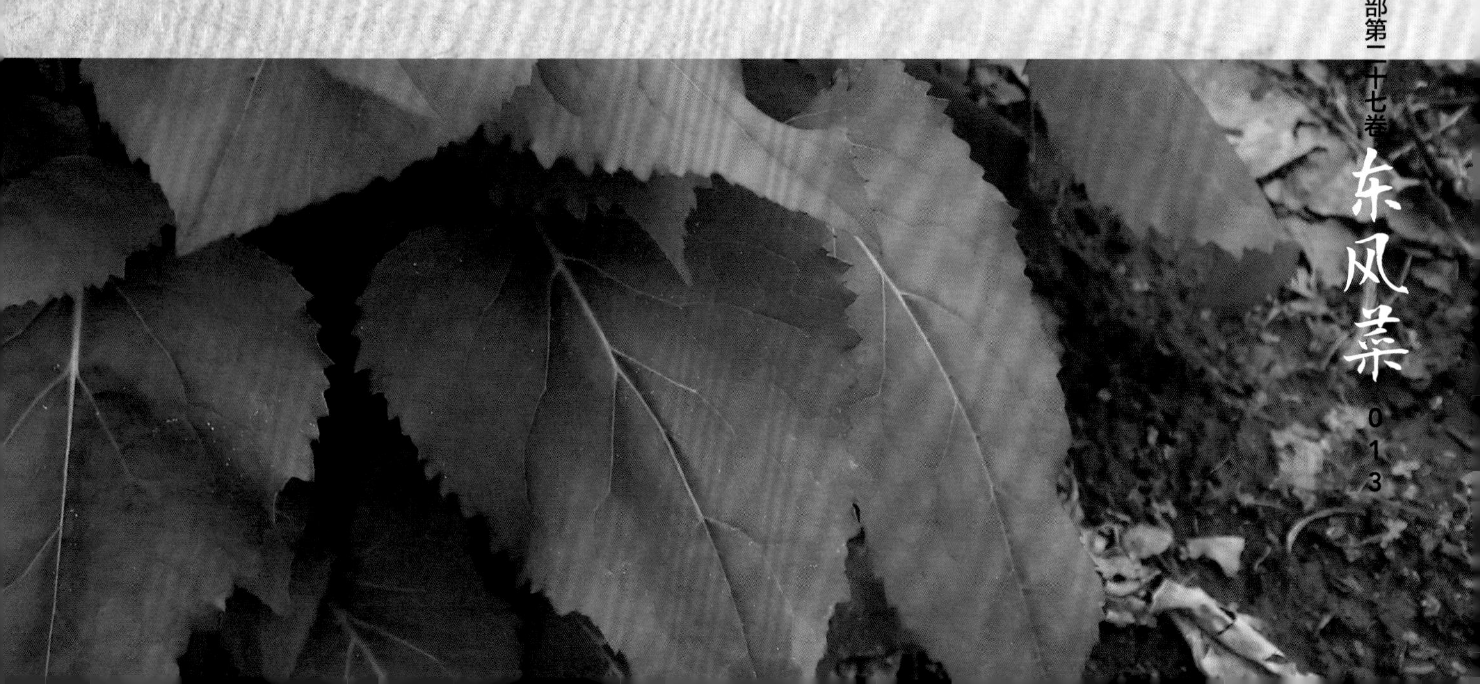

东风菜

‖ **基原** ‖

据《纲目彩图》《纲目图鉴》《中华本草》《大辞典》等综合分析考证，本品为十字花科植物荠菜 *Capsella bursa-pastoris* (L.) Medic.。全国各地均有分布。

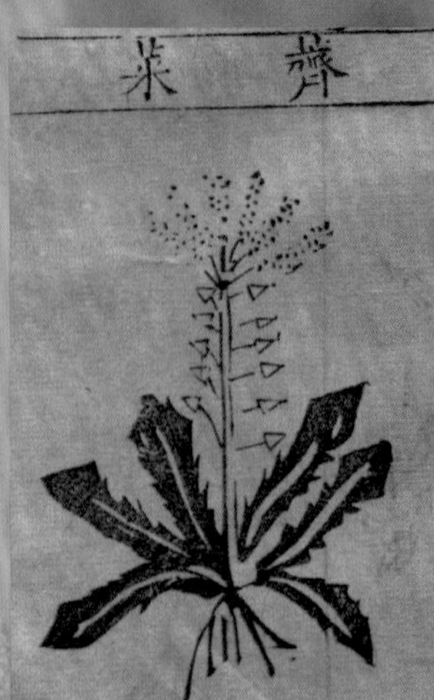

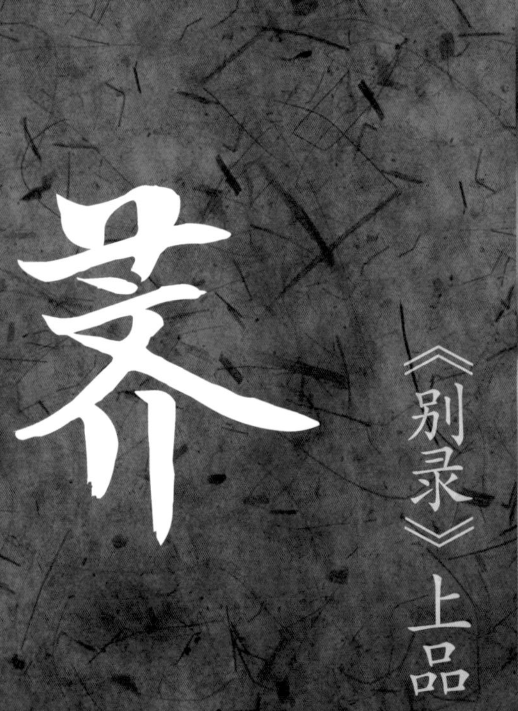

荠

《别录》上品

△荠菜（*Capsella bursapastoris*）

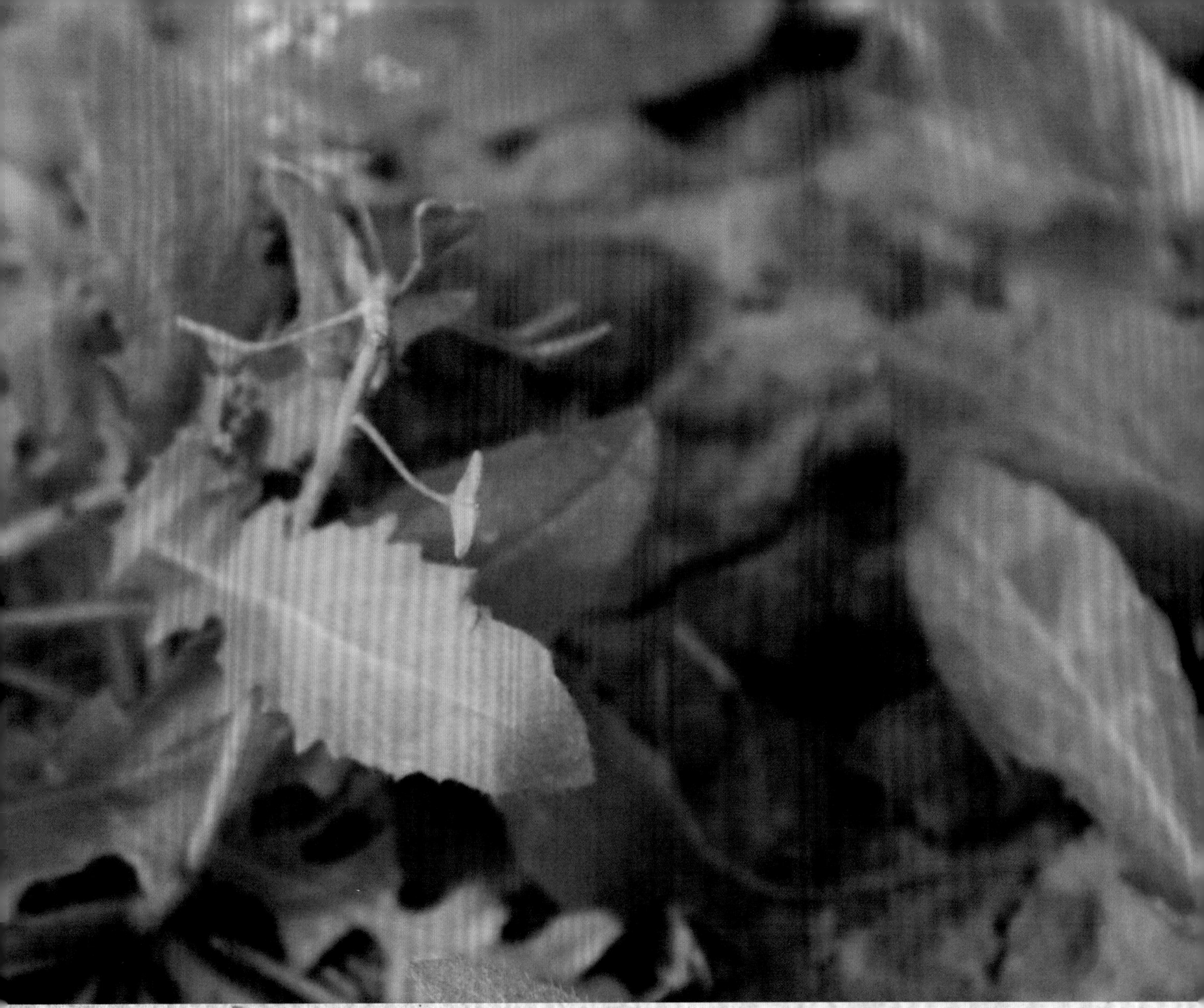

‖ **释名** ‖

护生草。[时珍曰] 荠生济济，故谓之荠。释家取其茎作挑灯杖，可辟蚊、蛾，谓之护生草，云能护众生也。

‖ **集解** ‖

[普曰] 荠生野中。[弘景曰] 荠类甚多，此是今人所食者。叶作菹、羹亦佳。诗云“谁谓荼苦，其甘如荠”是也。[时珍曰] 荠有大、小数种。小荠叶花茎扁，味美。其最细小者，名沙荠也。大荠科、叶皆大，而味不及。其茎硬有毛者，名菥蓂，味不甚佳。并以冬至后生苗，二三月起茎五六寸。开细白花，整整如一。结荚如小萍，而有三角。荚内细子，如葶苈子。其子名蒫，音嵯，四月收之。师旷云：岁欲甘，甘草先生，荠是也。菥蓂、葶苈皆是荠类。葶苈见草部隰草类。

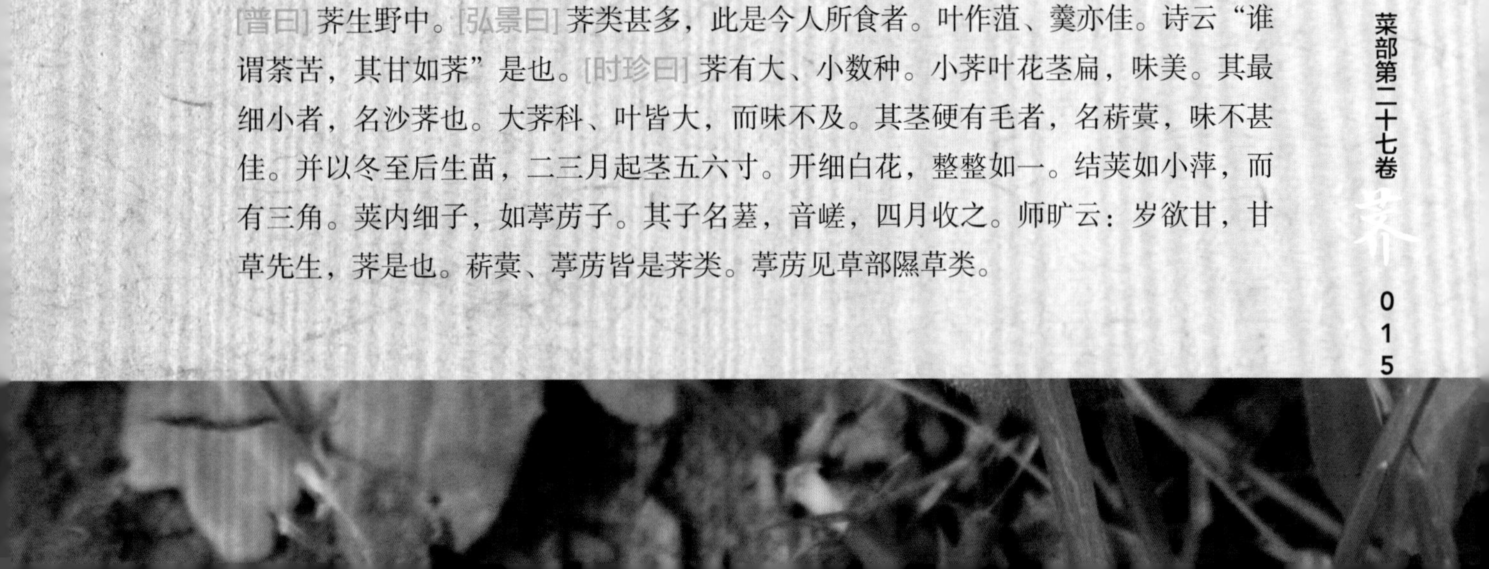

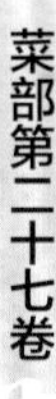

‖**气味**‖

甘，温，无毒。

‖**主治**‖

利肝和中。别录。**利五脏。根：治目痛。**大明。**明目益胃。**时珍。**根、叶：烧灰，治赤白痢极效。**甄权。

‖**附方**‖

旧一，新二。**暴赤眼**痛胀碜涩。荠菜根杵汁滴之。圣惠。**眼生翳膜**荠菜和根、茎、叶洗净，焙干为细末。每夜卧时先洗眼，挑末米许，安两大眦头。涩痛忍之，久久膜自落也。圣济总录。**肿满腹大**四肢枯瘦，尿涩。用甜葶苈炒、荠菜根等分，为末，炼蜜丸弹子大。每服一丸，陈皮汤下。只二三丸，小便清；十余丸，腹如故。三因。

蒫实

[普曰] 三月三日采，阴干。[士良曰] 亦名菥蓂子。四月八日收之，良。[周王曰] 饥岁采子，水调成块，煮粥、作饼甚粘滑。

‖**气味**‖

甘，平，无毒。[权曰] 患气人食之，动冷气。[诜曰] 不与面同食，令人背闷。服丹石人不可食。

‖**主治**‖

明目，目痛。别录。**青盲不见物，补五脏不足。**甄权。**治腹胀。**吴普。**去风毒邪气，治壅去翳，解热毒。久服，视物鲜明。**士良。

花

‖**主治**‖

布席下，辟虫。又辟蚊、蛾。士良。**阴干研末，枣汤日服二钱，治久痢。**大明。

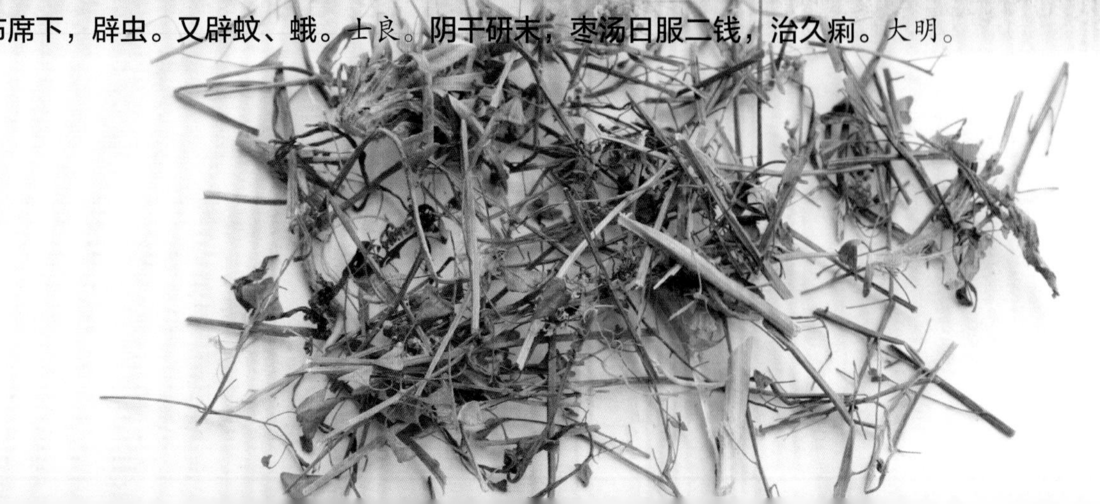

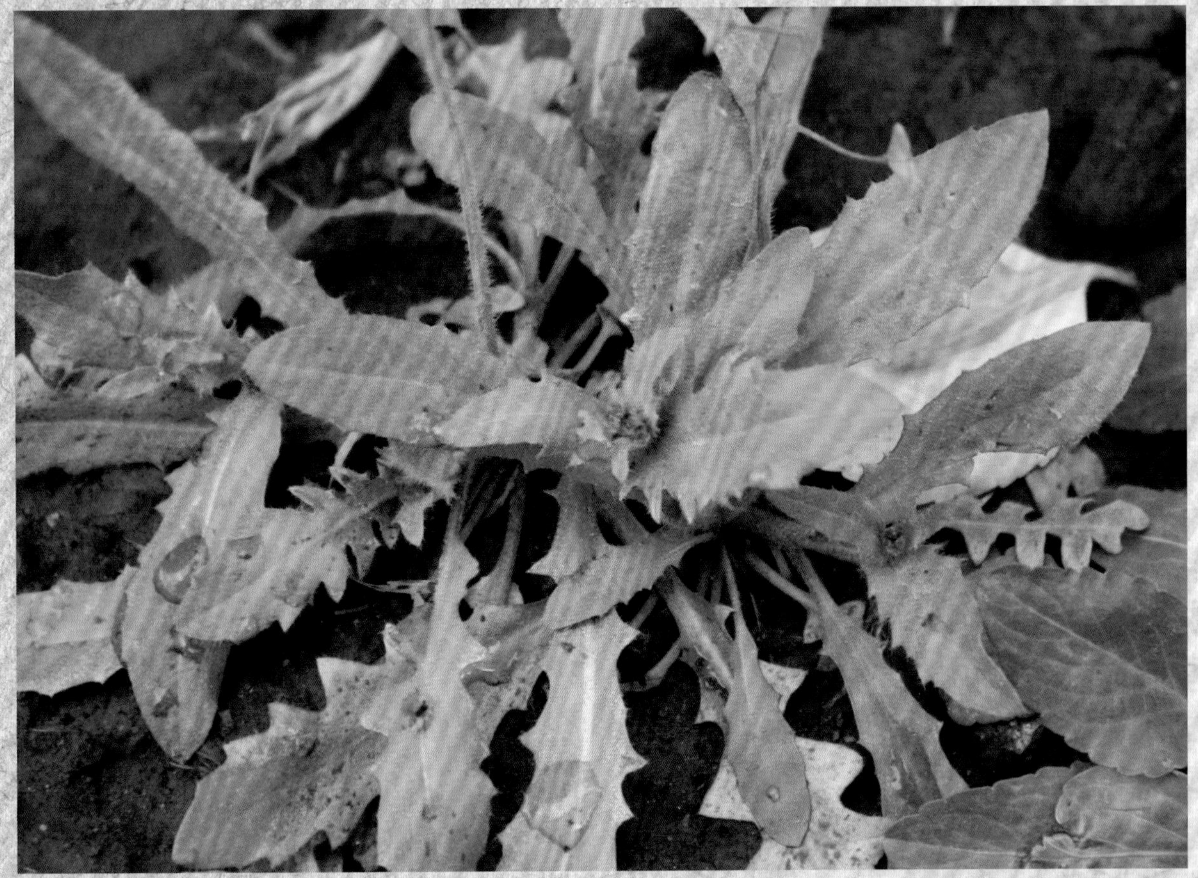

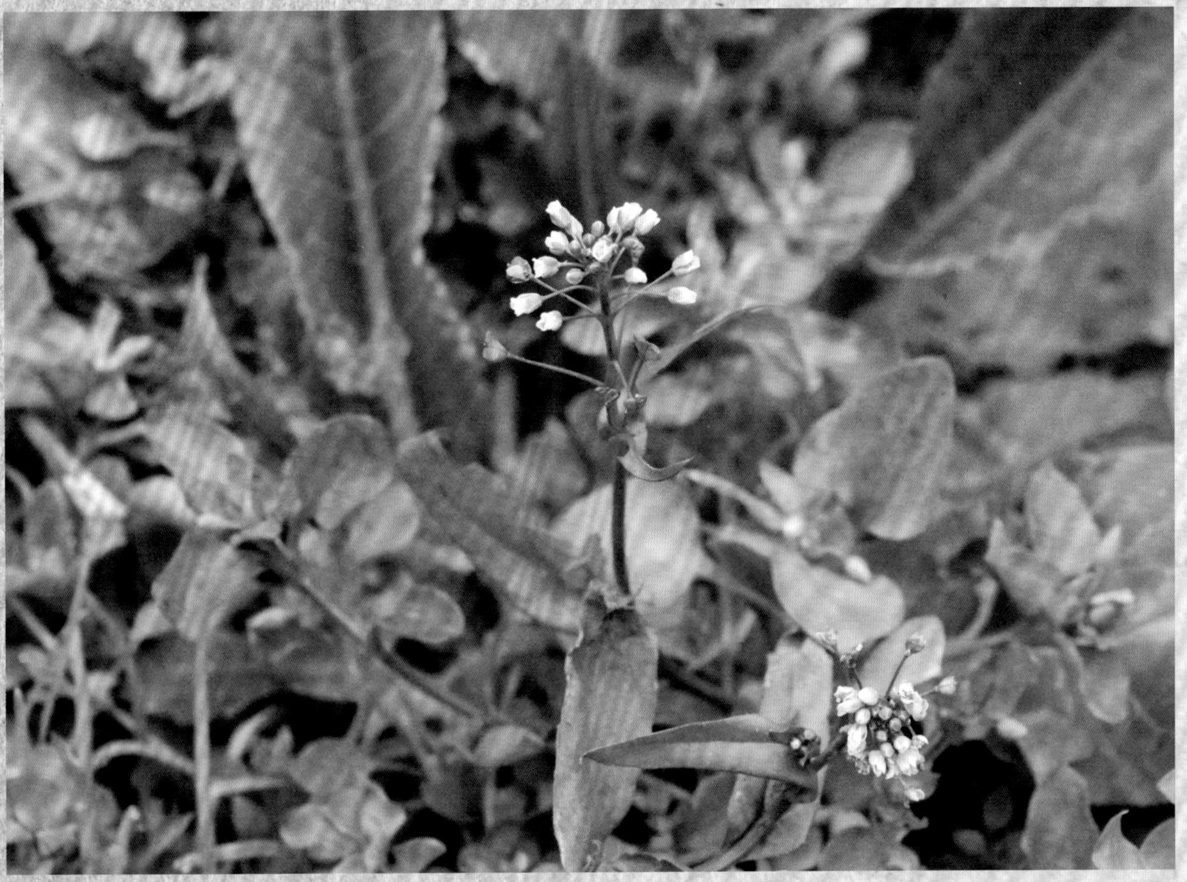

‖ **基原** ‖

据《纲目彩图》《纲目图鉴》《大典》《药典图鉴》等综合分析考证，本品为十字花科植物菥蓂 *Thlaspi arvense* L.。全国各地均有分布。《药典》收载菥蓂药材为十字花科植物菥蓂的干燥地上部分；夏季果实成熟时采割，除去杂质，干燥。

菥蓂

音锡觅。《本经》上品

△菥蓂（*Thlaspi arvense*）

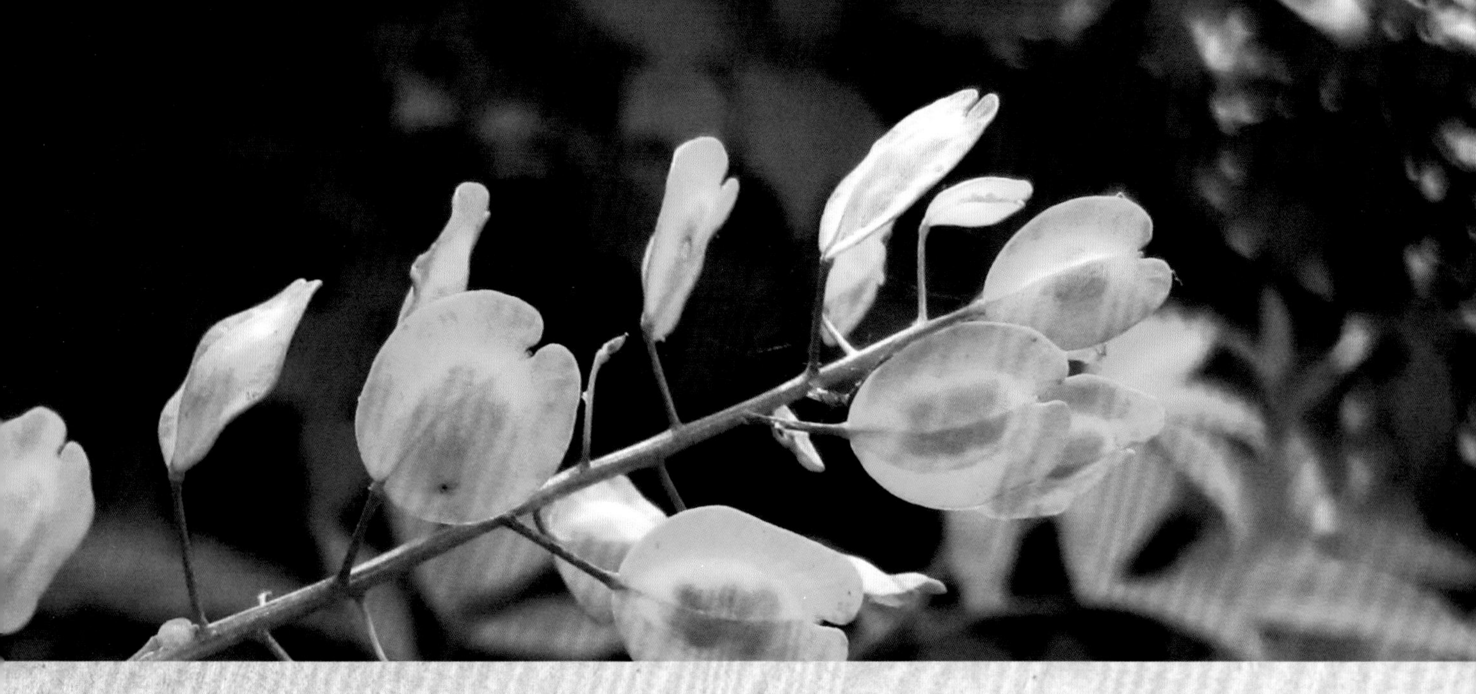

校正： 自草部移入此。

‖ **释名** ‖

大荠别录**大蕺**本经**马辛。**[时珍曰] 诸名不可解。吴普本草又云：一名析目，一名荣目，一名马驹。

‖ **集解** ‖

[别录曰] 菥蓂生咸阳山泽及道旁。四月、五月采，曝干。[弘景曰] 今处处有之。是大荠子也。方用甚希少。[保升曰] 似荠叶而细，俗呼为老荠。[恭曰] 尔雅云：菥蓂，大荠也。注云：似荠，俗呼为老荠。然其味甘而不辛也。[藏器曰] 本经菥蓂一名大荠。苏氏引尔雅为注。案大荠即葶苈，非菥蓂也，蓂大而扁，葶苈细而圆，二物殊别也。[颂曰] 尔雅葶苈谓之蕇，音典，子、叶皆似荠，一名狗荠。菥蓂即大荠。大抵二物皆荠类，故人多不能细分，乃尔致疑也。古今眼目方多用之。[时珍曰] 荠与菥蓂一物也，但分大、小二种耳。小者为荠，大者为菥蓂，菥蓂有毛。故其子功用相同，而陈士良之本草，亦谓荠实一名菥蓂也。葶苈与菥蓂同类，但菥蓂味甘花白，葶苈味苦花黄为异耳。或言菥蓂即甜葶苈，亦通。

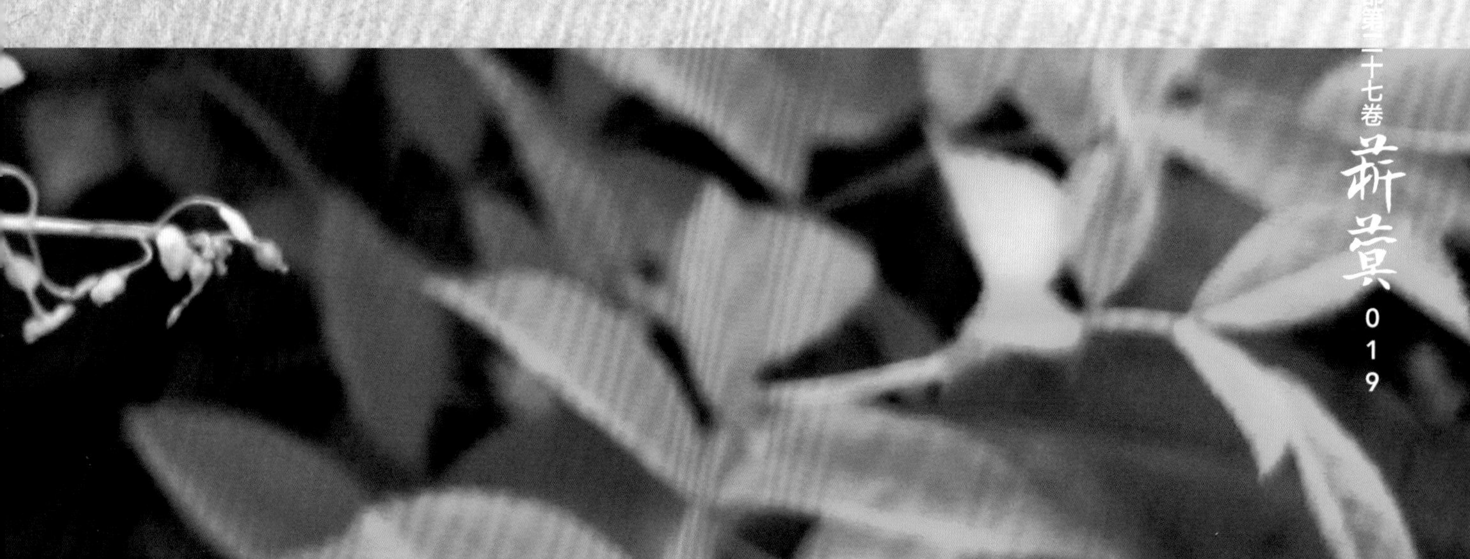

苗

‖**气味**‖

甘，平，无毒。

‖**主治**‖

和中益气，利肝明目。时珍。

薪蓂子

‖**气味**‖

辛，微温，无毒。[恭曰] 甘而不辛。[普曰] 神农、雷公：辛。李当之：小温。[之才曰] 得蔓荆实、细辛良。恶干姜、苦参。一云：苦参为之使。

‖**主治**‖

明目目痛泪出，除痹，补五脏，益精光。久服轻身不老。本经。**疗心腹腰痛。**别录。**治肝家积聚，眼目赤肿。**甄权。

‖**附方**‖

旧一，新一。**眼目热痛**泪出不止。菥蓂子捣筛为末。卧时铜簪点少许入目，当有热泪及恶物出，甚佳。**眼中弩肉**方同上，夜夜点之。崔元亮海上方。

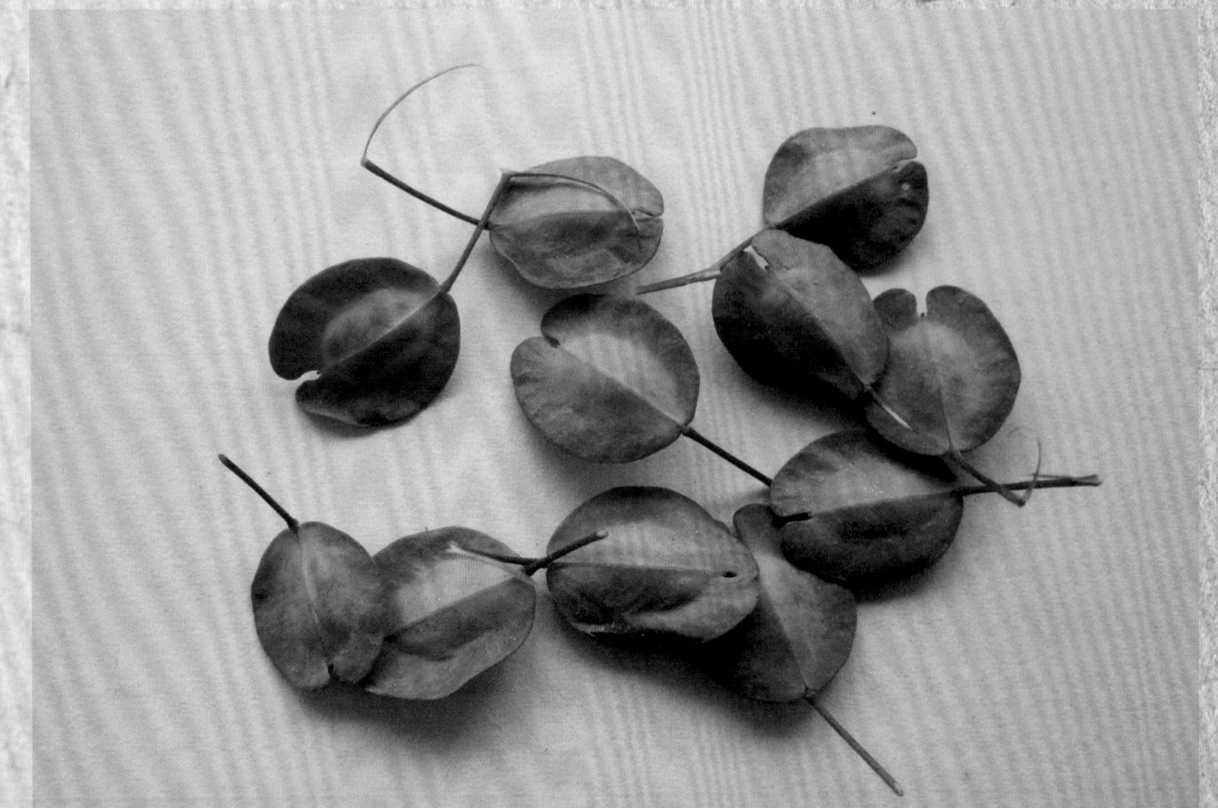

菥蓂 *Thlaspi arvense* ITS2 条形码主导单倍型序列：

1 CAAATCGTCG TCCCCCATCC TCTTAAGGAT ACGGGACGGA AGCTGGTCTC CCGTGTTTTA CCGAATGCGG TTGGCCAAAA
81 TCTGAGCTAA GGACGCCAGG AGTGTCTCGA CATGCGGTGG TGAATTCAAG CCTCTTTAGT TTGTCGGCCG CTCTTGTCTG
161 GAAGCTCTTG ATGACCCAAA GTCCTCAACG

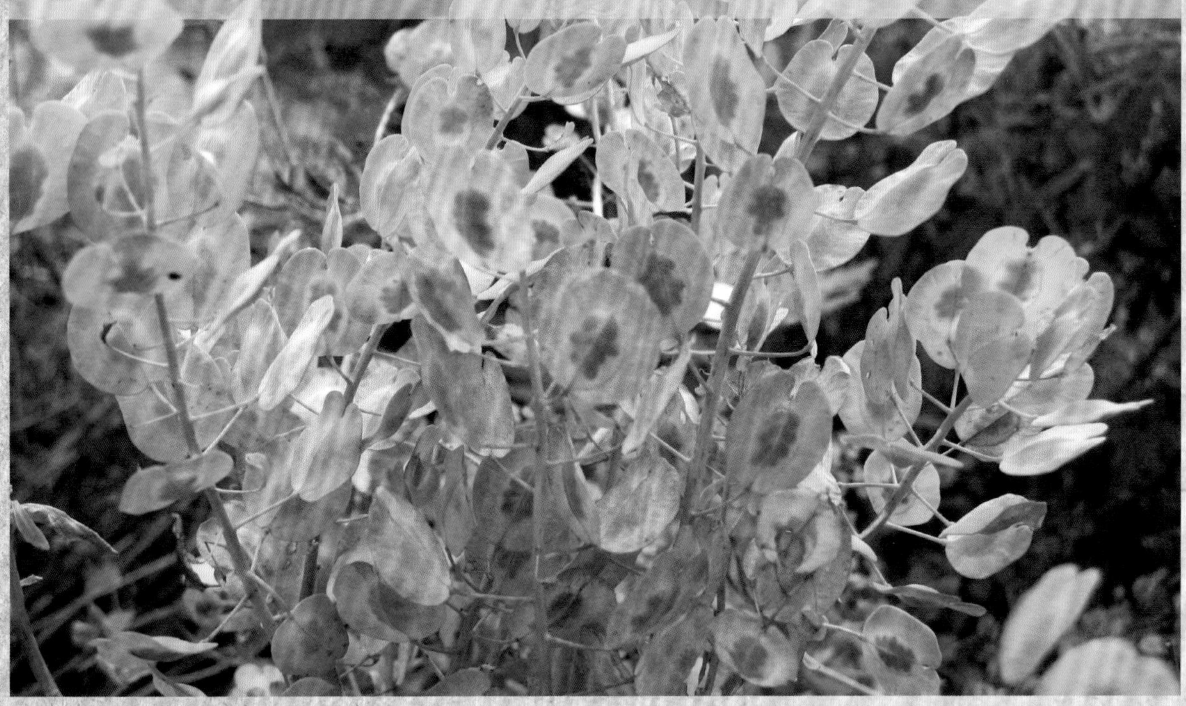

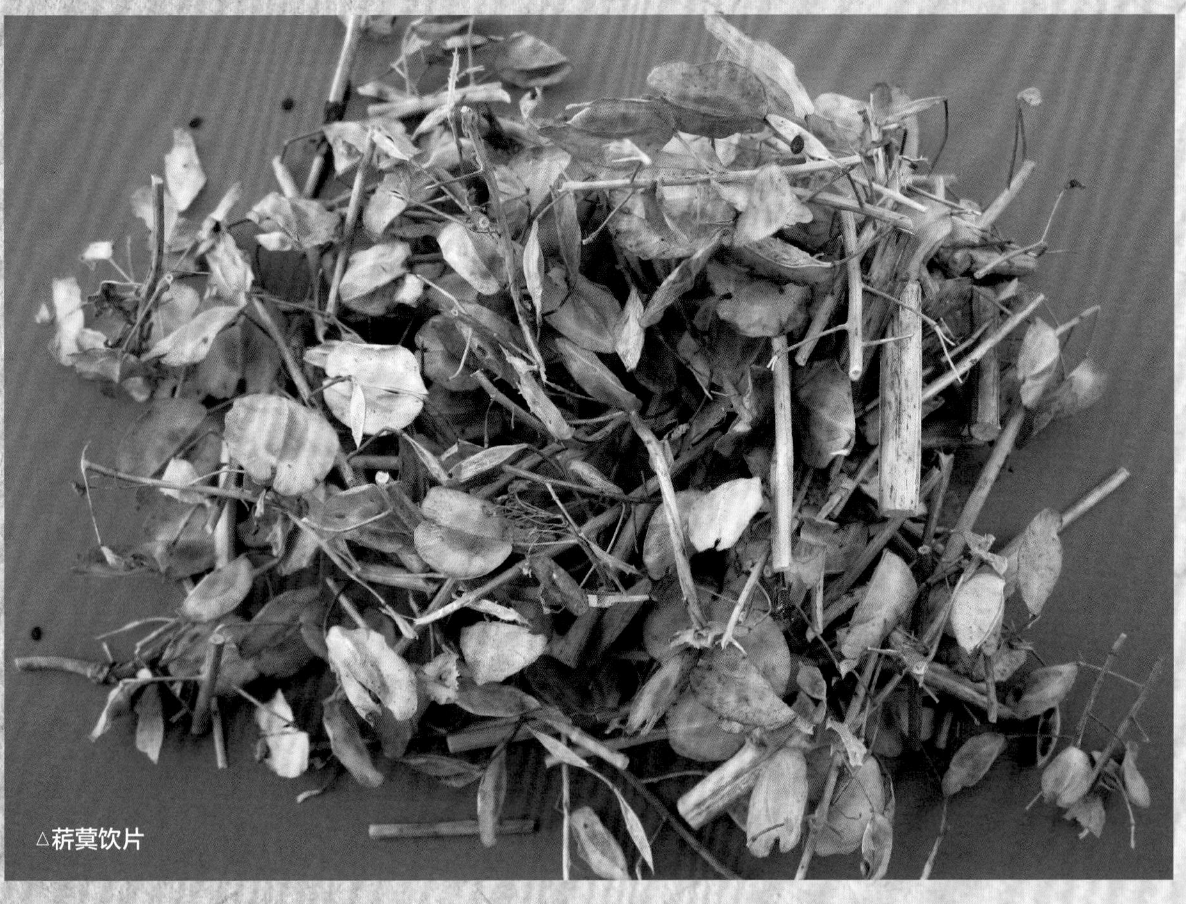

△菥蓂饮片

‖ **基原** ‖

据《纲目彩图》《纲目图鉴》《中华本草》《汇编》等综合分析考证，本品为石竹科植物繁缕 *Stellaria media* (L.) Cyr.。全国各地均有分布。

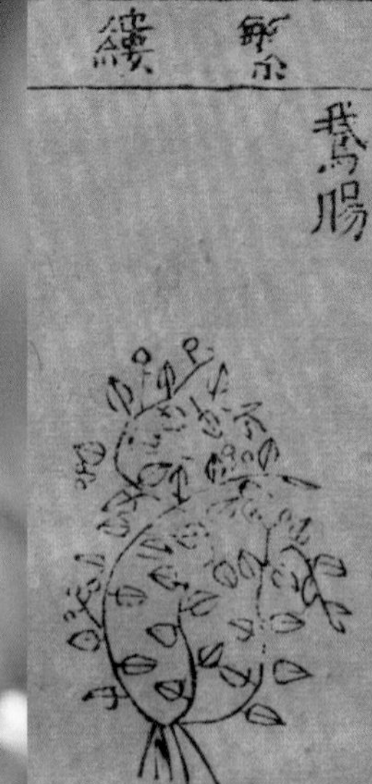

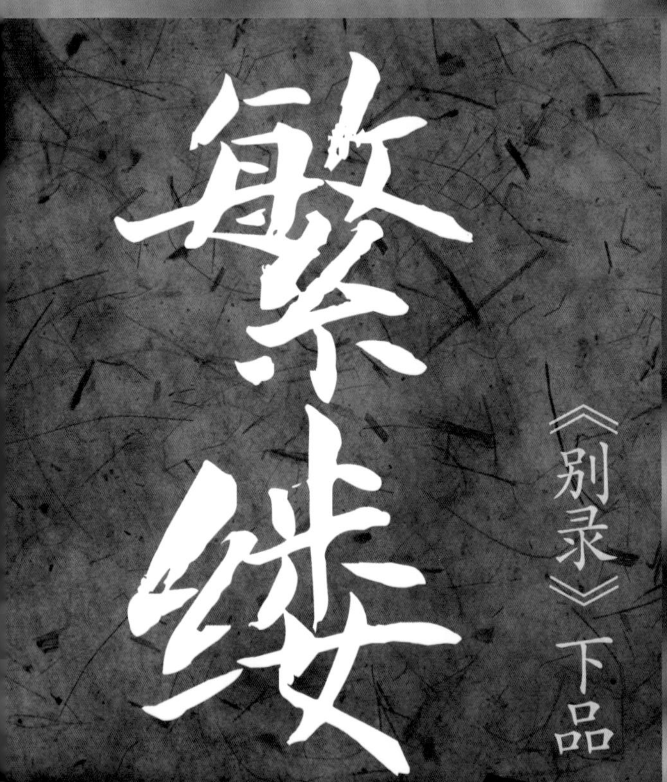

△繁缕（*Stellaria media*）

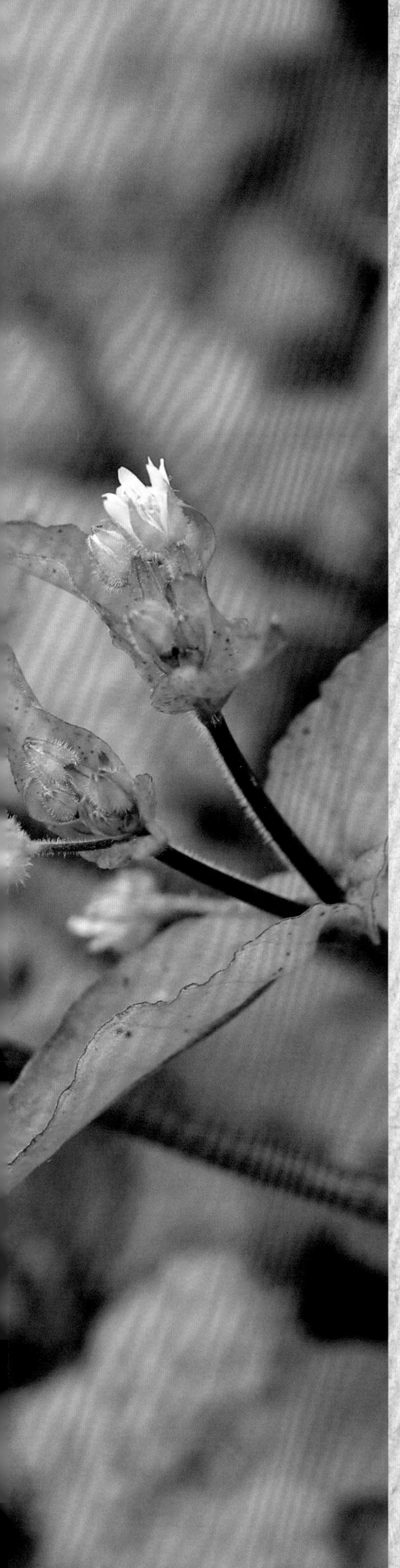

‖ **释名** ‖

蔜缕尔雅**菽**音敖**藧缕**郭璞**滋草**千金**鹅肠菜**。[时珍曰] 此草茎蔓甚繁，中有一缕，故名。俗呼鹅儿肠菜，象形也。易于滋长，故曰滋草。古乐府云：为乐当及时，何能待来滋。滋乃草名，即此也。

‖ **集解** ‖

[别录曰] 繁缕五月五日日中采。干用。[恭曰] 此即是鸡肠也。多生湿地坑渠之侧。流俗通谓鸡肠，雅士总名繁缕。[诜曰] 繁缕即藤也。又恐白软草是之。[保升曰] 叶青花白，采苗入药。[颂曰] 即鸡肠也。南中多有之，生于田野间。近汴下湿地亦或有之。叶似荇菜而小。夏秋间生小白黄花。其茎梗作蔓，断之有丝缕。又细而中空，似鸡肠，因得此名。本草繁缕、鸡肠作两条，苏恭以为一物。谨按郭璞注尔雅云：蔜缕一名鸡肠草，实一物也。今南北所生，或肥瘠不同，故人疑为二物。而葛洪肘后方治卒淋云：用鸡肠及繁缕。如此又似是二物。其用大概主血，故人宜食之。[时珍曰] 繁缕即鹅肠，非鸡肠也。下湿地极多。正月生苗，叶大如指头。细茎引蔓，断之中空，有一缕如丝。作蔬甘脆。三月以后渐老。开细瓣白花。结小实大如稗粒，中有细子如葶苈子。吴瑞本草谓黄花者为繁缕，白花者为鸡肠，亦不然。二物盖相似。但鹅肠味甘，茎空有缕，花白色；鸡肠味微苦，咀之涎滑，茎中无缕，色微紫，花亦紫色，以此为别。

‖ **气味** ‖

酸，平，无毒。[权曰] 苦。[时珍曰] 甘，微咸。[诜曰] 温。[思邈曰] 黄帝云：合鳝鲊食，发消渴，令人多忘。

‖ **主治** ‖

积年恶疮、痔不愈。别录。**破血，下乳汁，产妇宜食之。产后腹有块痛，以酒炒绞汁温服。又暴干为末，醋糊和丸，空腹服五十丸，取下恶血。**藏器。

‖ **发明** ‖

[弘景曰] 此菜五月五日采，暴干，烧作屑，疗杂疮有效。亦杂百草服之，不止此一种也。[诜曰] 治恶疮有神效之功，捣汁涂之。作菜食，益人。须五月五日者乃验。[诜曰] 能去恶血。不可久食，恐血尽。

‖ **附方** ‖

旧一，新三。**食治乌髭**繁缕为齑，久久食之，能乌髭发。圣惠方。**小便卒淋**繁缕草满两手，水煮，常常饮之。范汪东阳方。**产妇有块**作痛。繁缕方见上。**丈夫阴疮**茎及头溃烂，痛不可忍，久不瘥者。以五月五日繁缕烧焦五分，入新出蚯蚓屎二分，入少水，和研作饼，贴之。干即易。禁酒、面、五辛及热食等物。甚效。扁鹊方。

▽繁缕（全草）饮片

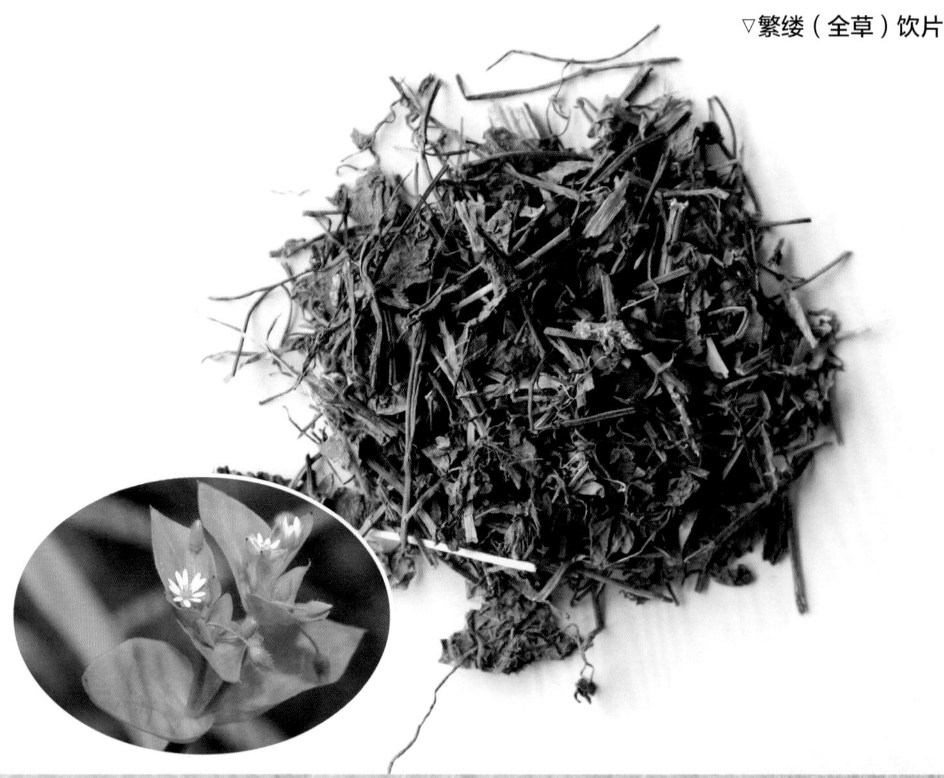

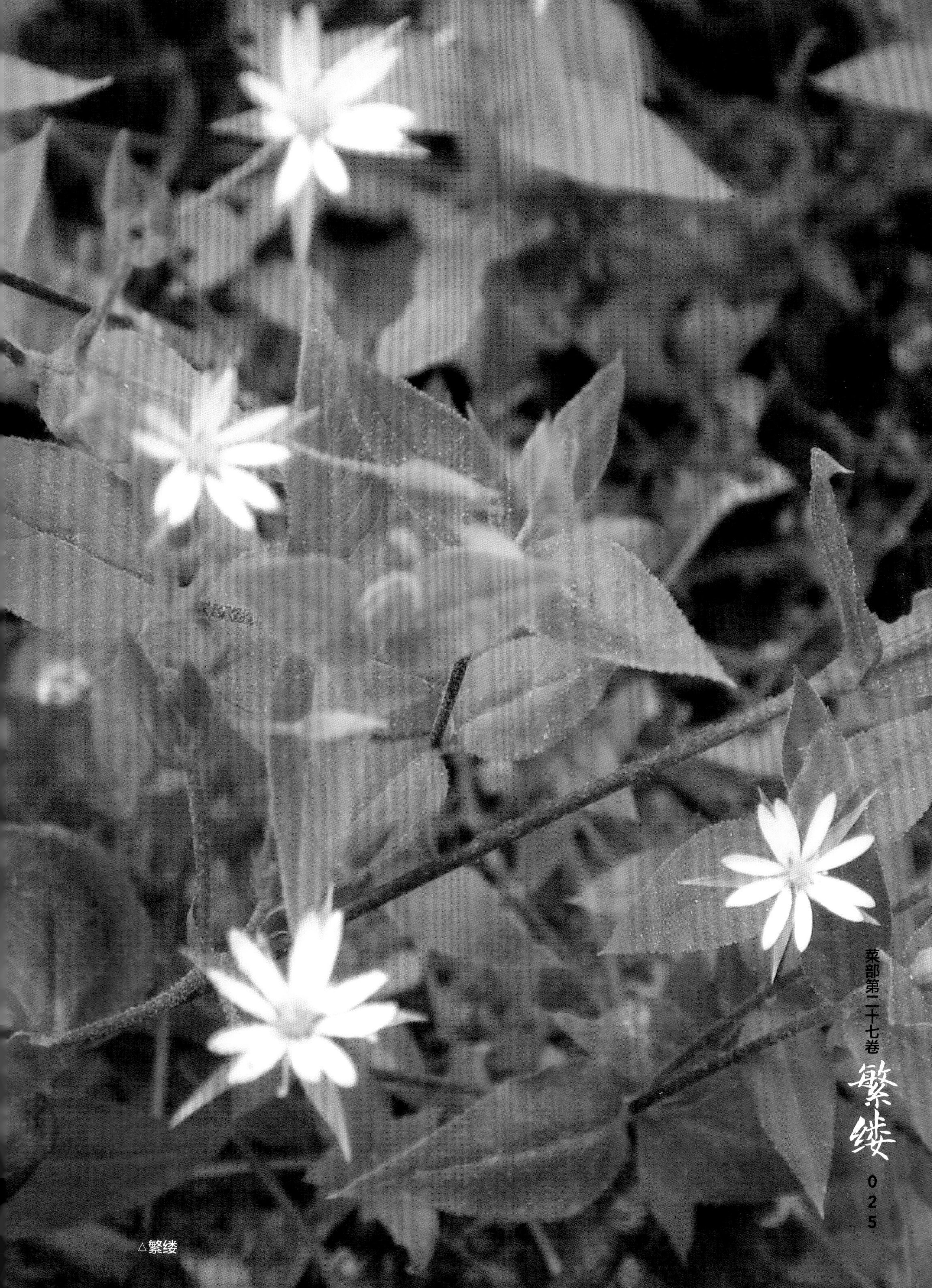

△繁缕

‖ **基原** ‖

据《纲目彩图》《纲目图鉴》《大辞典》《中华本草》等综合分析考证，本品为紫草科植物附地菜 *Trigonotis peduncularis* (Trev.) Benth. ex Baker et Moore。分布于河北、江苏、四川、贵州等地。

鸡肠草

《别录》下品

△附地菜（*Trigonotis peduncularis*）

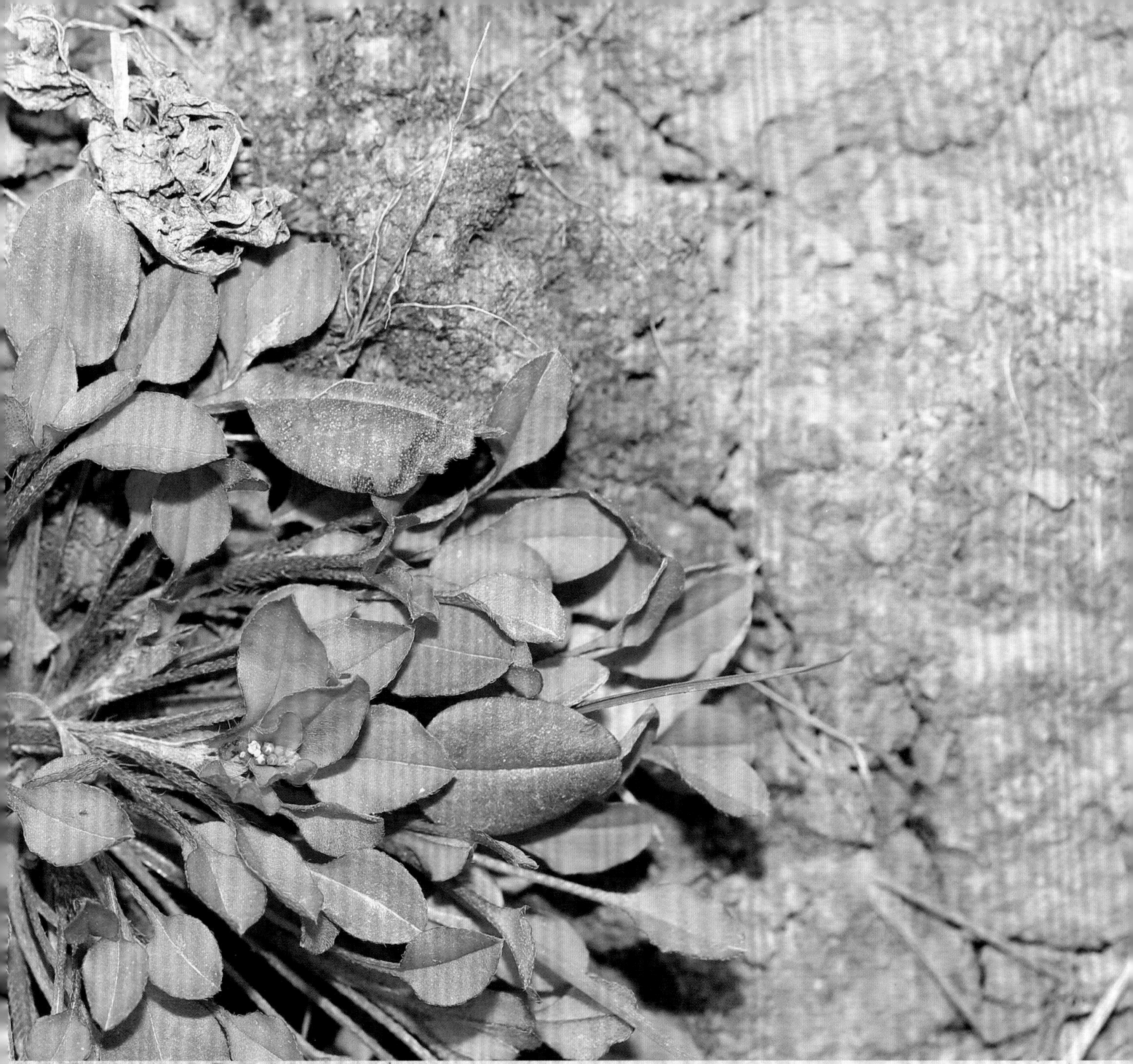

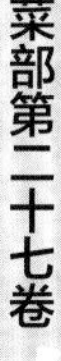

鸡肠草

校正：原在草部，唐本移入此。

‖**集解**‖

[弘景曰] 人家园庭亦有此草。小儿取挼汁以捋蜘蛛网，至粘，可掇蝉。[恭曰] 此即繁缕也，剩出此条。[时珍曰] 鸡肠生下湿地。二月生苗，叶似鹅肠而色微深。茎带紫，中不空，无缕。四月有小茎开五出小紫花。结小实，中有细子。其苗作蔬，不如鹅肠。故别录列繁缕于菜部，而列此于草部，以此故也。苏恭不识，疑为一物，误矣。生嚼涎滑，故可掇蝉。鹅肠生嚼无涎，亦自可辨。郑樵通志谓鸡肠似蓼而小，其味小辛，非繁缕者，得之。又石胡荽亦名鸡肠草，与此不同。

‖ **气味** ‖

微辛、苦，平，无毒。[权曰]苦。[之才曰]微寒。

‖ **主治** ‖

毒肿，止小便利。别录。**疗蠼螋溺疮。**弘景。**主遗溺，洗手足伤水烂。**甄权。**五月五日作灰和盐，疗一切疮及风丹遍身痒痛；亦可捣封，日五六易之。作菜食，益人，去脂膏毒气。又烧傅疳䘌。取汁和蜜服，疗小儿赤白痢，甚良。**孟诜。**研末或烧灰，揩齿，去宣露。**苏颂。

‖ **附方** ‖

旧二，新七。**止小便利**鸡肠草一斤，于豆豉汁中煮，和米作羹及粥，频食之。食医心镜。**小儿下痢**赤白。鸡肠草捣汁一合，和蜜服，甚良。孟诜食疗。**气淋胀痛**鸡肠草三两，石韦去毛一两。每用三钱，水一盏，煎服。圣济总录。**风热牙痛**浮肿发歇，元脏气虚，小儿疳蚀。鸡肠草、旱莲草、细辛等分，为末。每日擦三次。名祛痛散。普济方。**发背欲死**鸡肠草捣傅之。肘后方。**反花恶疮**鸡肠草研汁拂之。或为末，猪脂调搽，极效。医林正宗。**一切头疮**鸡肠草烧灰，和盐傅之。孟诜食疗。**漆疮瘙痒**鸡肠草捣涂之。肘后方。**射工中人**成疮者。以鸡肠草捣涂之，经日即愈。卢氏方。

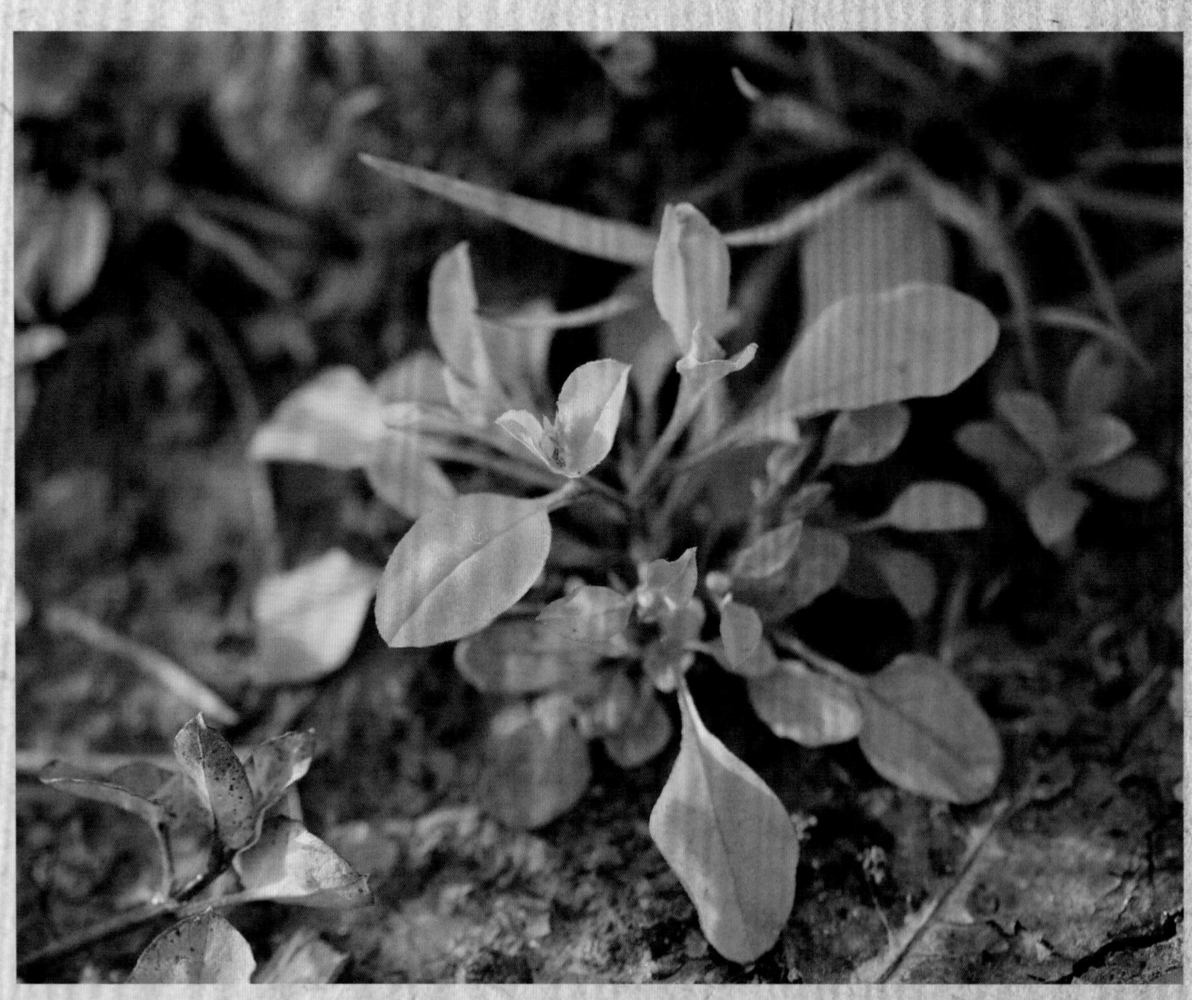

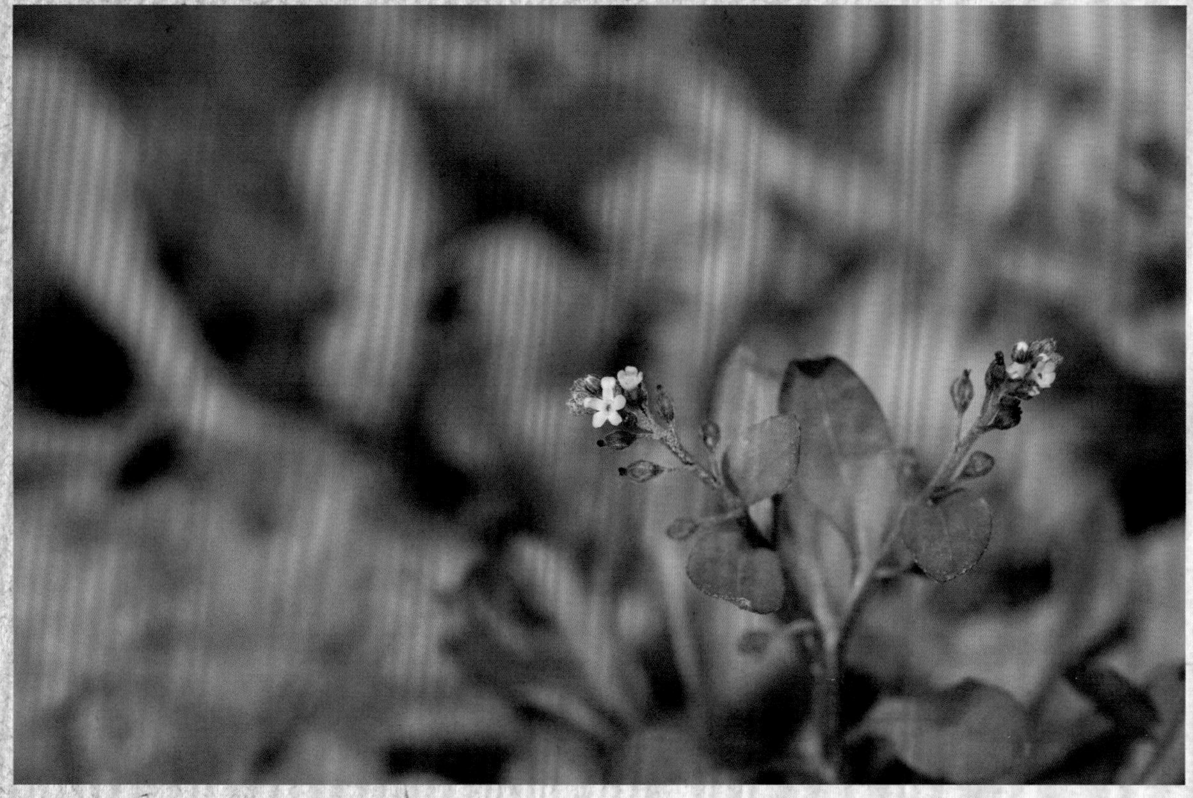

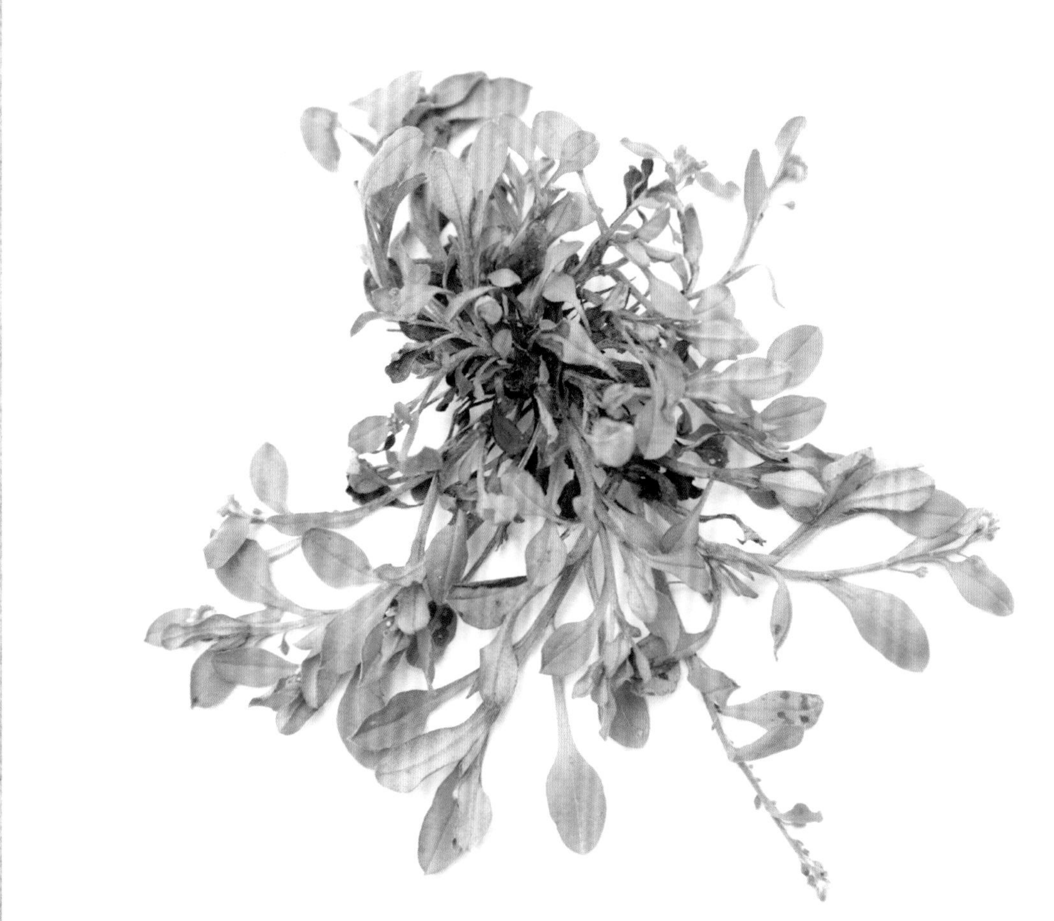

苜蓿

《别录》上品

‖ 基原 ‖

据《纲目图鉴》《中华本草》等综合分析考证，本品为豆科植物南苜蓿 *Medicago hispida* Gaertn. 的全草。主要分布于长江中下游各地。《纲目彩图》《大辞典》认为还包括同属植物紫苜蓿 *M. sativa* L.，我国大部分地区有栽培。

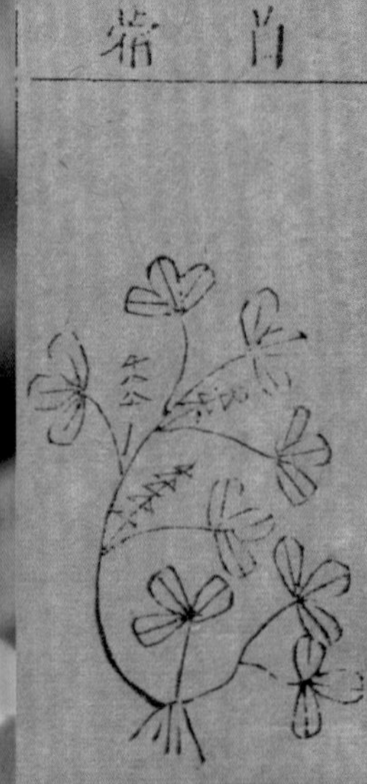

△南苜蓿（*Medicago hispida*）

‖ **释名** ‖

木粟纲目**光风草**。[时珍曰] 苜蓿，郭璞作牧宿。谓其宿根自生，可饲牧牛马也。又罗愿尔雅翼作木粟，言其米可炊饭也。葛洪西京杂记云：乐游苑多苜蓿。风在其间，常萧萧然。日照其花有光采。故名怀风，又名光风。茂陵人谓之连枝草。金光明经谓之塞鼻力迦。

‖ **集解** ‖

[弘景曰] 长安中乃有苜蓿园。北人甚重之。江南不甚食之，以无味故也。外国复有苜蓿草，以疗目，非此类也。[诜曰] 彼处人采其根作土黄芪也。[宗奭曰] 陕西甚多，用饲牛马，嫩时人兼食之。有宿根，刈讫复生。[时珍曰] 杂记言苜蓿原出大宛，汉使张骞带归中国。然今处处田野有之，陕、陇人亦有种者，年年自生。刈苗作蔬，一年可三刈。二月生苗，一科数十茎，茎颇似灰藋。一枝三叶，叶似决明叶，而小如指顶，绿色碧艳。入夏及秋，开细黄花。结小荚圆扁，旋转有刺，数荚累累，老则黑色。内有米如穄米，可为饭，亦可酿酒，罗愿以此为鹤顶草，误矣。鹤顶，乃红心灰藋也。

‖ **气味** ‖

苦，平，涩，无毒。[宗奭曰] 微甘、淡。[诜曰] 凉。少食好。多食令冷气入筋中，即瘦人。[李廷飞曰] 同蜜食，令人下利。

‖ **主治** ‖

安中利人，可久食。别录。**利五脏，轻身健人，洗去脾胃间邪热气，通小肠诸恶热毒，煮和酱食，亦可作羹。**孟诜。**利大小肠。**宗奭。**干食益人。**苏颂。

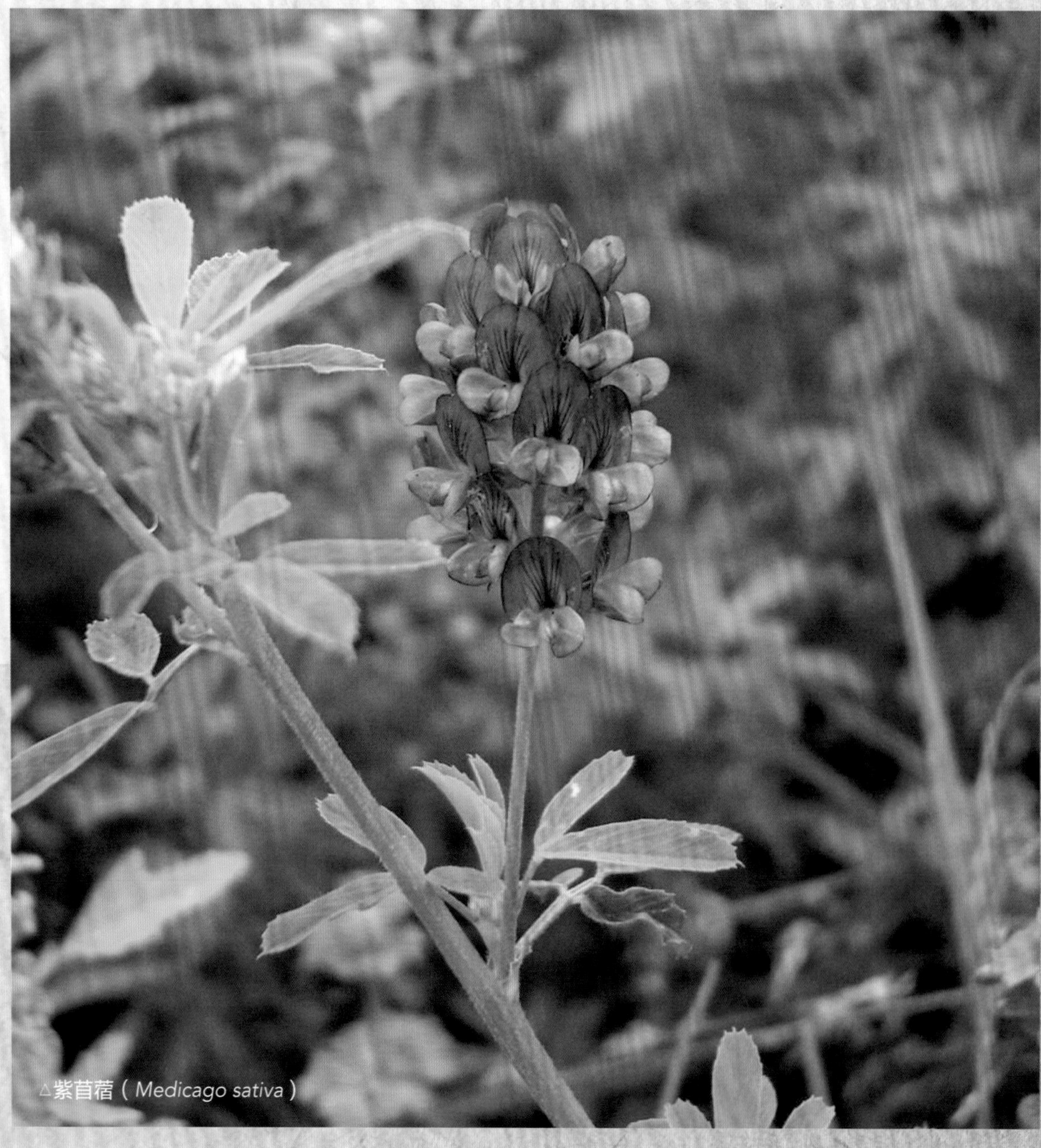
△紫苜蓿（*Medicago sativa*）

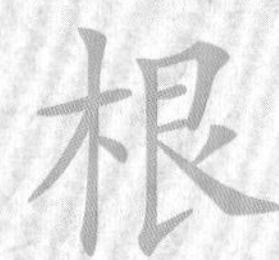

根

‖ **气味** ‖

寒，无毒。

‖ **主治** ‖

热病烦满，目黄赤，小便黄，酒疸，捣服一升，令人吐利即愈。苏恭。捣汁煎饮，治沙石淋痛。时珍。

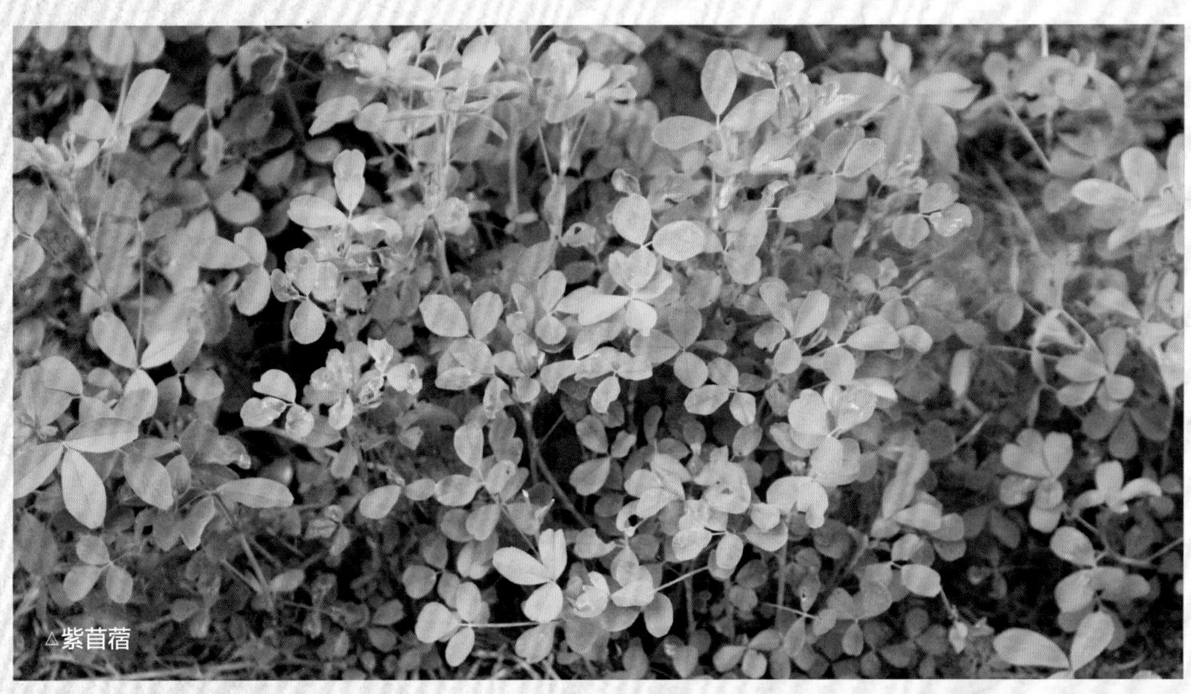
△紫苜蓿

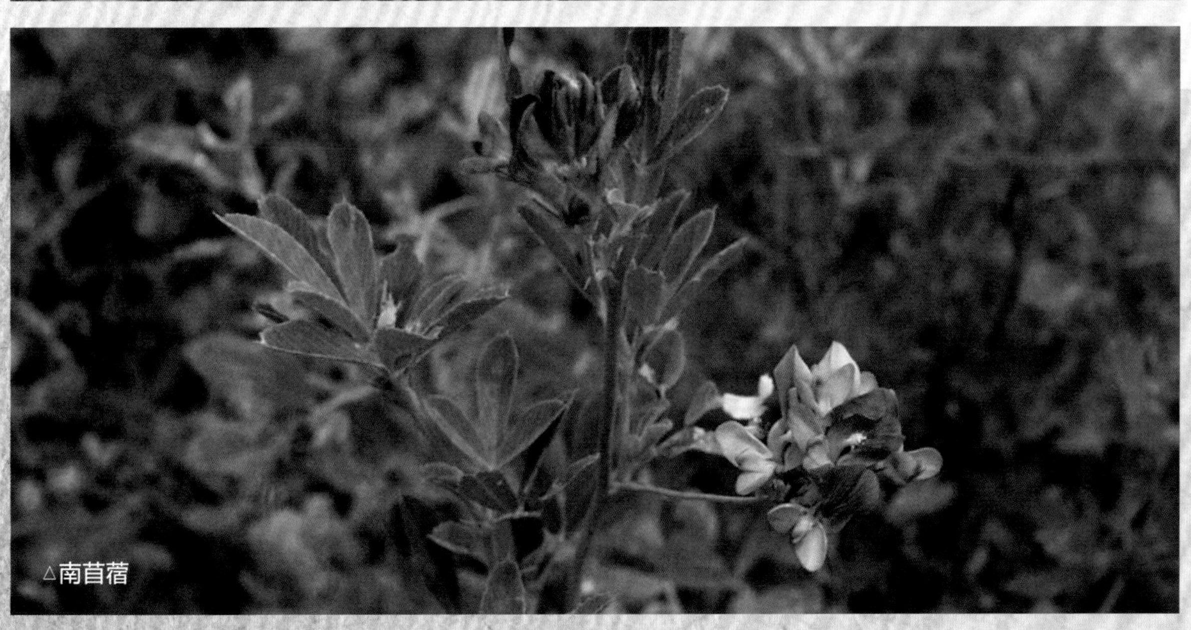
△南苜蓿

苋

《本经》上品

‖ **基原** ‖

据《纲目图鉴》《大辞典》《中华本草》等综合分析考证，本品为苋科植物苋 *Amaranthus mangostanus* L.。全国各地均有栽培。《纲目彩图》认为还包括苋科其他苋类植物及栽培品种。

苋

△苋（*Amaranthus mangostanus*）

‖ **释名** ‖

[时珍曰] 按陆佃埤雅云：苋之茎叶，皆高大而易见，故其字从见，指事也。

‖ **集解** ‖

[别录曰] 苋实一名莫实，细苋亦同。生淮阳川泽及田中。叶如蓝。十一月采。[李当之曰] 苋实即苋菜也。[弘景曰] 苋实当是白苋。所以云细苋亦同，叶如蓝也。细苋即是糠苋，食之乃胜，而并冷利。被霜乃熟，故云十一月采。又有赤苋，茎纯紫，不堪食。马苋别一种，布地生，实至微细，俗呼马齿苋，恐非苋实也。[恭曰] 赤苋一名蕢，音匮。经言苋实一名莫实，疑莫字误矣。[保升曰] 苋凡六种：赤苋、白苋、人苋、紫苋、五色苋、马苋也。惟人、白二苋，实可入药用。赤苋味辛，别有功用。[颂曰] 人苋、白苋俱大寒，亦谓之糠苋，又谓之胡苋，或谓之细苋，其实一也。但大者为白苋，小者为人苋耳。其子霜后方熟，细而色黑。紫苋茎叶通紫，吴人用染爪者，诸苋中惟此无毒，不寒。赤苋亦谓之花苋，茎叶深赤，根茎亦可糟藏，食之甚美，味辛。五色苋今亦稀有。细苋俗谓之野苋，猪好食之，又名猪苋。[时珍曰] 苋并三月撒种。六月以后不堪食。老则抽茎如人长，开细花成穗。穗中细子，扁而光黑，与青葙子、鸡冠子无别，九月收之。细苋即野苋也，北人呼为糠苋，柔茎细叶，生即结子，味比家苋更胜。俗呼青葙苗为鸡冠苋，亦可食。见草部。

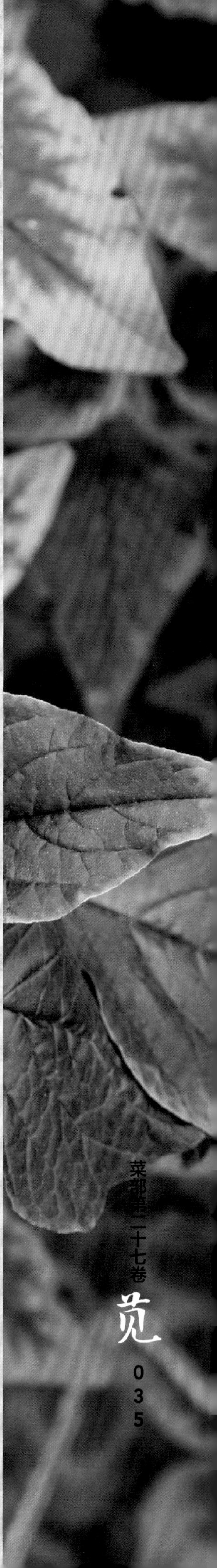

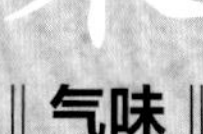

‖ **气味** ‖

甘，冷利，无毒。[恭曰] 赤苋：辛，寒。[鼎曰] 苋动气，令人烦闷，冷中损腹。不可与鳖同食，生鳖癥。又取鳖肉如豆大，以苋菜封裹置土坑内，以土盖之，一宿尽变成小鳖也。[机曰] 此说屡试不验。

‖ **主治** ‖

白苋：补气除热，通九窍。孟诜。**赤苋：主赤痢，射工、沙虱。**苏恭。**紫苋：杀虫毒，治气痢。**藏器。**六苋：并利大小肠，治初痢，滑胎。**时珍。

‖ **发明** ‖

[弘景曰] 人苋、细苋并冷利。赤苋疗赤下而不堪食。方用苋菜甚稀，断谷方中时用之。[颂曰] 赤苋微寒，故主血痢；紫苋不寒，比诸苋无毒，故主气痢。[诜曰] 五月五日收苋菜，和马齿苋为细末，等分，与妊娠人常服，令易产也。[震亨曰] 红苋入血分善走，故与马苋同服，能下胎。或煮食之，令人易产。

‖ **附方** ‖

旧三，新四。**产后下痢**赤白者。用紫苋菜一握切煮汁，入粳米三合，煮粥，食之立瘥也。寿亲养老书。**小儿紧唇**赤苋捣汁洗之，良。圣惠。**漆疮搔痒**苋菜煎汤洗之。**蜈蚣螫伤**取灰苋叶擦之即止。谈野翁方。**蜂虿螫伤**野苋挼擦之。**诸蛇螫人**紫苋捣汁饮一升，以滓涂之。集验方。**射工中人**状如伤寒，寒热，发疮偏在一处，有异于常者。取赤苋合茎、叶捣汁饮一升，日再服之。集验方。

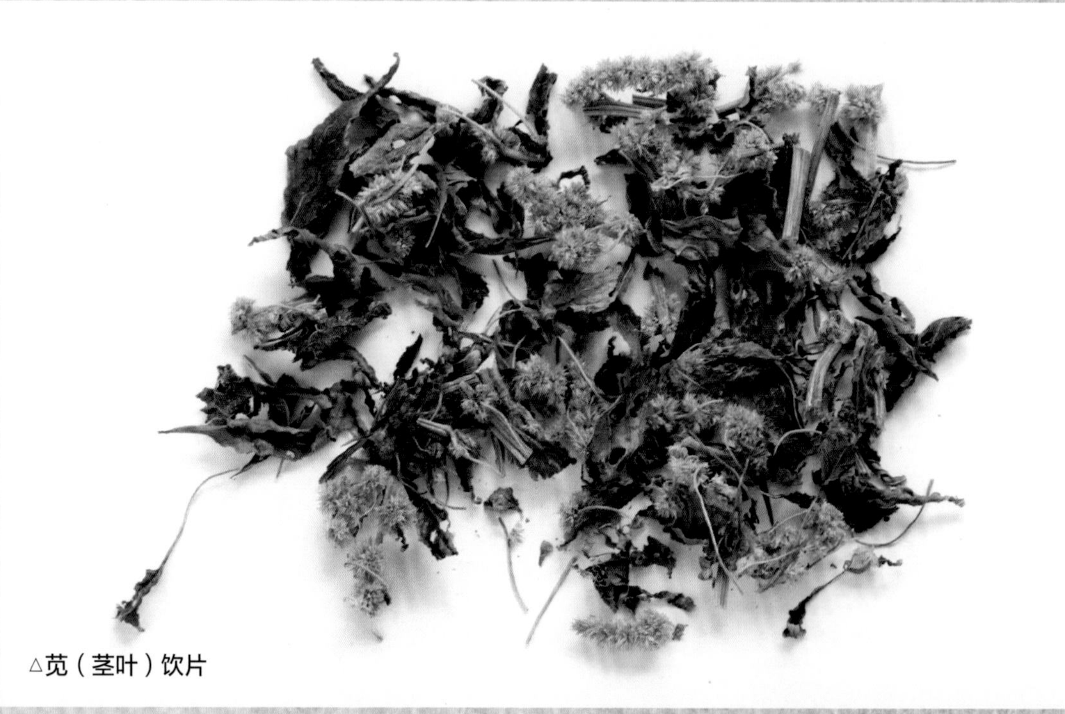

△苋（茎叶）饮片

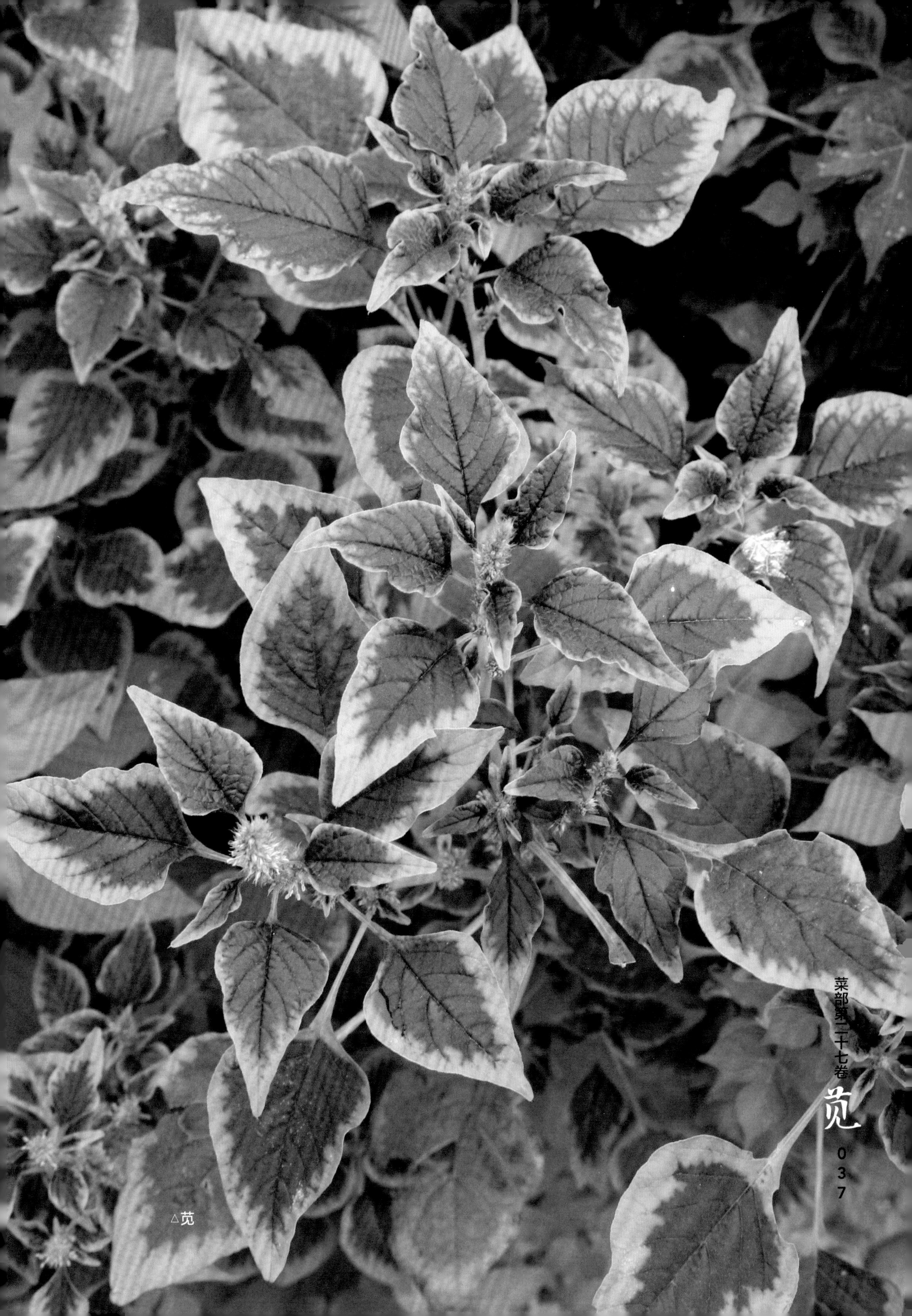

△苋

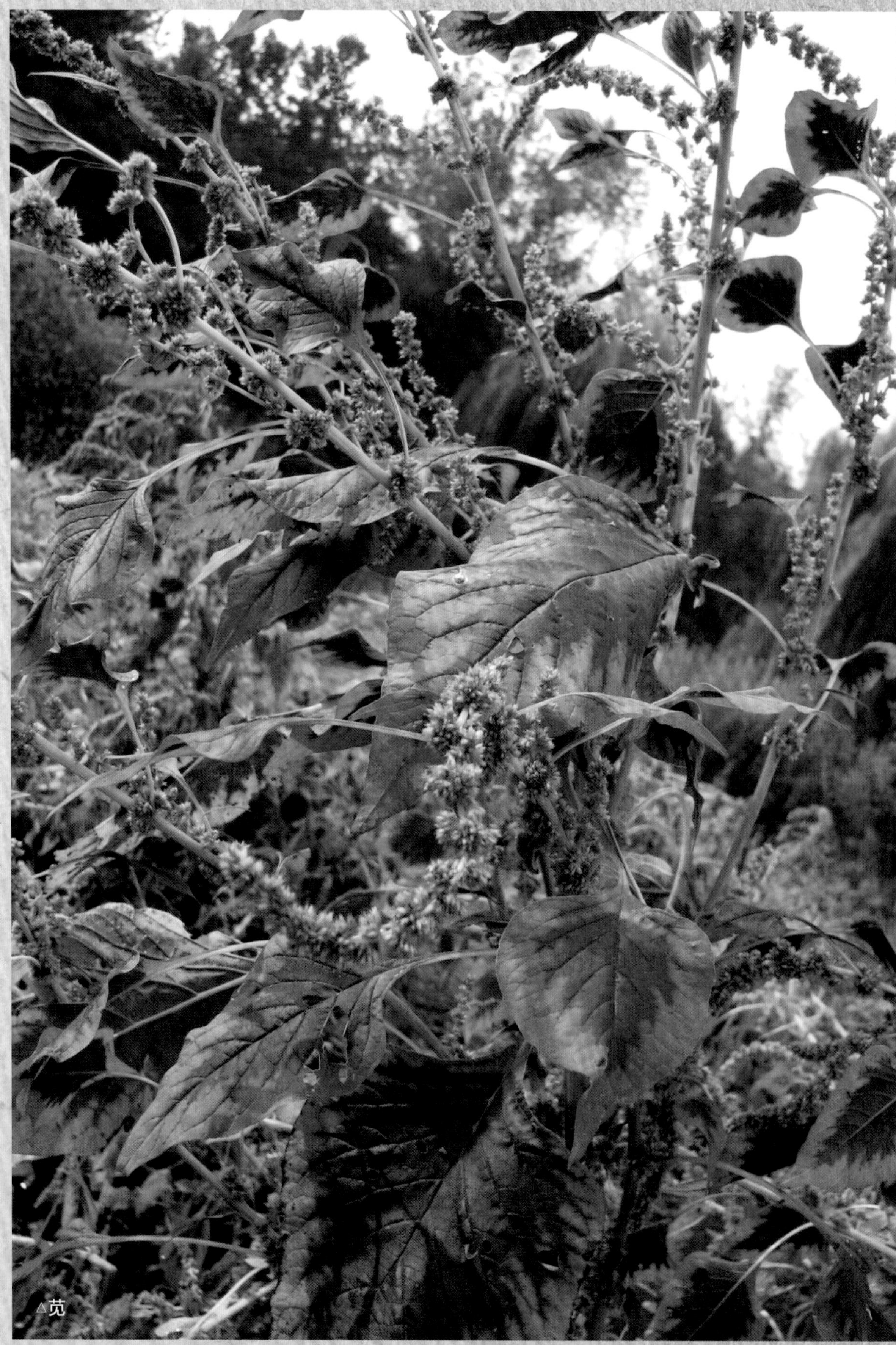
△苋

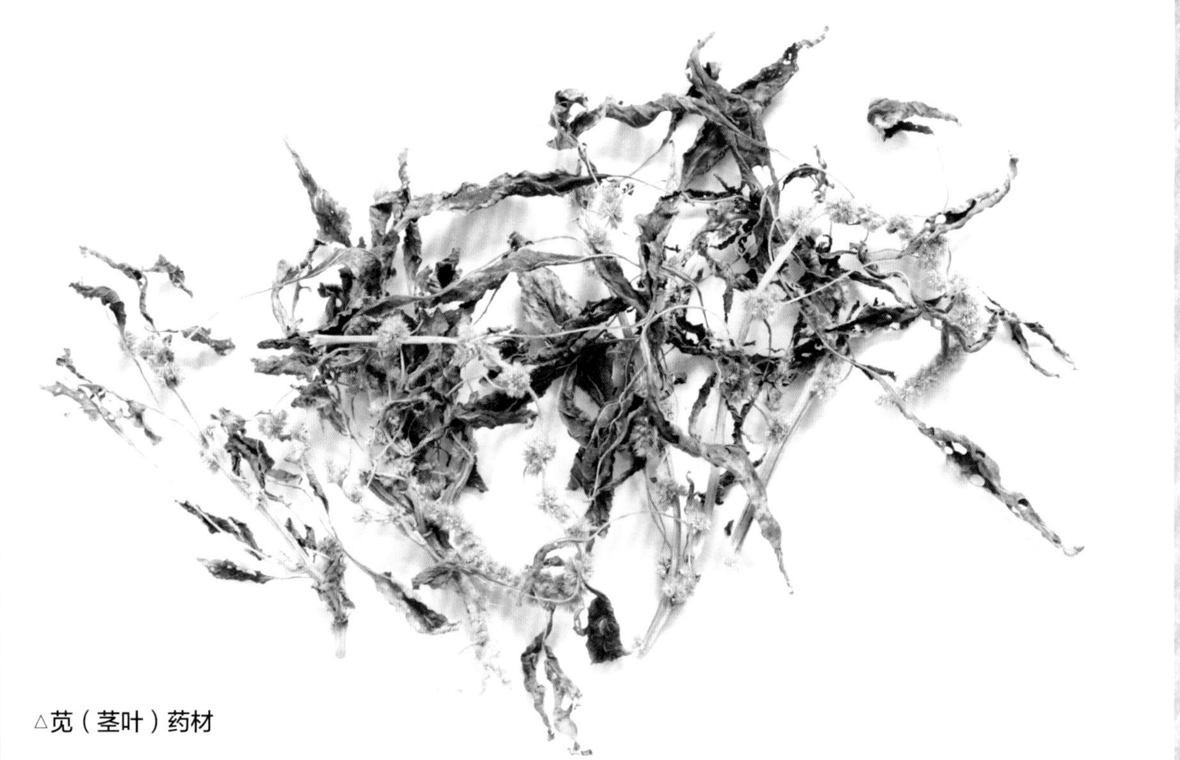

△苋（茎叶）药材

苋实

‖ **气味** ‖

甘，寒，无毒。

‖ **主治** ‖

青盲，明目除邪，利大小便，去寒热。久服益气力，不饥轻身。本经。**治白翳，杀蛔虫。**别录。**益精。**大明。**肝风客热，翳目黑花。**时珍。

‖ **发明** ‖

[时珍曰] 苋实与青葙子同类异种，故其治目之功亦仿佛也。

‖ **附方** ‖

新一。**利大小便**苋实为末半两，分二服，新汲水下。圣惠。

根

‖ **主治** ‖

阴下冷痛，入腹则肿满杀人，捣烂傅之。时珍。

‖ **附方** ‖

新一。**牙痛**苋根晒干，烧存性为末，揩之。再以红灯笼草根煎汤漱之。孙氏集效方。

马齿苋

《蜀本草》

‖ **基原** ‖

据《纲目彩图》《纲目图鉴》《药典图鉴》《中药图鉴》等综合分析考证，本品为马齿苋科植物马齿苋 *Portulaca oleracea* L.。全国各地均有分布。《药典》收载马齿苋药材为马齿苋科植物马齿苋的干燥地上部分；夏、秋二季采收，除去残根和杂质，洗净，略蒸或烫后晒干。

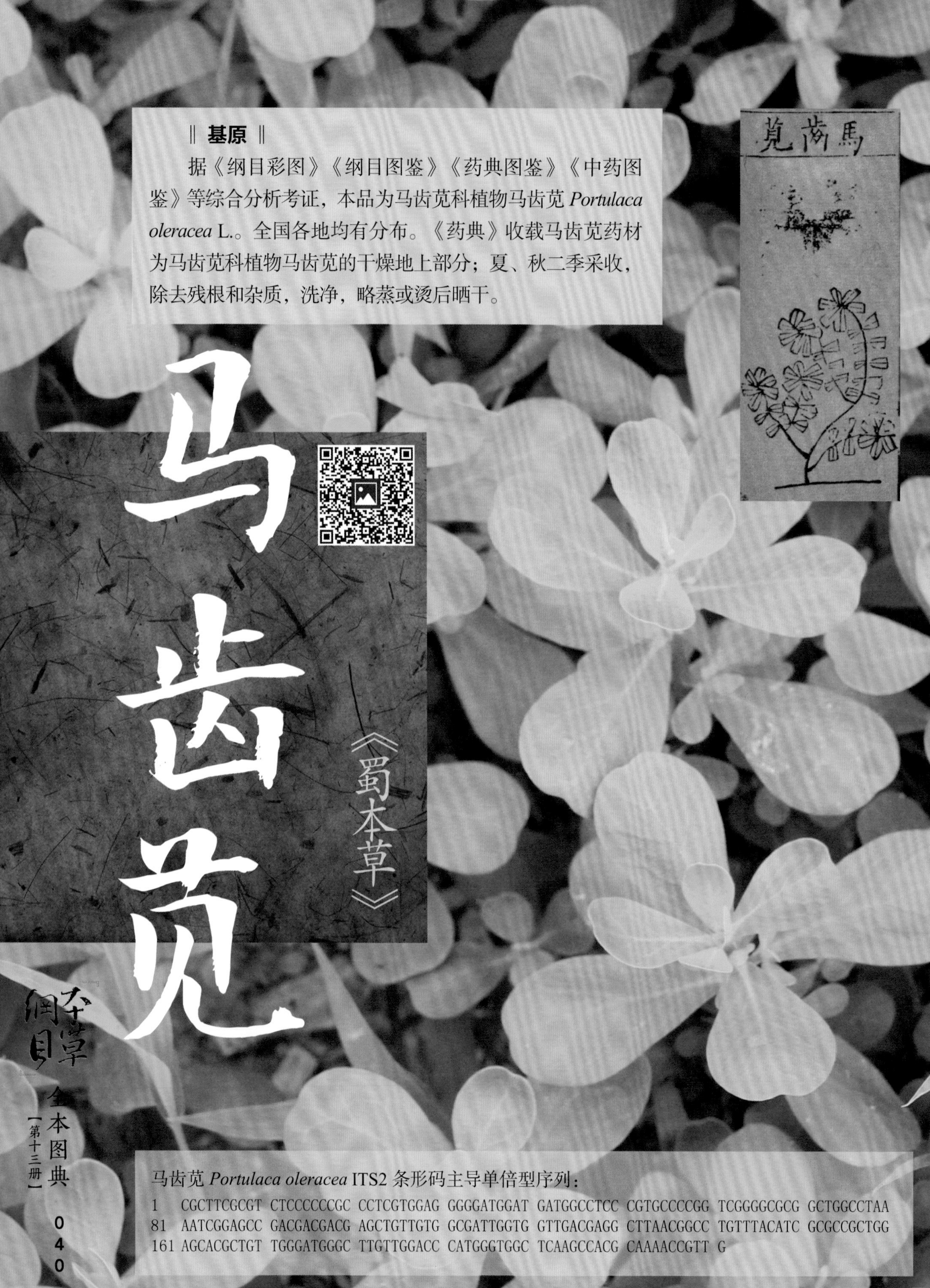

马齿苋 *Portulaca oleracea* ITS2 条形码主导单倍型序列：

```
1   CGCTTCGCGT CTCCCCCCGC CCTCGTGGAG GGGGATGGAT GATGGCCTCC CGTGCCCCGG TCGGGGCGCG GCTGGCCTAA
81  AATCGGAGCC GACGACGACG AGCTGTTGTG GCGATTGGTG GTTGACGAGG CTTAACGGCC TGTTTACATC GCGCCGCTGG
161 AGCACGCTGT TGGGATGGGC TTGTTGGACC CATGGGTGGC TCAAGCCACG CAAAACCGTT G
```

△马齿苋（*Portulaca oleracea*）

‖ **释名** ‖

马苋别录**五行草**图经**五方草**纲目**长命菜**同上**九头狮子草。**[时珍曰] 其叶比并如马齿，而性滑利似苋，故名。俗呼大叶者为豘耳草，小叶者为鼠齿苋，又名九头狮子草。其性耐久难燥，故有长命之称。宝藏论及八草灵变篇并名马齿龙芽，又名五方草，亦五行之义。[颂曰] 马齿苋虽名苋类，而苗、叶与苋都不相似。一名五行草，以其叶青、梗赤、花黄、根白、子黑也。[藏器曰] 别录以马齿与苋同类，二物既殊，今从别品。

‖ **集解** ‖

[弘景曰] 马苋与苋别是一种，布地生，实至微细，俗呼马齿苋，亦可食，小酸。[保升曰] 此有二种：叶大者不堪用；叶小者节间有水银，每十斤有八两至十两已来。然至难燥，当以槐木捶碎，向日东作架晒之，三两日即干如隔年矣。入药须去茎，其茎无效。[敩曰] 凡使勿用大叶者，不是马齿苋，亦无水银。[时珍曰] 马齿苋处处园野生之。柔茎布地，细叶对生。六七月开细花，结小尖实，实中细子如葶苈子状。人多采苗煮晒为蔬。方士采取，伏砒结汞，煮丹砂，伏硫黄，死雄制雌，别有法度。一种水马齿，生水中，形状相类，亦可沟食。见王西楼菜谱。

▽马齿苋饮片

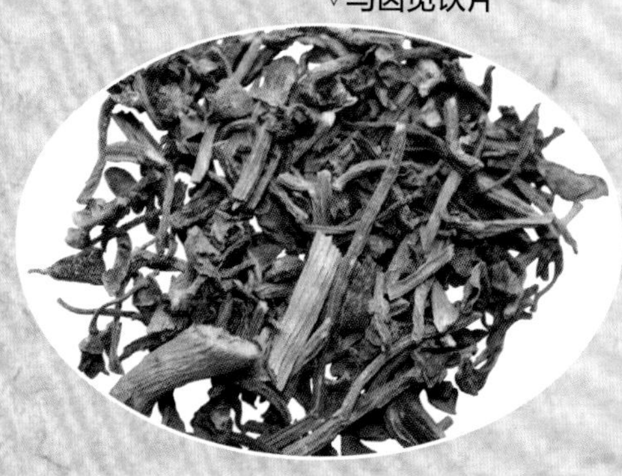

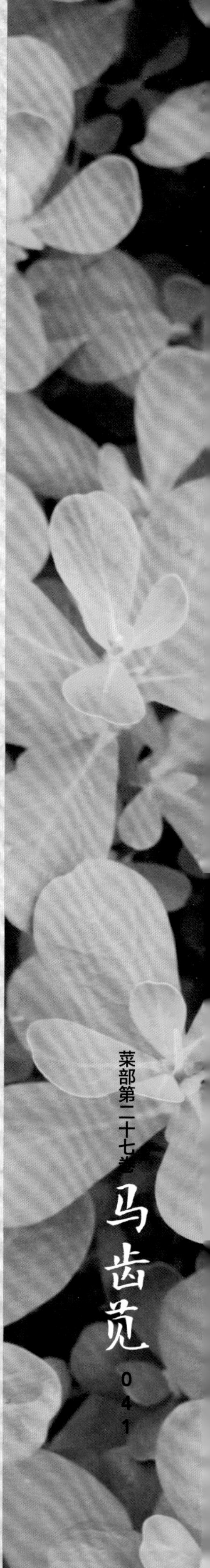

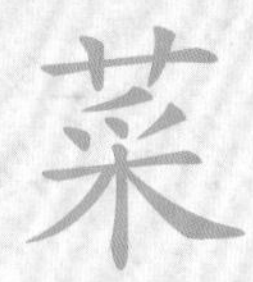

‖ **气味** ‖

酸，寒，无毒。[恭曰] 辛，温。[宗奭曰] 人多食之，然性寒滑。

‖ **主治** ‖

诸肿瘘疣目，捣揩之。破痃癖，止消渴。藏器。**能肥肠，令人不思食。治女人赤白下。**苏颂。**饮汁，治反胃诸淋，金疮流血，破血癖癥瘕，小儿尤良。用汁治紧唇面疱，解马汗、射工毒，涂之瘥。**苏恭。**治自尸脚阴肿。**保升。**作膏，涂湿癣、白秃、杖疮。又主三十六种风。煮粥，止痢及疳痢，治腹痛。**孟诜。**服之长年不白。治痈疮，杀诸虫。生捣汁服，当利下恶物，去白虫。和梳垢，封丁肿。又烧灰和陈醋滓，先灸后封之，即根出。**开宝。**散血消肿，利肠滑胎，解毒通淋，治产后虚汗。**时珍。

‖ **发明** ‖

[时珍曰] 马齿苋所主诸病，皆只取其散血消肿之功也。[颂曰] 多年恶疮，百方不瘥，或痛焮不已者。并捣烂马齿傅上，不过三两遍。此方出于武元衡相国。武在西川，自苦胫疮焮痒不可堪，百医无效。及到京，有厅吏上此方，用之便瘥也。李绛记其事于兵部手集。

‖ **附方** ‖

旧十五，新二十三。**三十六风**结疮。马齿苋一石，水二石，煮取汁，入蜜蜡三两，重煎成膏，涂之。食疗。**诸气不调**马齿苋煮粥，食之。食医心镜。**禳解疫气**六月六日，采马齿苋晒干。元旦煮熟，同盐、醋食之，可解疫疠气。唐瑶经验方。**筋骨疼痛**不拘风湿气、杨梅疮及女人月家病，先用此药止疼，然后调理。干马齿苋一斤，湿马齿苋二斤，五加皮半斤，苍术四两，舂碎，以水煎汤洗澡。急用葱、姜擂烂，冲热汤三碗，服之。暖处取汗，立时痛止也。海上名方。**脚气浮肿**心腹胀满，小便涩少。马齿草和少粳米，酱汁煮食之。食医心镜。**男女疟疾**马齿苋捣，扎手寸口，男左女右。**产后虚汗**马齿苋研汁三合服。如无，以干者煮汁。妇人良方。**产后血痢**小便不通，脐腹痛。生马齿苋菜杵汁三合，煎沸入蜜一合，和服。产宝。**小儿血痢**方同上。心镜。**肛门肿痛**马齿苋叶、三叶酸草等分，煎汤熏洗，一日二次，有效。濒湖方。**痔疮初起**马齿苋不拘鲜干，煮熟急食之。以汤熏洗。一月内外，其孔闭，即愈矣。杨氏经验方。**赤白带下**不问老、稚、孕妇悉可服。取马齿苋捣绞汁三大合，和鸡子白二枚，先温令热，乃下苋汁，微温顿饮之。不过再作即愈。崔元亮海上方。**小便热淋**马齿苋汁服之。圣惠方。**阴肿痛极**

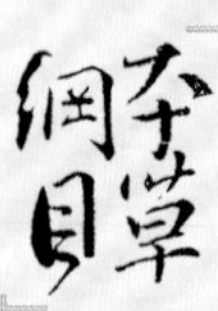

马齿苋捣傅之，良。永类钤方。**中蛊欲死**马齿苋捣汁一升饮，并傅之。日四五次。寿域。**腹中白虫**马齿苋水煮一碗，和盐、醋空腹食之。少顷白虫尽出也。孟诜食疗。**紧唇面疱**马齿苋煎汤日洗之。圣惠方。**目中息肉**淫肤、赤白膜。马齿苋一大握洗净，和芒消末少许，绵裹安上。频易之。龙木论。**风齿肿痛**马齿苋一把，嚼汁渍之。即日肿消。本事方。**漏耳诸疮**治耳内外恶疮，及头疮、肥疮、㾮疮。黄马散：用黄檗半两，干马齿苋一两，为末。傅之。圣惠。**项上疬疮**外台用马齿苋阴干烧研，腊猪脂和，以暖泔洗拭，傅之。简便：治瘰疬未破。马齿苋同靛花捣掺，日三次。**腋下胡臭**马齿苋杵，以蜜和作团，纸裹泥固半寸厚，日干，烧过研末。每以少许和蜜作饼，先以生布揩之，以药夹胁下，令极痛，久忍，然后以手巾勒两臂。日用一次，以瘥为度。千金方。**小儿火丹**热如火，绕脐即损人。马苋捣涂。广利方。**小儿脐疮**久不瘥者。马齿菜烧研傅之。千金。**豌豆癍疮**马齿苋烧研傅之，须臾根逐药出。不出更傅。肘后。**丁疮肿毒**马齿菜二分，石灰三分，为末，鸡子白和，傅之。**反花恶疮**马齿苋一斤烧研，猪脂和傅。**蛀脚臁疮**干马齿苋研末，蜜调傅上。一宿其虫自出，神效。海上方。**足趾甲疽**肿烂者。屋上马齿苋、昆仑青木香、印城盐，等分和匀，烧存性，入光明朱砂少许，傅之。外台秘要。**疮久不瘥**积年者。马齿苋捣烂封之。取汁煎稠傅亦可。千金。**马咬人疮**入心者。马齿苋煮，食之。圣惠。**射工溪毒**马齿苋捣汁一升服，以滓傅之，日四五次良。崔元亮海上方。**毛虫螫人**赤痛不止。马齿苋捣熟封之，妙。灵苑方。**蜂虿螫人**方同上。张文仲方。**蜈蚣咬伤**马苋汁涂之。肘后。**小儿白秃**马齿苋煎膏涂之。或烧灰，猪脂和涂。圣惠方。**身面瘢痕**马齿苋汤日洗二次。圣惠方。**杂物眯目**不出。用东墙上马齿苋烧灰研细，点少许于眦头，即出也。圣惠方。

子

‖**主治**‖

明目，仙经用之。开宝。**延年益寿。**孟诜。**青盲白翳，除邪气，利大小肠，去寒热。以一升捣末，每以一匙用葱、豉煮粥食。或着米糁、五味作羹食。**心镜。

‖**附方**‖

新一。**目中出泪**或出脓。用马齿苋子、人苋子各半两为末，绵裹铜器中蒸熟，熨大眦头脓水出处。每熨以五十度为率，久久自绝。圣惠。

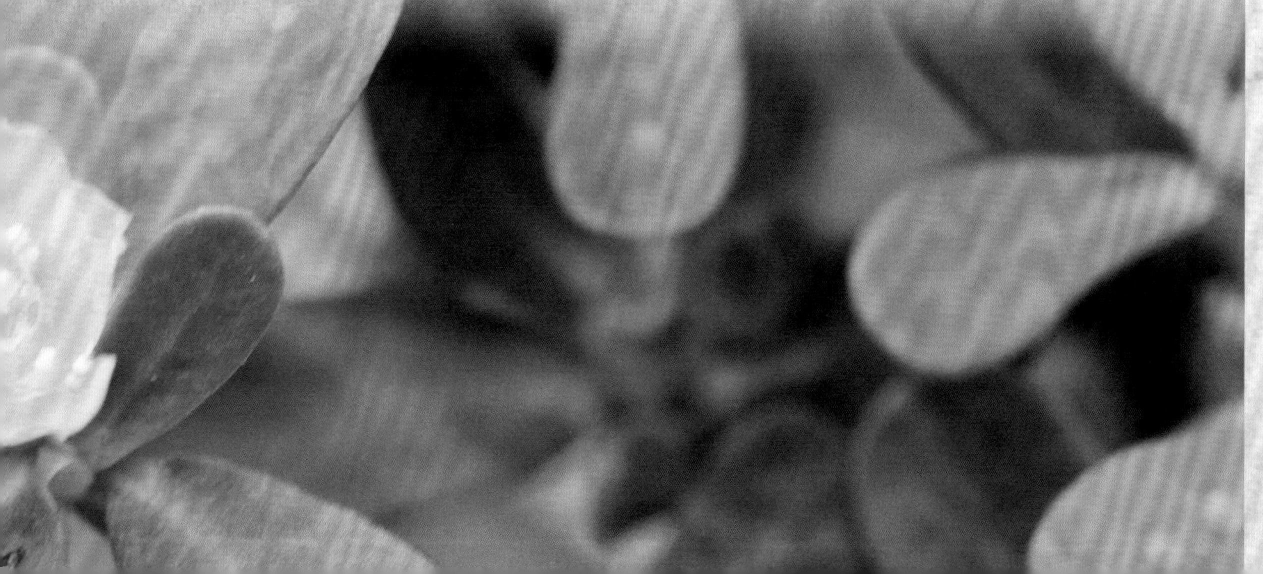

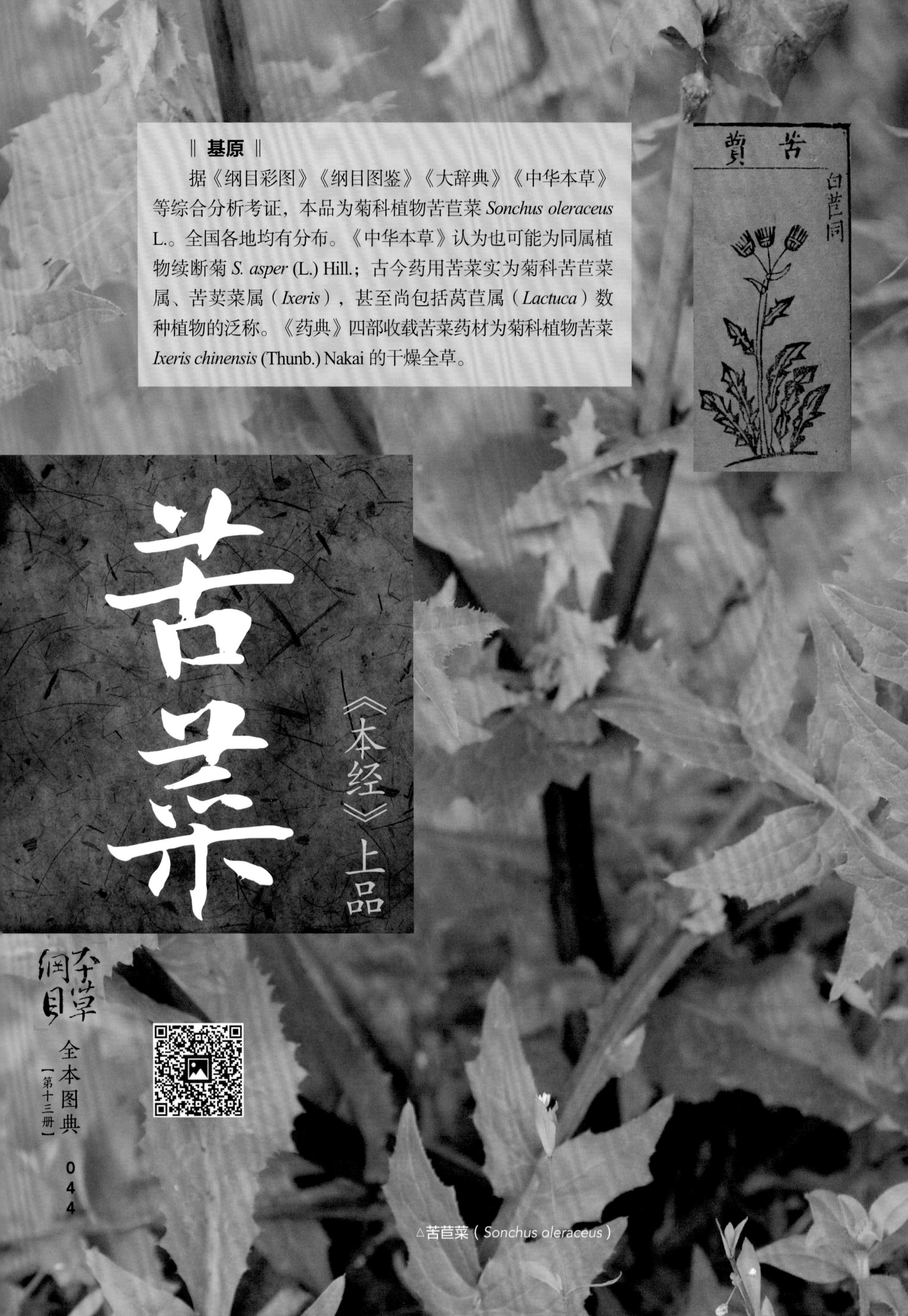

‖ 基原 ‖

据《纲目彩图》《纲目图鉴》《大辞典》《中华本草》等综合分析考证，本品为菊科植物苦苣菜 *Sonchus oleraceus* L.。全国各地均有分布。《中华本草》认为也可能为同属植物续断菊 *S. asper* (L.) Hill.；古今药用苦菜实为菊科苦苣菜属、苦荬菜属（*Ixeris*），甚至尚包括莴苣属（*Lactuca*）数种植物的泛称。《药典》四部收载苦菜药材为菊科植物苦菜 *Ixeris chinensis* (Thunb.) Nakai 的干燥全草。

△苦苣菜（*Sonchus oleraceus*）

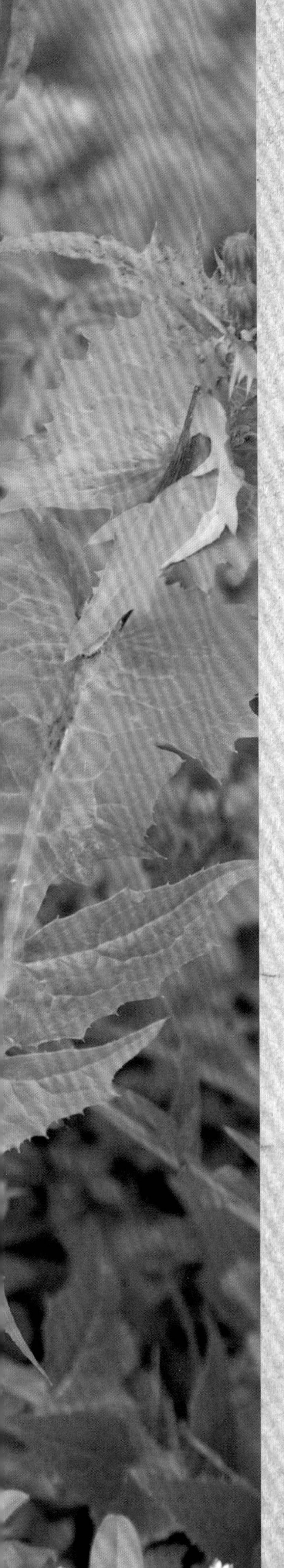

校正：并入嘉祐苦苣、苦荬。

‖释名‖

荼音茶本经**苦苣**嘉祐**苦荬**纲目**游冬**别录**褊苣**日用**老鹳菜**救荒**天香菜。**[时珍曰] 苦荼以味名也。经历冬春，故曰游冬。许氏说文苣作蘧。吴人呼为苦荬，其义未详。嘉祐本草言岭南、吴人植苣供馔名苦苣，而又重出苦苣及苦荬条。今并并之。

‖集解‖

[别录曰] 苦菜生益州川谷、山陵、道旁。凌冬不死。三月三日采，阴干。[桐君药录曰] 苦菜三月生，扶疏。六月花从叶出，茎直花黄。八月实黑，实落根复生，冬不枯。[恭曰] 尔雅云：荼，苦菜也。易通卦验玄图云：苦菜生于寒秋，经冬历春，得夏乃成。一名游冬。叶似苦苣而细，断之有白汁，花黄似菊，所在有之。其说与桐君略同。苦蘵俗亦名苦菜，非此荼也。[保升曰] 春花夏实，至秋复生花而不实，经冬不凋。[宗奭曰] 此月令四月小满节后苦菜秀者也。四方皆有，在北道者则冬方凋，生南方者冬夏常青。叶如苦苣而狭，绿色差淡。折之白乳汁出，味苦。花似野菊，春夏秋皆旋开。[时珍曰] 苦菜即苦荬也，家栽者呼为苦苣，实一物也。春初生苗，有赤茎、白茎二种。其茎中空而脆，折之有白汁。胼叶似花萝卜菜叶而色绿带碧，上叶抱茎，梢叶似鹳嘴，每叶分叉，撺挺如穿叶状，开黄花，如初绽野菊。一花结子一丛，如同蒿子及鹤虱子，花罢则收敛，子上有白毛茸茸，随风飘扬，落处即生。[士良曰] 蚕蛾出时不可折取，令蛾子青烂。蚕妇亦忌食之。然野苣若五六回拗后，味反甘滑，胜于家苦荬也。

‖正误‖

[弘景曰] 苦菜疑即茗也。茗一名荼，凌冬不凋，作饮能令人不眠。[恭曰] 诗云“谁谓荼苦”，即苦菜异名也。陶氏谓荼为茗，茗乃木类。按尔雅·释草云：荼，苦菜也。音途。释木云：槚，苦荼也。音迟遐切。二物全别，不得比例，陶说误矣。

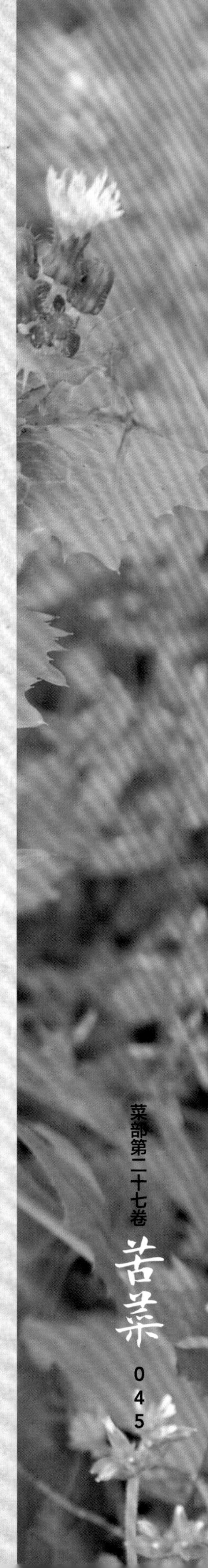

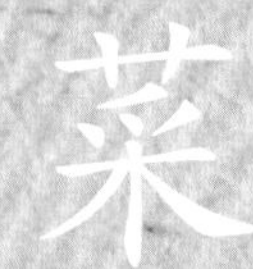

‖ **气味** ‖

苦。寒，无毒。[张机曰] 野苣不可共蜜食，令人作内痔。[时珍曰] **脾胃虚寒人，不可食。**

‖ **主治** ‖

五脏邪气，厌延叶反，伏也。**谷胃痹。久服安心益气，聪察少卧，轻身耐老。**本经。**肠澼渴热，中疾恶疮。久服耐饥寒，豪气不老。**别录。**调十二经脉，霍乱后胃气烦逆。久服强力，虽冷甚益人。**嘉祐。**捣汁饮，除面目及舌下黄。其白汁，涂丁肿，拔根。滴痈上，立溃。**藏器。**点瘊子，自落。**衍义。**傅蛇咬。**大明。**明目，主诸痢。**汪机。**血淋痔瘘。**时珍。

‖ **发明** ‖

[宗奭曰] 苦苣捣汁傅丁疮，殊验。青苗阴干，以备冬月为末，水调傅之。[时珍曰] 按洞天保生录云：夏三月宜食苦荬，能益心和血通气也。又陆文量菽园杂记云：凡病痔者，宜用苦苣菜，或鲜或干，煮至熟烂，连汤置器中，横安一板坐之，先熏后洗，冷即止。日洗数次，屡用有效。

‖ **附方** ‖

新六。**血淋尿血**苦荬菜一把，酒、水各半，煎服。资生经。**血脉不调**苦荬菜晒干，为末。每服二钱，温酒下。卫生易简方。**喉痹肿痛**野苦荬捣汁半盏，灯心以汤浸，捻汁半盏，和匀服。普济方。**对口恶疮**野苦荬擂汁一钟，入姜汁一匙，和酒服。以渣傅。一二次即愈。唐瑶经验方。**中沙虱毒**沙虱在水中，人澡浴则着人身，钻入皮里。初得皮上正赤，如小豆、黍、粟，摩之痛如刺，三日后寒热发疮毒，若入骨杀人，岭南多此。即以茅叶刮去，以苦菜汁涂之，佳。肘后方。**壶蜂叮螫**苦荬汁涂之，良。摘玄方。

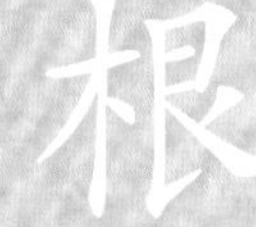

‖ **主治** ‖

赤白痢及骨蒸，并煮服之。嘉祐。**治血淋，利小便。**时珍。

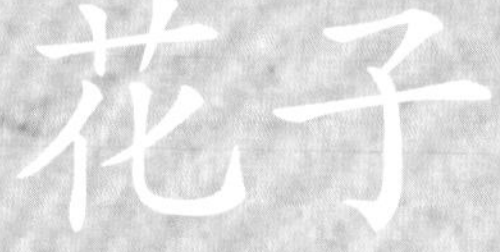

‖ **气味** ‖

甘，平，无毒。

‖ **主治** ‖

去中热，安心神。宗奭。**黄疸疾，连花、子研细二钱，水煎服，日二次，良。**汪颖。

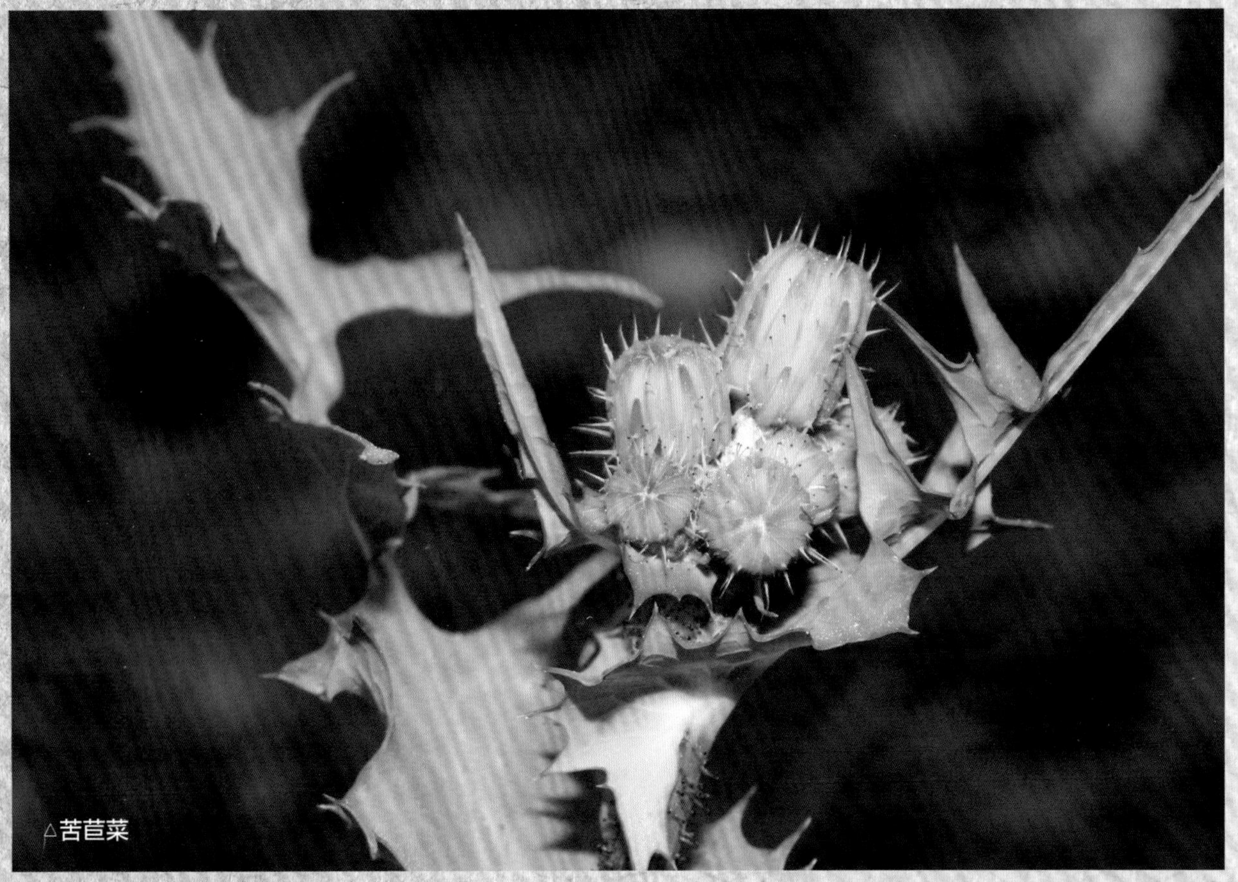
△苦苣菜

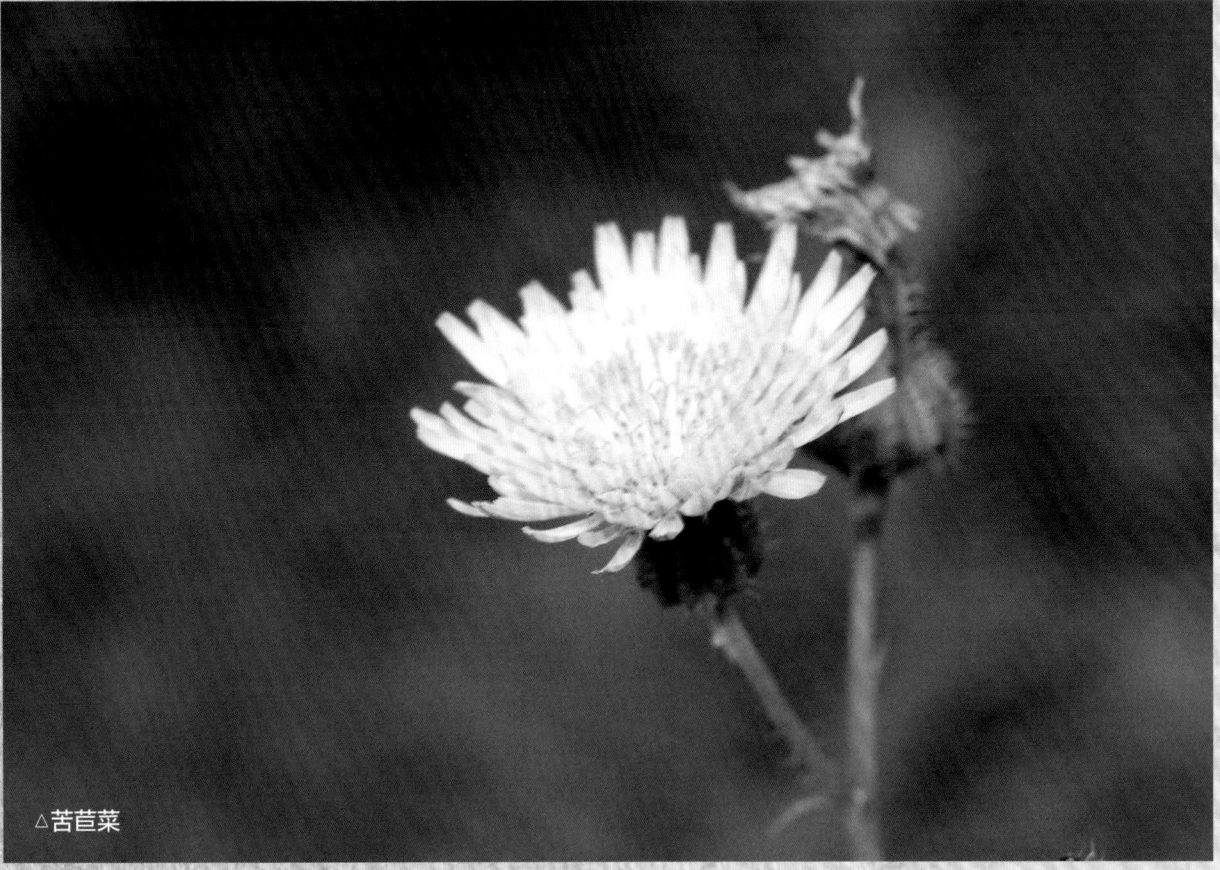
△苦苣菜

白苣

宋《嘉祐》

‖ **基原** ‖

据《纲目彩图》《纲目图鉴》《大辞典》《中华本草》等综合分析考证，本品为菊科植物白苣 *Lactuca sativa* L. var. *romona* Hort. 的全草。分布于我国大部分地区。

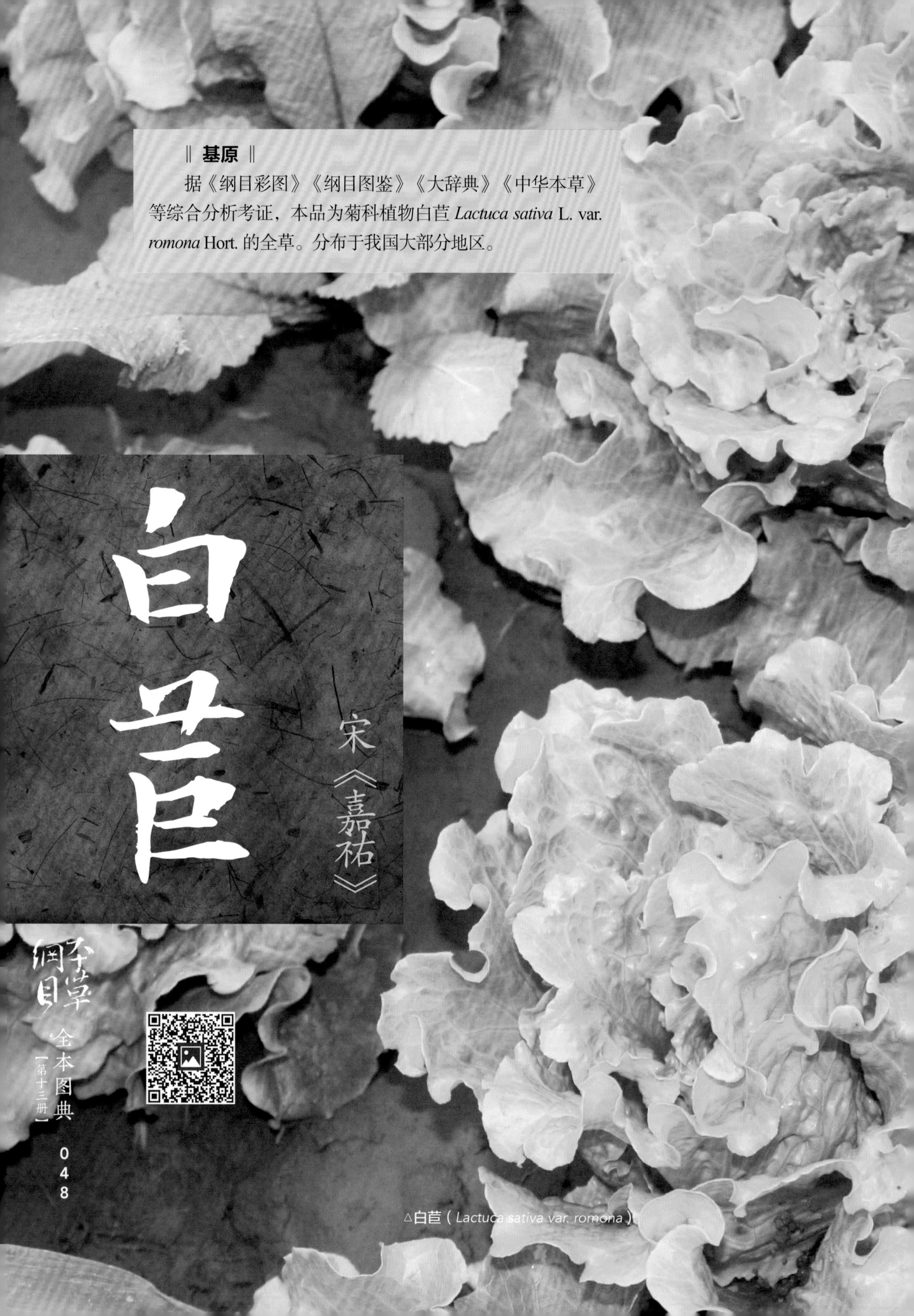

△白苣（*Lactuca sativa var. romona*）

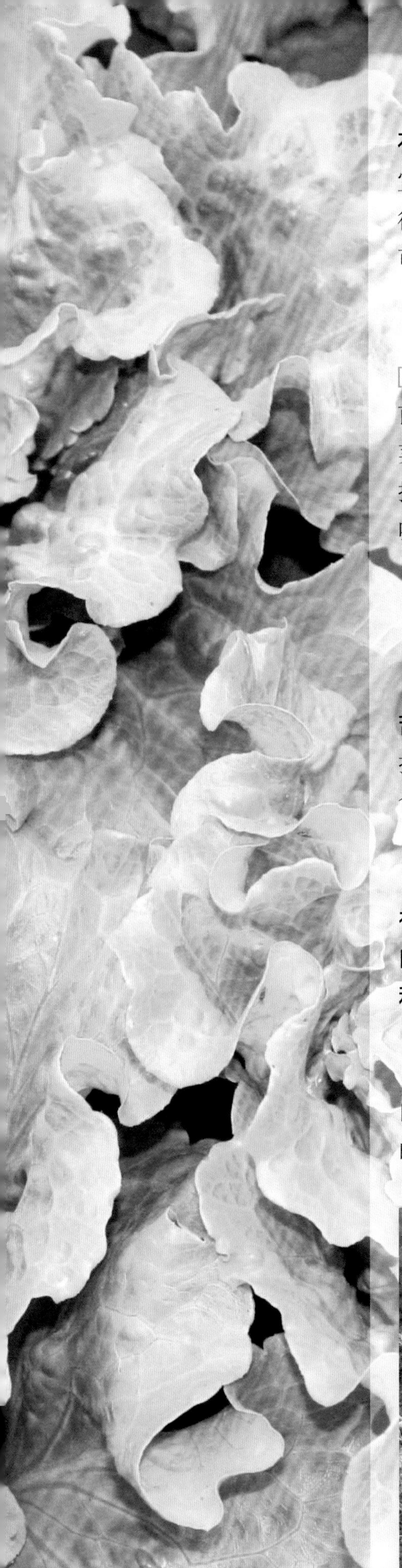

‖ **释名** ‖

石苣纲目 **生菜**。[时珍曰] 白苣、苦苣、莴苣俱不可煮烹，皆宜生挼去汁，盐、醋拌食，通可曰生菜，而白苣稍美，故独得专称也。王氏农书谓之石苣。陆玑诗疏云：青州谓之芭。可生食，亦可蒸茹。

‖ **集解** ‖

[藏器曰] 白苣似莴苣，叶有白毛。[时珍曰] 处处有之。似莴苣而叶色白，折之有白汁。正二月下种。四月开黄花如苦荬，结子亦同。八月、十月可再种。故谚云：生菜不离园。按事类合璧云：苣有数种：色白者为白苣，色紫者为紫苣，味苦者为苦苣。

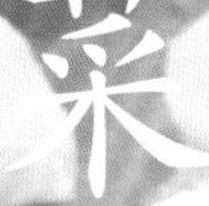

‖ **气味** ‖

苦，寒，无毒。[炳曰] 平。患冷气人食之即腹冷，亦不至苦损人。产后不可食，令人寒中，小肠痛。[思邈曰] 不可共酪食，生虫匿。

‖ **主治** ‖

补筋骨，利五脏，开胸膈拥气，通经脉，止脾气，令人齿白，聪明少睡，可煮食之。孟诜。**解热毒、酒毒，止消渴，利大小肠。**宁原。

‖ **附方** ‖

旧一。**鱼脐疮**其头白似肿，痛不可忍，先以针刺破头及四畔，以白苣滴孔中，良。外台秘要。

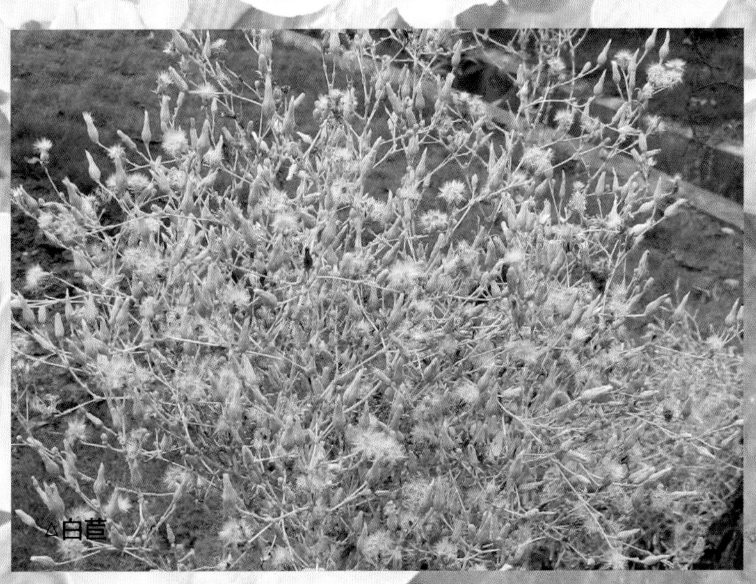

△白苣

‖ **基原** ‖

据《纲目彩图》《纲目图鉴》《大辞典》《中华本草》等综合分析考证，本品为菊科植物莴苣 *Lactuca sativa* L.。全国各地均有栽培，亦有野生。

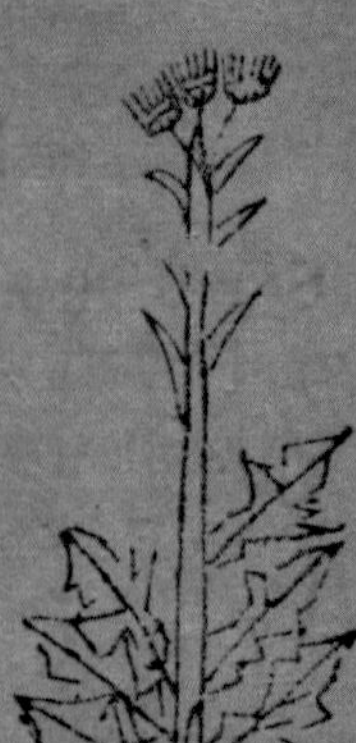

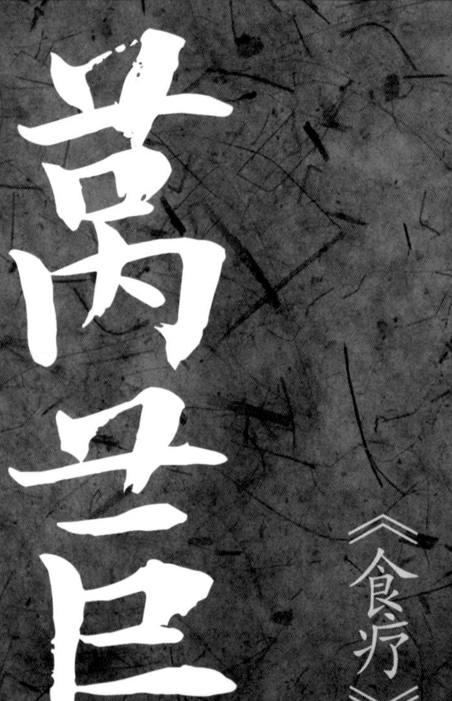

《食疗》

△莴苣（*Lactuca sativa*）

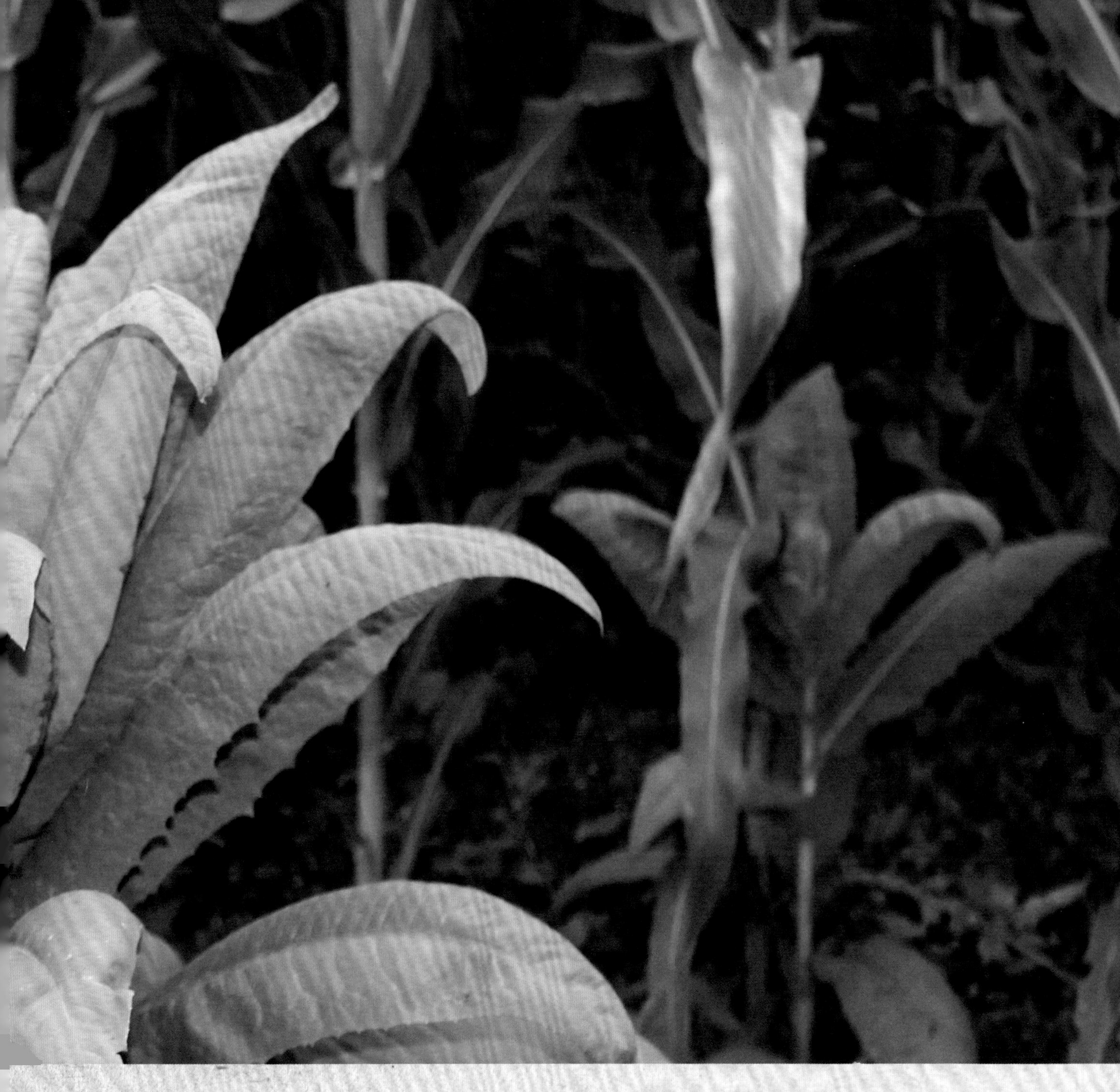

‖ **释名** ‖

莴菜　千金菜。[时珍曰] 按彭乘墨客挥犀云：莴菜自呙国来，故名。

‖ **集解** ‖

[藏器曰] 莴苣有白者、紫者。紫者入烧炼药用。[时珍曰] 莴苣正二月下种，最宜肥地。叶似白苣而尖，色稍青，折之有白汁粘手。四月抽薹，高三四尺。剥皮生食，味如胡瓜。糟食亦良。江东人盐晒压实，以备方物，谓之莴笋也。花、子并与白苣同。

菜

‖ **气味** ‖

苦，冷，微毒。[李廷飞曰] 久食昏人目。患冷人不宜食。[时珍曰] 按彭乘云：莴苣有毒，百虫不敢近。蛇虺触之，则目瞑不见物。人中其毒，以姜汁解之。[藏器曰] 紫莴苣有毒，入烧炼用。[丹房镜源曰] 莴苣用硫黄种，结砂子，制朱砂。又曰：紫色莴苣和土作器，火煅如铜也。

‖ **主治** ‖

利五脏，通经脉，开胸膈，功同白苣。藏器。**利气，坚筋骨，去口气，白齿牙，明眼目。**宁原。**通乳汁，利小便，杀虫、蛇毒。**时珍。

‖ **附方** ‖

旧一，新五。**乳汁不通**莴苣菜煎酒服。海上方。**小便不通**莴苣菜捣傅脐上即通。卫生易简方。**小便尿血**同上方，甚效。杨氏方。**沙虱水毒**莴苣菜捣汁涂之，良。肘后方。**蚰蜒入耳**莴苣叶干者一分，雄黄一分，为末，糊丸枣核大。蘸生油塞耳中，引出。圣惠方。**百虫入耳**莴苣捣汁滴入，自出也。圣济总录。

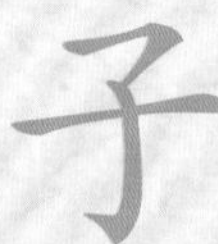

入药炒用。

‖ **主治** ‖

下乳汁，通小便，治阴肿、痔漏下血、伤损作痛。时珍。

‖ **附方** ‖

旧一，新五。**乳汁不行**莴苣子三十枚，研细酒服。又方：莴苣子一合，生甘草三钱，糯米、粳米各半合，煮粥频食之。**小便不通**莴苣子捣饼，贴脐中，即通。海上仙方。**肾黄如金**莴苣子一合细研，水一盏，煎五分服。外台秘要。**阴囊癞肿**莴苣子一合捣末，水一盏，煎五沸，温服。**闪损腰痛**趁痛丸：用白莴苣子炒三两，白粟米炒一撮，乳香、没药、乌梅肉各半两，为末，炼蜜丸弹子大。每嚼一丸，热酒下。玉机微义。**髭发不生**疖疮疤上不生髭发。先以竹刀刮损，以莴苣子拗猢狲姜末，频频擦之。摘玄方。

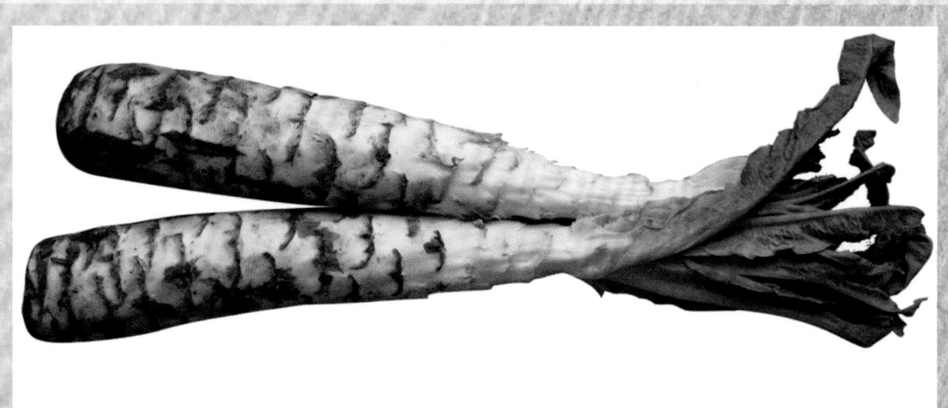

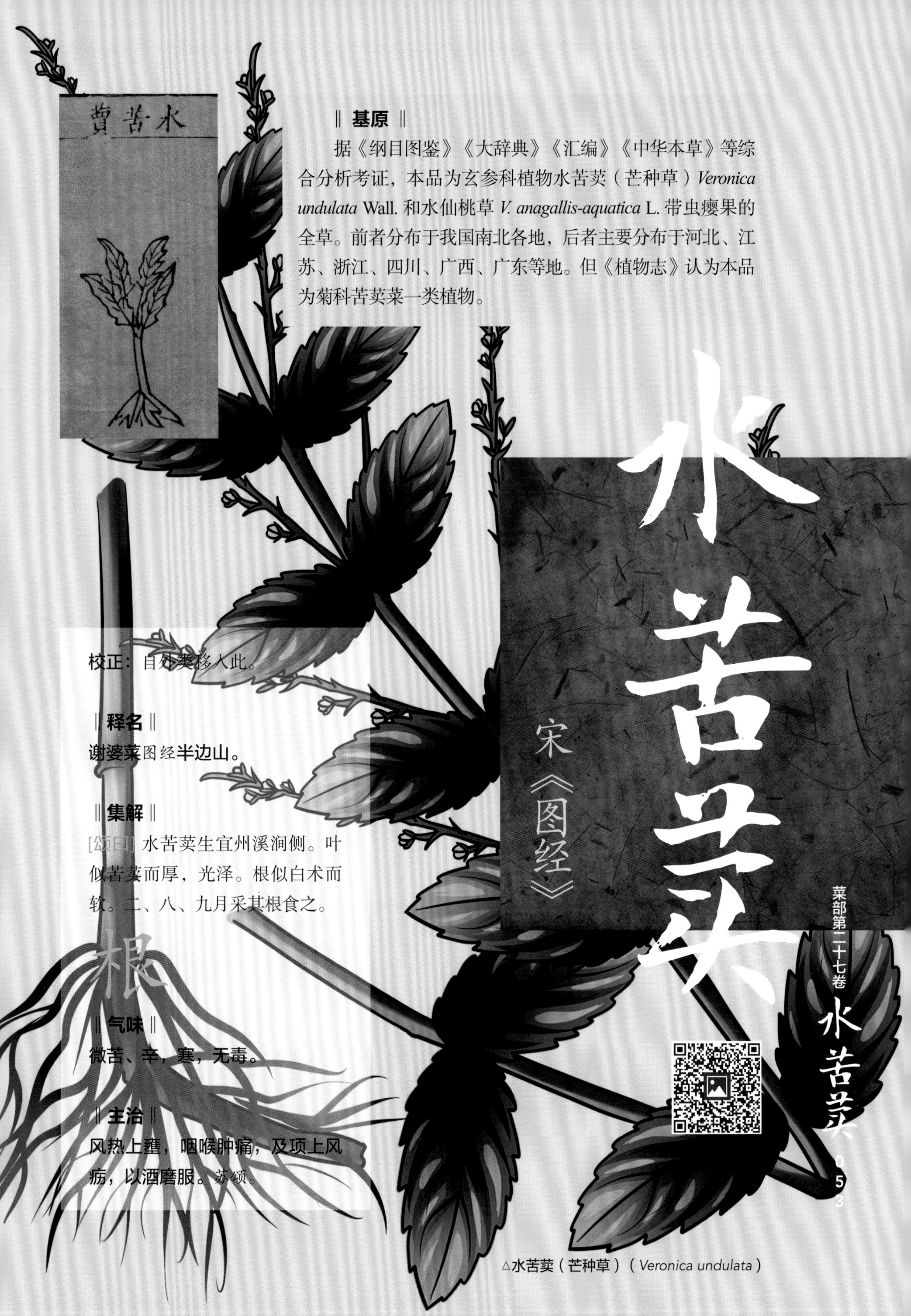

水苦荬

宋《图经》

‖ **基原** ‖

据《纲目图鉴》《大辞典》《汇编》《中华本草》等综合分析考证，本品为玄参科植物水苦荬（芒种草）*Veronica undulata* Wall. 和水仙桃草 *V. anagallis-aquatica* L. 带虫瘿果的全草。前者分布于我国南北各地，后者主要分布于河北、江苏、浙江、四川、广西、广东等地。但《植物志》认为本品为菊科苦荬菜一类植物。

校正：自外类移入此。

‖ **释名** ‖

谢婆菜图经**半边山**。

‖ **集解** ‖

[颂曰] 水苦荬生宜州溪涧侧。叶似苦荬而厚，光泽。根似白术而软。二、八、九月采其根食之。

根

‖ **气味** ‖

微苦、辛，寒，无毒。

‖ **主治** ‖

风热上壅，咽喉肿痛，及项上风疬，以酒磨服。苏颂。

△水苦荬（芒种草）（*Veronica undulata*）

翻白草

《救荒》

‖ 基原 ‖

据《纲目彩图》《纲目图鉴》《大典》《药典图鉴》等综合分析考证，本品为蔷薇科植物翻白草 *Potentilla discolor* Bge.。全国大部分地区均有分布。《药典》收载翻白草药材为蔷薇科植物翻白草的干燥全草；夏、秋二季开花前采挖，除去泥沙和杂质，干燥。

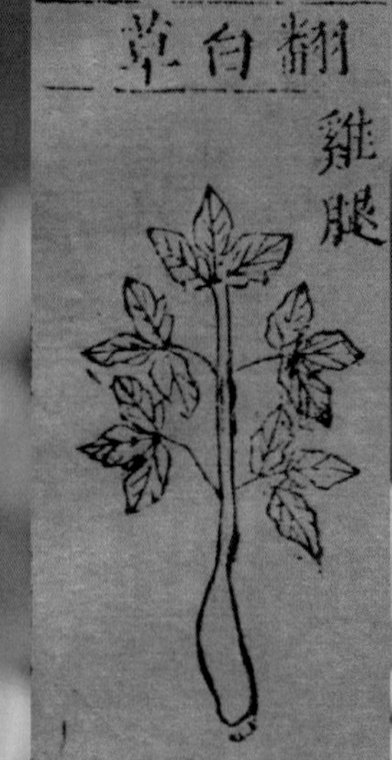

△翻白草（*Potentilla discolor*）

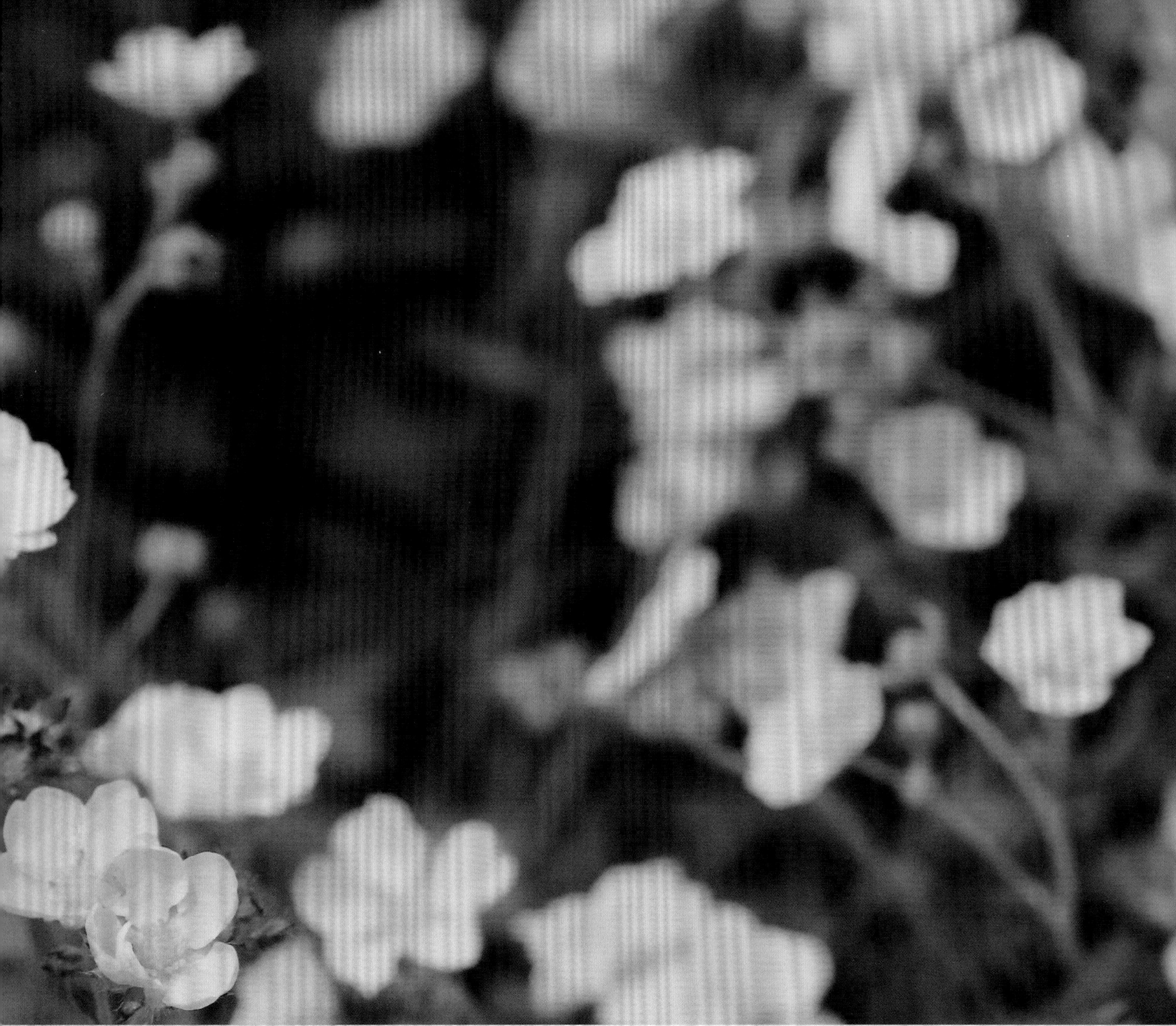

‖ **释名** ‖

鸡腿根救荒**天藕**野菜谱。[时珍曰] 翻白以叶之形名，鸡腿、天藕以根之味名也。楚人谓之湖鸡腿，淮人谓之天藕。

‖ **集解** ‖

[周宪王曰] 翻白草高七八寸。叶硬而厚，有锯齿，背白，似地榆而细长。开黄花。根如指大，长三寸许，皮赤肉白，两头尖峭。生食、煮熟皆宜。[时珍曰] 鸡腿儿生近泽田地，高不盈尺。春生弱茎，一茎三叶，尖长而厚，有皱纹锯齿，面青背白。四月开小黄花。结子如胡荽子，中有细子。其根状如小白术头，剥去赤皮，其内白色如鸡肉，食之有粉。小儿生食之，荒年人掘以和饭食。

根

‖ **气味** ‖

甘、微苦，平，无毒。

‖ **主治** ‖

吐血下血崩中，疟疾痈疮。时珍。

‖ **附方** ‖

新七。**崩中下血**用湖鸡腿根一两捣碎，酒二盏，煎一盏服。濒湖集简方。**吐血不止**翻白草，每用五七科㕮咀，水二钟，煎一钟，空心服。**疟疾寒热**翻白草根五七个，煎酒服之。**无名肿毒**方同上。**疔毒初起**不拘已成未成。用翻白草十科，酒煎服，出汗即愈。**浑身疥癞**端午日午时采翻白草，每用一握，煎水洗之。**臁疮溃烂**端午日午时采翻白草，洗收。每用一握，煎汤盆盛，围住熏洗，效。刘松石保寿堂方。

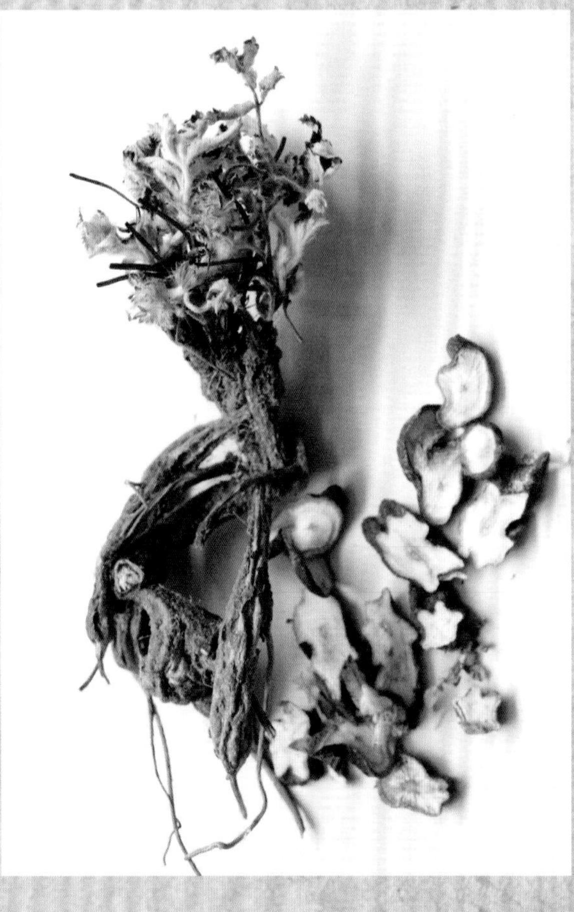

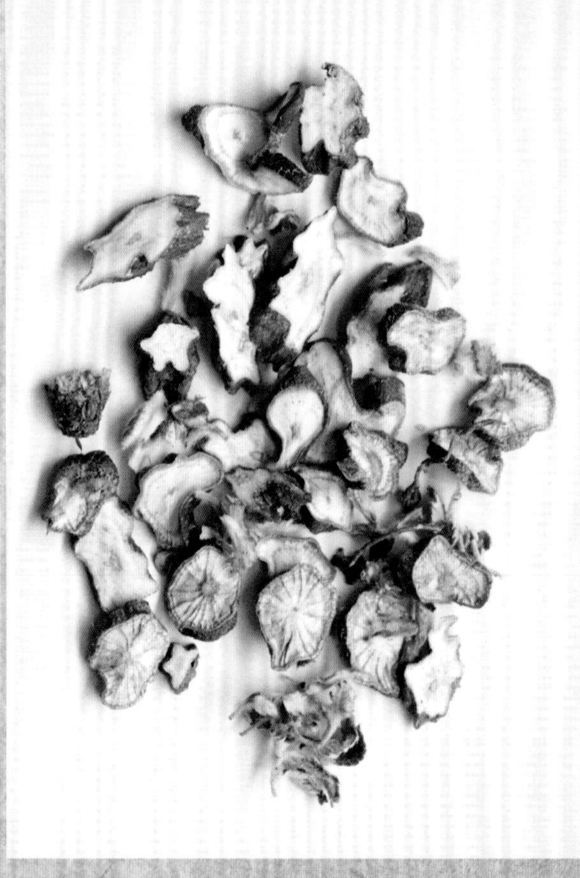

翻白草 *Potentilla discolor* ITS2 条形码主导单倍型序列：

```
1   CACGTCGTTG CCCCTCCCAA CCCCTCCGGG AGTTGGGTGG GACGGATGAT GGCCTCCCGT GCGCTCCGTC GCGCGGTTGG
81  CATAAATAAC AAGTCCTCGG CGGCCAACGC CGCGACAATC GGTGGTTGTC AAACCTCGGT GTCCTGTCGC GTGCGAGTCG
161 TCCGGGGCTT TTCCAATCTG ATGCGCGTCG ATTCGTCGGC GCTTTCAACG
```

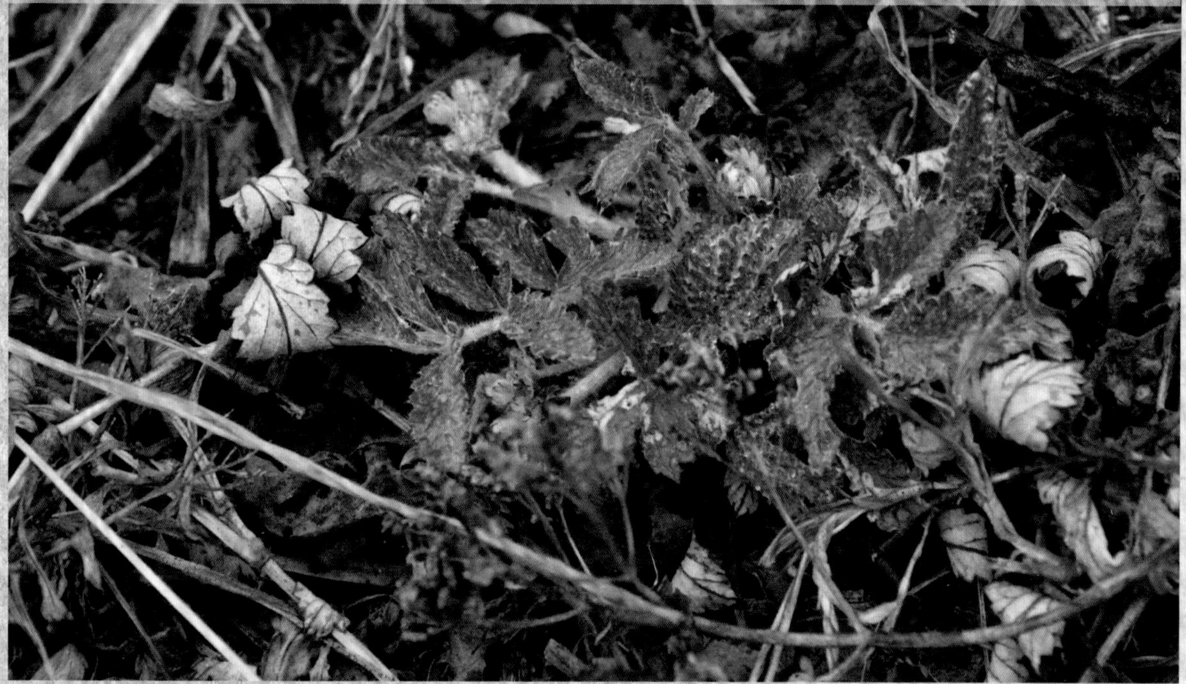

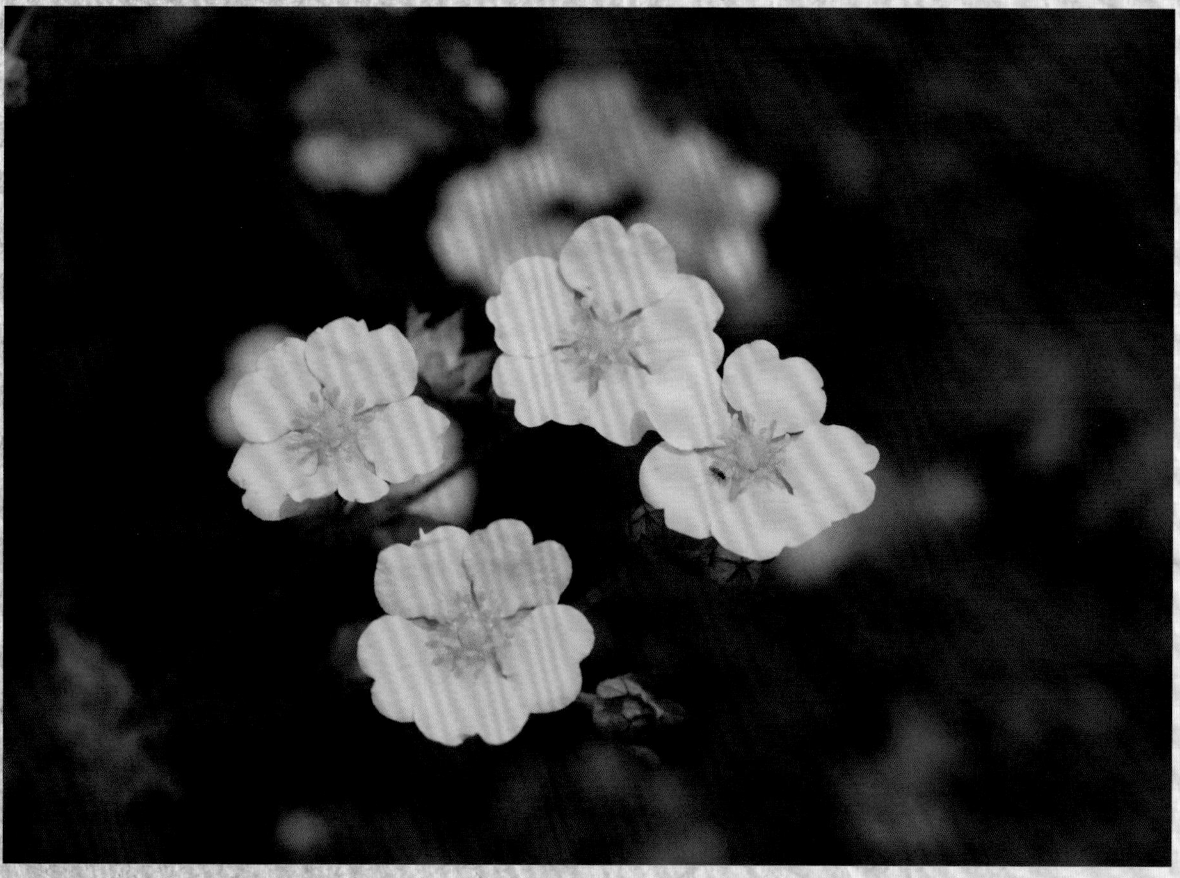

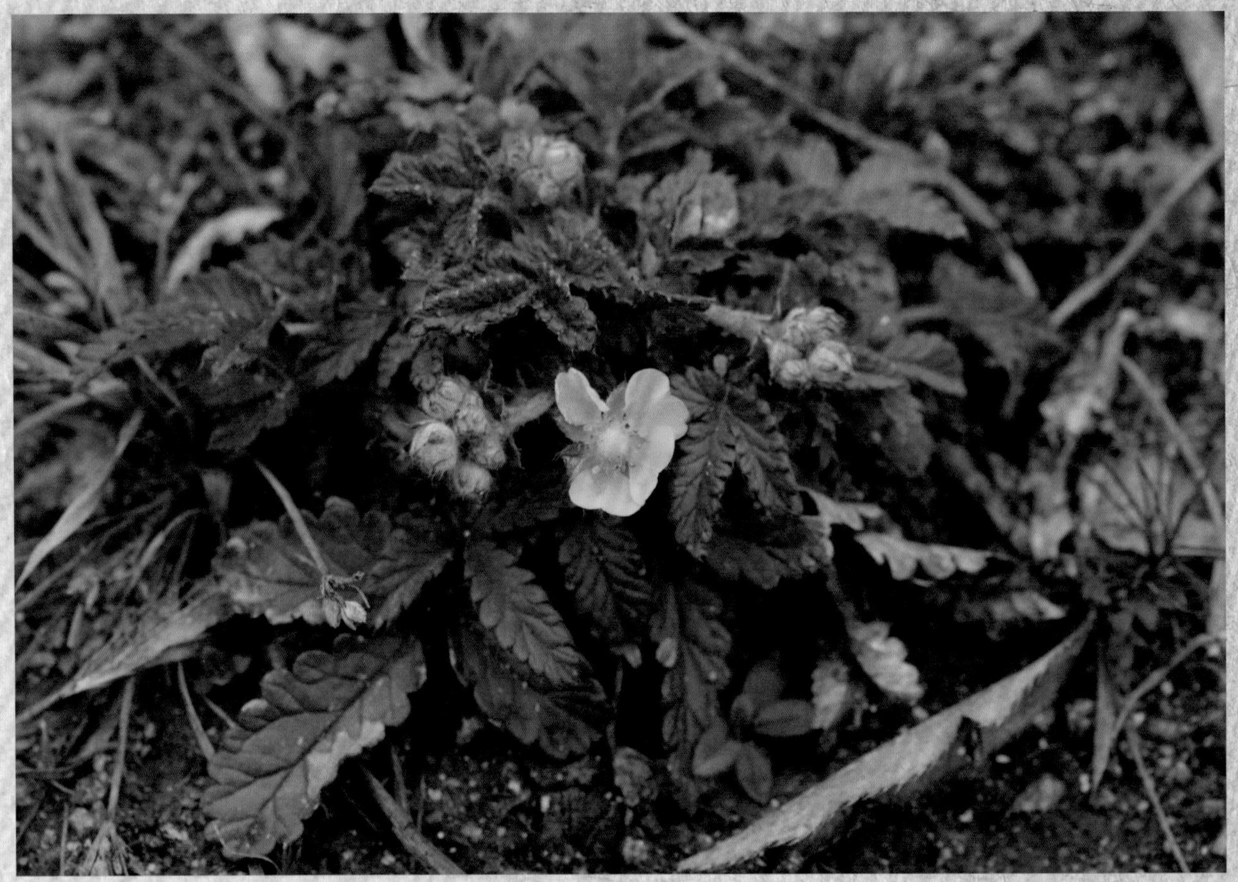

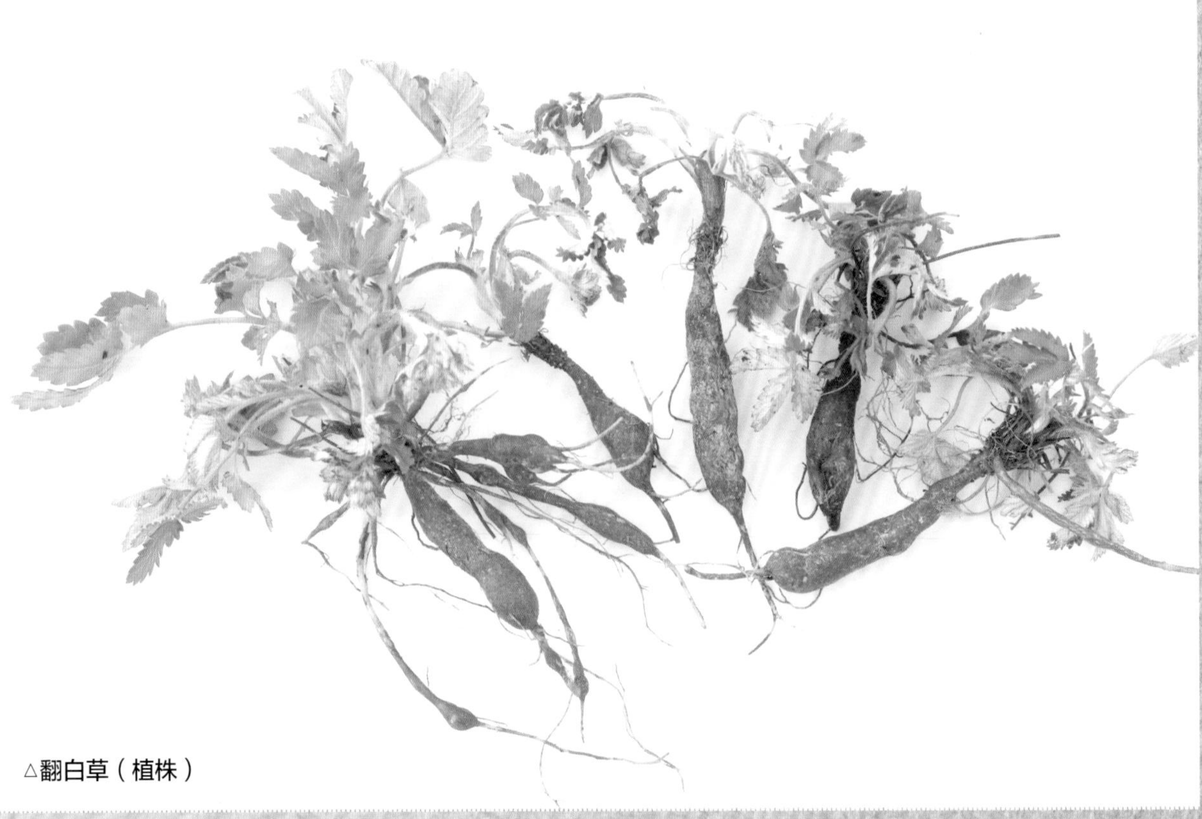

△翻白草（植株）

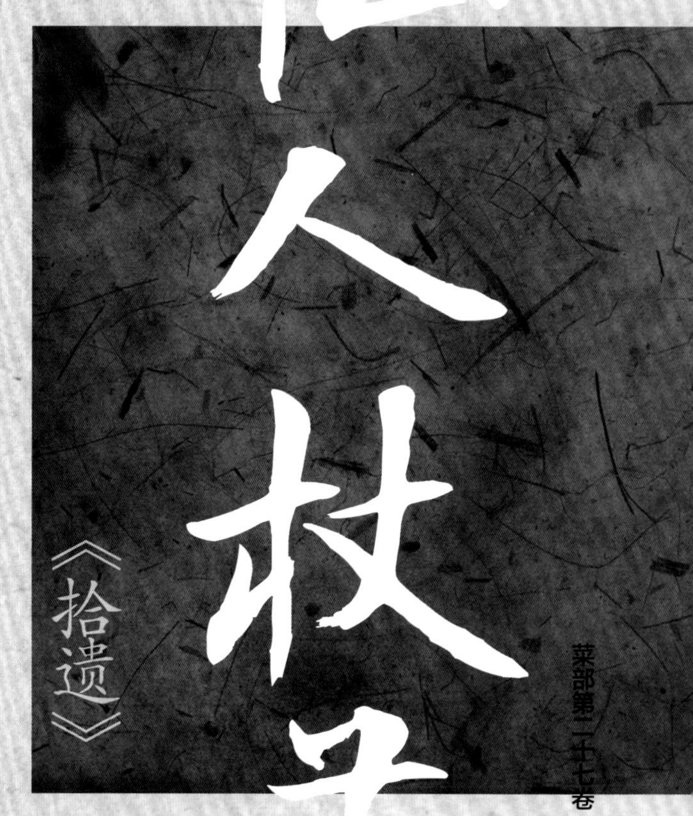

校正：自草部移入此。

‖**集解**‖

[藏器曰] 仙人杖生剑南平泽。叶似苦苣，丛生。陈子昂观玉篇序云：予从补阙乔公北征，夏四月次于张掖。河洲草木无他异者，惟有仙人杖往往丛生。予家世代服食者，昔常饵之。因为乔公言其功，甘心食之。人或谓乔公曰，此白棘也。公乃讥予。因作观玉篇焉。[颂曰] 仙人杖有三物同名：一种是菜类，一种是枯死竹笋之色黑者，枸杞一名仙人杖是也。此仙人杖乃作菜茹者，白棘木类，何因相似。或曰：乔公所谓白棘乃枸棘，是枸杞之有针者。本经枸棘无白棘之名，又其味苦，此菜味甘。乃知草木之类，多而难识，使人惑疑似之言，以真为伪，宜乎子昂论著之详也。[时珍曰] 别有仙人草，生阶除间，高二三寸。又有仙人掌草，生于石壁上。皆与此名同物异，不可不审。并见石草类。

‖**气味**‖

甘，小温，无毒。

‖**主治**‖

作茹食，去痰癖，除风冷。大明。**久服长生，坚筋骨，令人不老。**藏器。

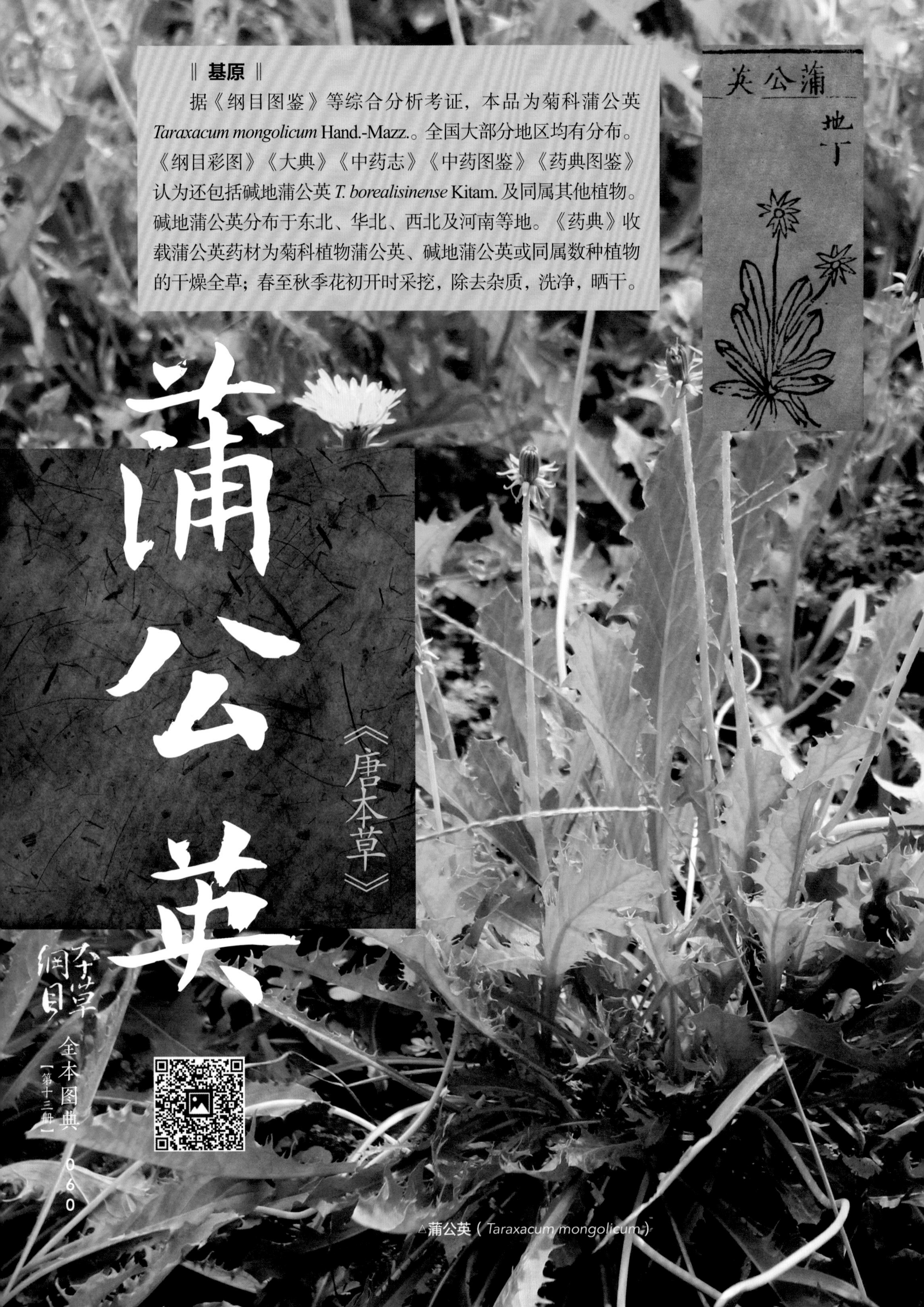

‖ **基原** ‖

据《纲目图鉴》等综合分析考证，本品为菊科蒲公英 *Taraxacum mongolicum* Hand.-Mazz.。全国大部分地区均有分布。《纲目彩图》《大典》《中药志》《中药图鉴》《药典图鉴》认为还包括碱地蒲公英 *T. borealisinense* Kitam. 及同属其他植物。碱地蒲公英分布于东北、华北、西北及河南等地。《药典》收载蒲公英药材为菊科植物蒲公英、碱地蒲公英或同属数种植物的干燥全草；春至秋季花初开时采挖，除去杂质，洗净，晒干。

蒲公英

《唐本草》

△蒲公英（*Taraxacum mongolicum*）

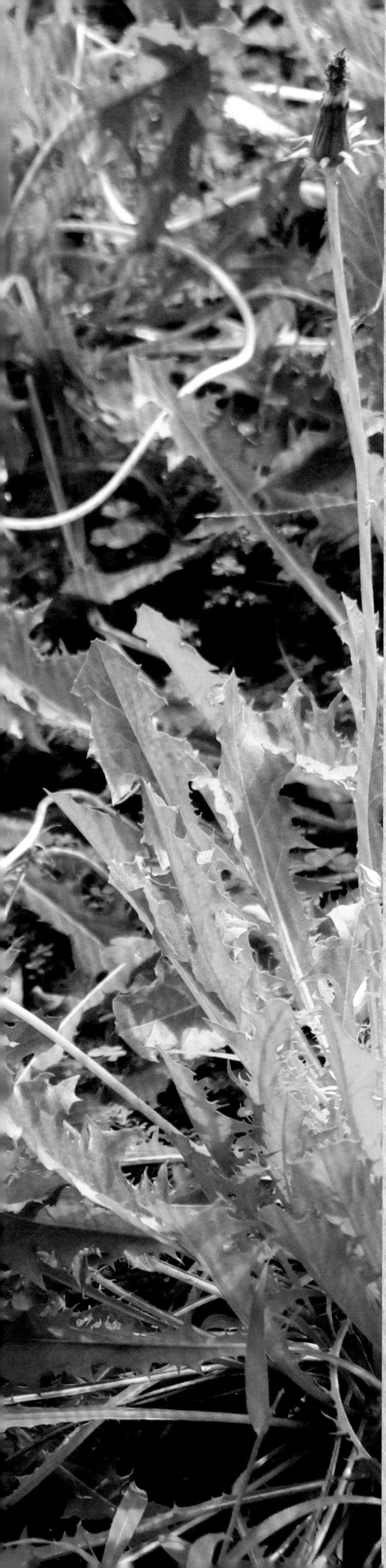

校正：自草部移入此。

‖ **释名** ‖

耩耨草音搆糯**金簪草**纲目**黄花地丁**。[时珍曰] 名义未详。孙思邈千金方作凫公英，苏颂图经作仆公罂，庚辛玉册作鹁鸪英。俗呼蒲公丁，又呼黄花地丁。淮人谓之白鼓钉，蜀人谓之耳瘢草，关中谓之狗乳草。按土宿本草云：金簪草一名地丁，花如金簪头，独脚如丁，故以名之。

‖ **集解** ‖

[保升曰] 蒲公英草生平泽田园中。茎、叶似苦苣，断之有白汁，堪生啖。花如单菊而大。四月、五月采之。[颂曰] 处处有之。春初生苗，叶如苦苣，有细刺。中心抽一茎，茎端出一花，色黄如金钱。俗讹为仆公罂是也。[宗奭曰] 即今地丁也。四时常有花，花罢飞絮，絮中有子，落处即生。所以庭院间皆有者，因风而来。[时珍曰] 地丁江之南北颇多，他处亦有之，岭南绝无。小科布地，四散而生，茎、叶、花、絮并似苦苣，但小耳。嫩苗可食。庚辛玉册云：地丁叶似小莴苣，花似大旋蒿，一茎耸上三四寸，断之有白汁。二月采花，三月采根。可制汞，伏三黄。有紫花者，名大丁草，出太行、王屋诸山。陈州亦有，名烧金草。能煅朱砂。一种相类而无花者，名地胆草，亦可伏三黄、砒霜。

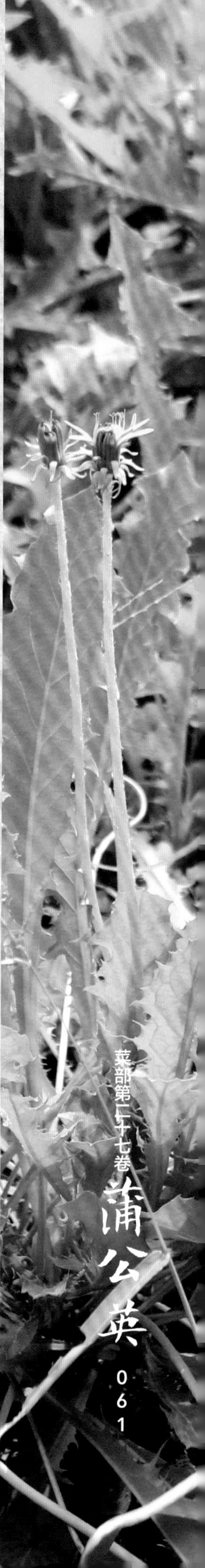

蒲公英 *Taraxacum mongolicum* ITS2 条形码主导单倍型序列：

1 CGCATCGCGT CGCCCCCCAT CATACTTCCC TTAAGGGTAG TCGTGGTGAT TGGGAGCGGA GATTGGCTTC CCGTGCTTGT
81 TGTGCGGTTG GTCAAAATAG GAGTCCCCTT CGGTGGACAC ACGGCTAGTG GTGGTTGTAA AGACCCTTTT CTTCTGCTGT
161 GTGTTGTGAG CTGCTAGGGA AACCCTCAAA AAAGAACCCA ATGTATCGTT CTAGGACGAT GCTTCGACCG

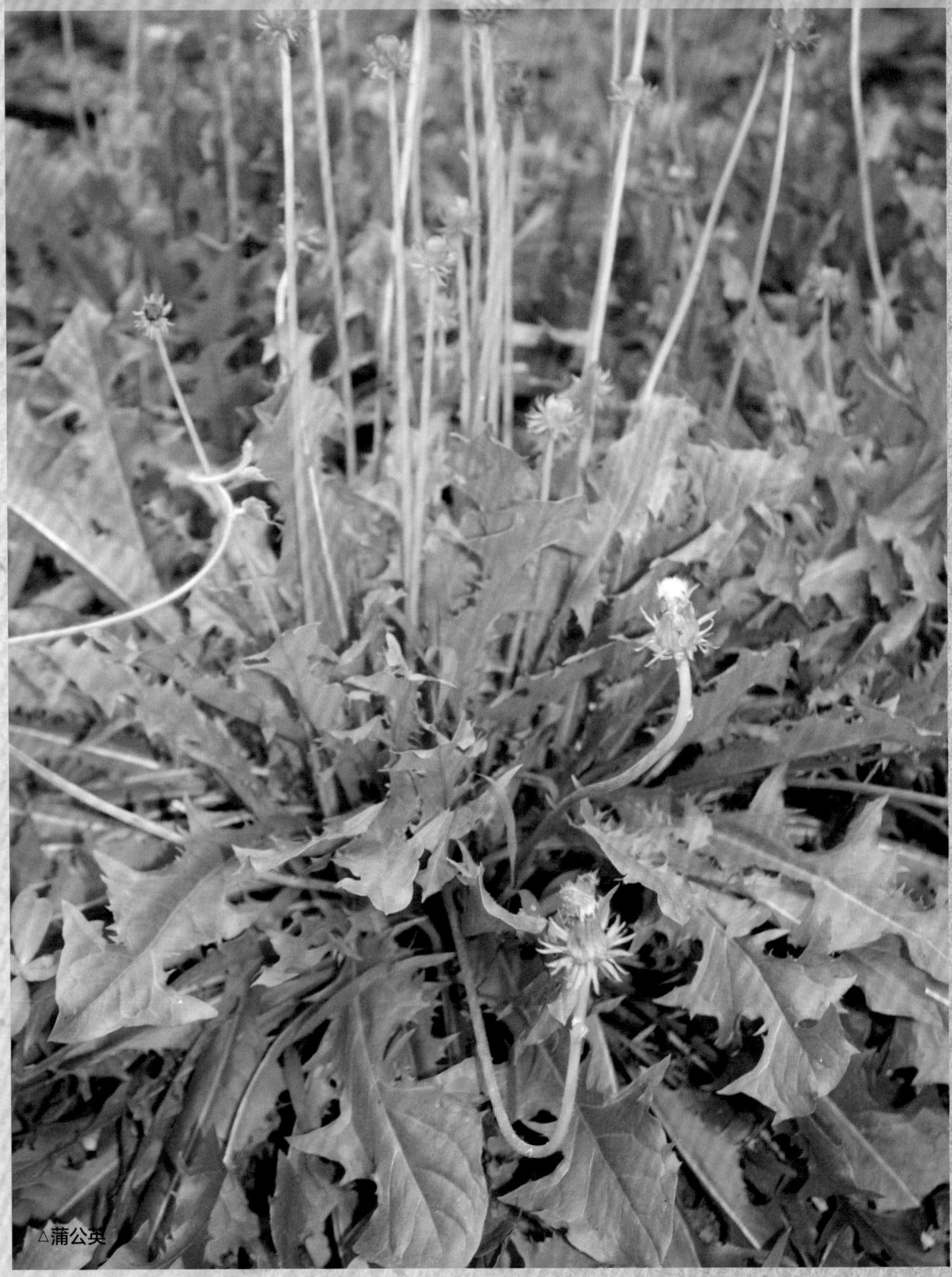

△蒲公英

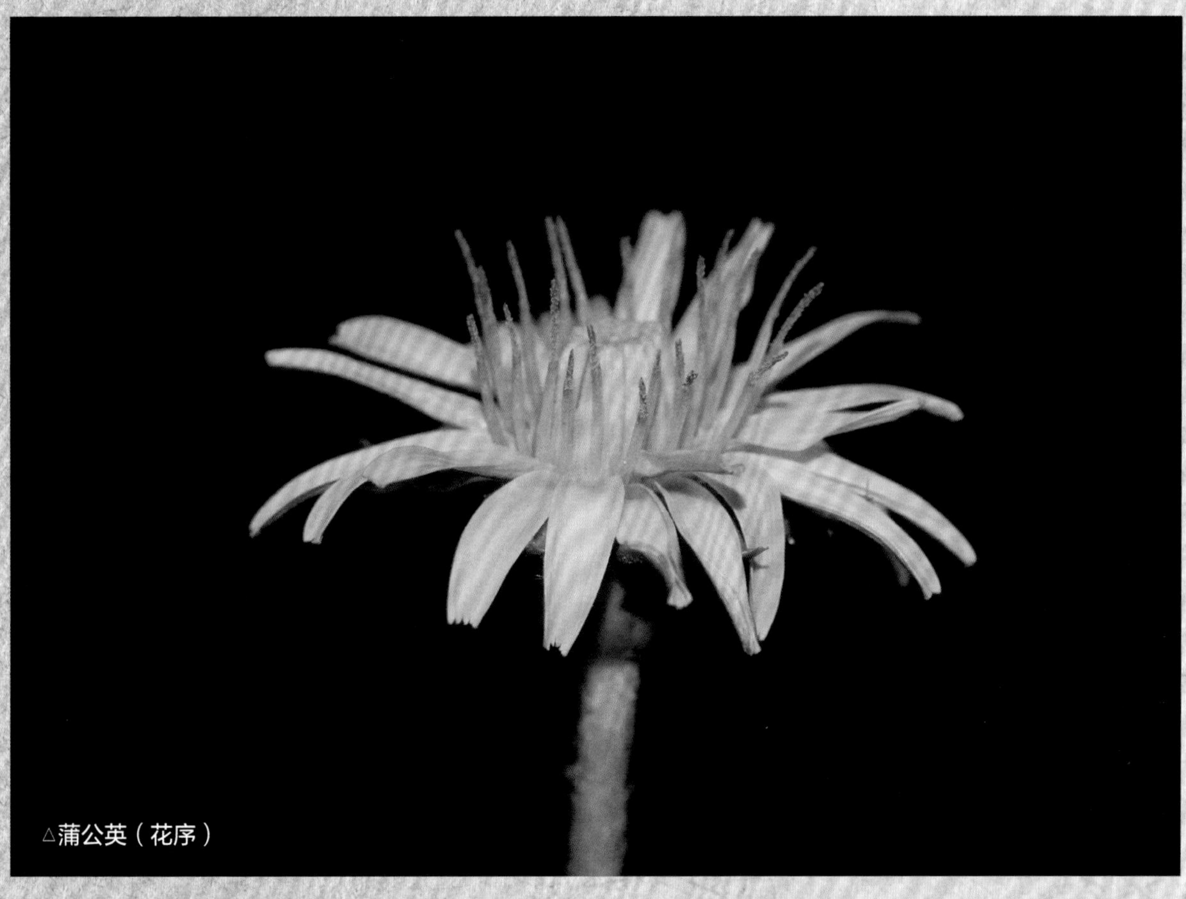
△蒲公英（花序）

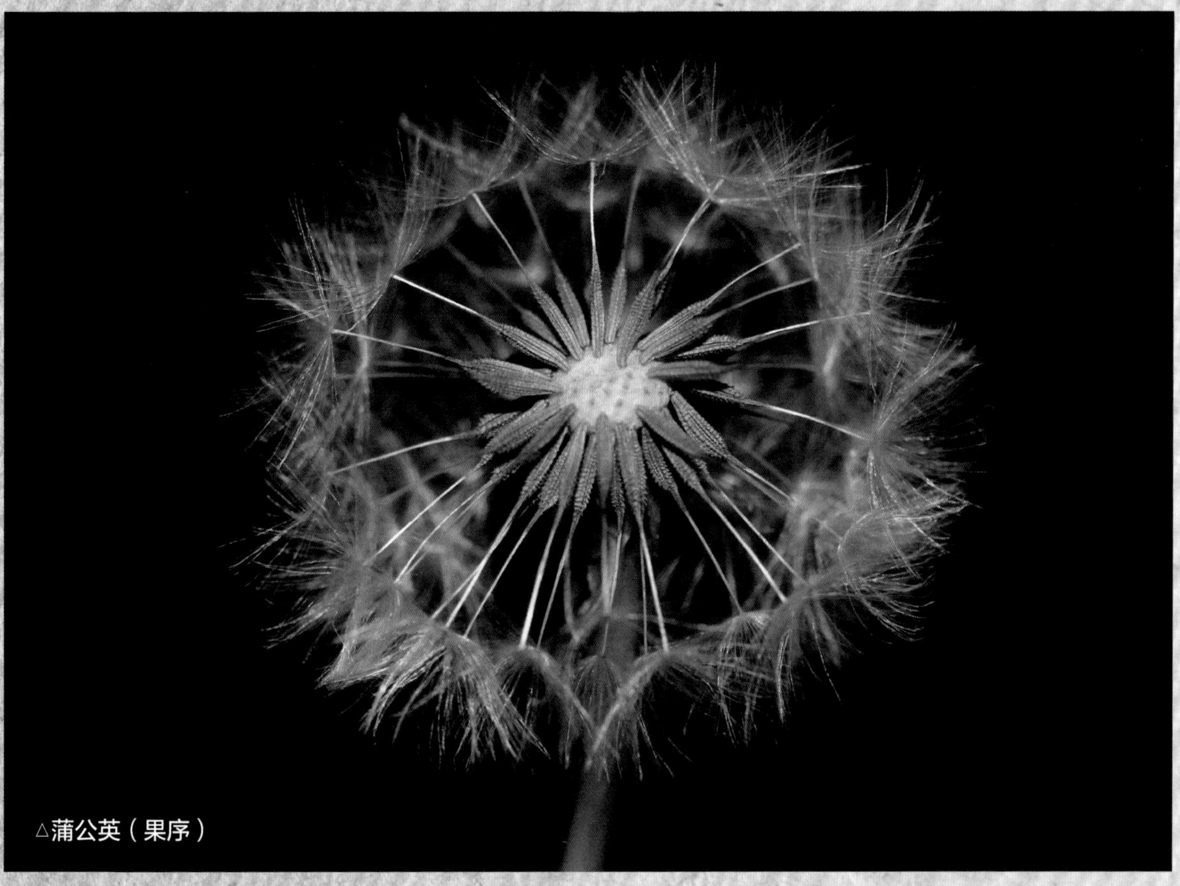
△蒲公英（果序）

苗

‖ 气味 ‖

甘，平，无毒。

‖ 主治 ‖

妇人乳痈水肿，煮汁饮及封之，立消。恭。**解食毒，散滞气，化热毒，消恶肿、结核、丁肿。**震亨。**掺牙，乌须发，壮筋骨。**时珍。**白汁：涂恶刺、狐尿刺疮，即愈。**颂。

‖ 发明 ‖

[杲曰] 蒲公英苦寒，足少阴肾经君药也，本经必用之。[震亨曰] 此草属土，开黄花，味甘。解食毒，散滞气，可入阳明、太阴经。化热毒，消肿核，有奇功。同忍冬藤煎汤，入少酒佐服，治乳痈，服罢欲睡，是其功也。睡觉微汗，病即安矣。[颂曰] 治恶刺方，出孙思邈千金方。其序云：邈以贞观五年七月十五日夜，以左手中指背触着庭木，至晓遂患痛不可忍。经十日，痛日深，疮日高大，色如熟小豆色。常闻长者论有此方，遂用治之。手下则愈，痛亦除，疮亦即瘥，未十日而平复如故。杨炎南行方亦著其效云。[时珍曰] 萨谦斋瑞竹堂方，有擦牙乌须发还少丹，甚言此草之功，盖取其能通肾也。故东垣李氏言其为少阴本经必用之药，而著本草者不知此义。

‖ 附方 ‖

新五。**还少丹**昔日越王曾遇异人得此方，极能固齿牙，壮筋骨，生肾水。凡年未及八十者，服之须发返黑，齿落更生。年少服之，至老不衰。得遇此者，宿有仙缘，当珍重之，不可轻泄。用蒲公英一斤，一名耩褥草，又名蒲公罂，生平泽中，三四月甚有之，秋后亦有放花者，连根带叶取一斤洗净，勿令见天日，晾干，入斗子。解盐一两，香附子五钱，二味为细末，入蒲公草内淹一宿，分为二十团，用皮纸三四层裹扎定，用六一泥即蚯蚓粪如法固济，入灶内焙干，乃以武火煅通红为度，冷定取出，去泥为末。早晚擦牙漱之，吐、咽任便，久久方效。瑞竹堂方。**乳痈红肿**蒲公英一两，忍冬藤二两，捣烂，水二钟，煎一钟，食前服。睡觉病即去矣。积德堂方。**疳疮疔毒**蒲公英捣烂覆之，即黄花地丁也。别更捣汁，和酒煎服，取汗。唐氏方。**多年恶疮**蒲公英捣烂贴。救急方。**蛇螫肿痛**方同上。

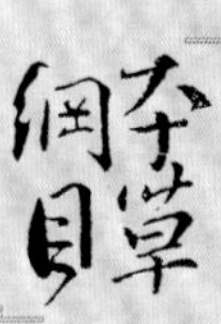

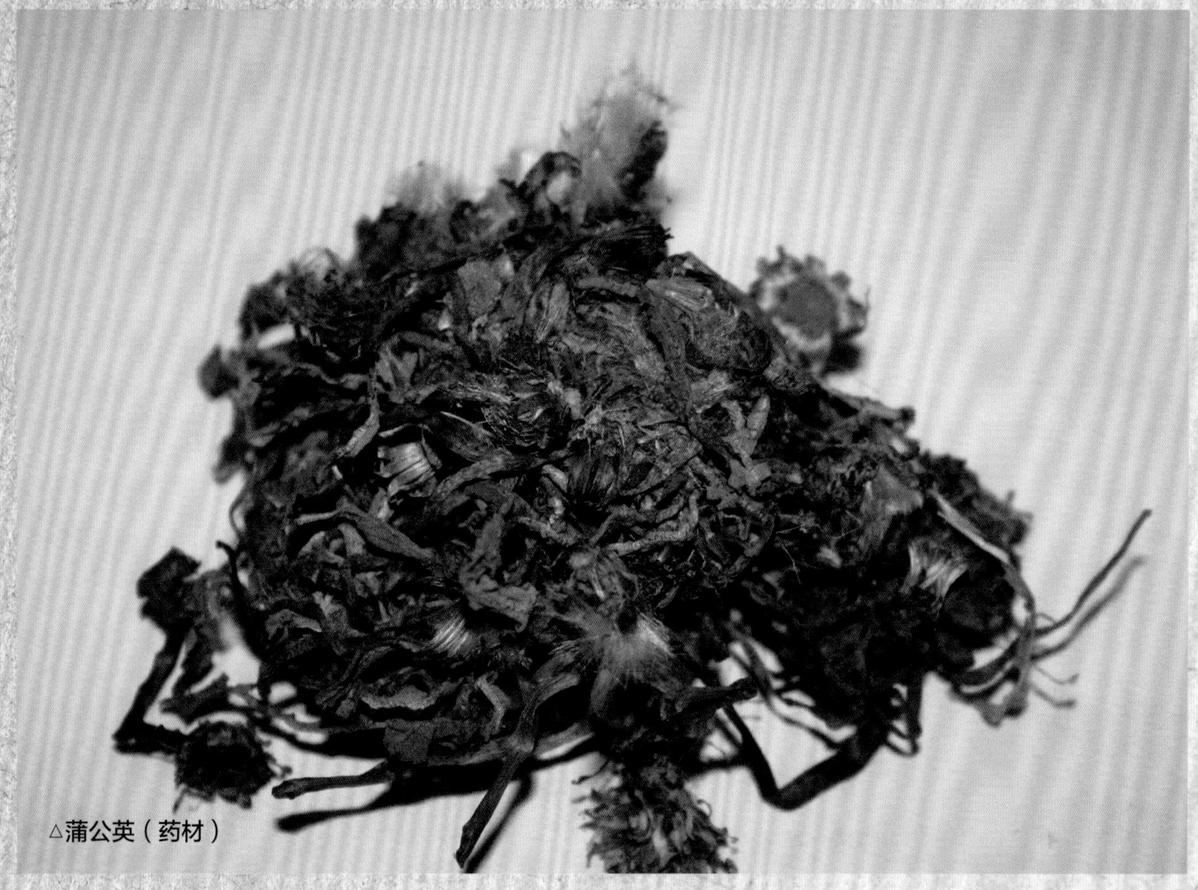
△蒲公英（药材）

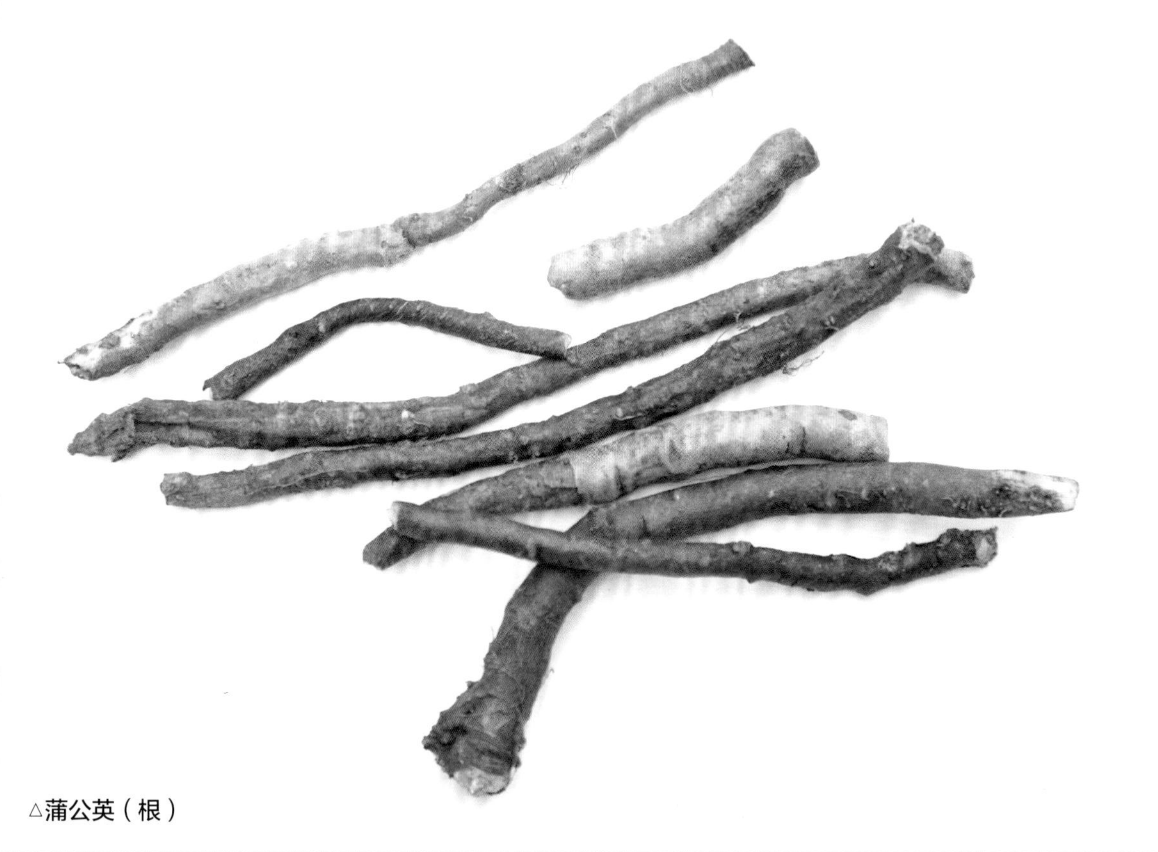
△蒲公英（根）

‖ **基原** ‖

据《纲目图鉴》《中华本草》《大辞典》《汇编》等综合分析考证，本品为菊科植物黄鹌菜 *Youngia japonica* (L.) DC.。分布于华东、西南及陕西、台湾、广东、湖北、江西等地。

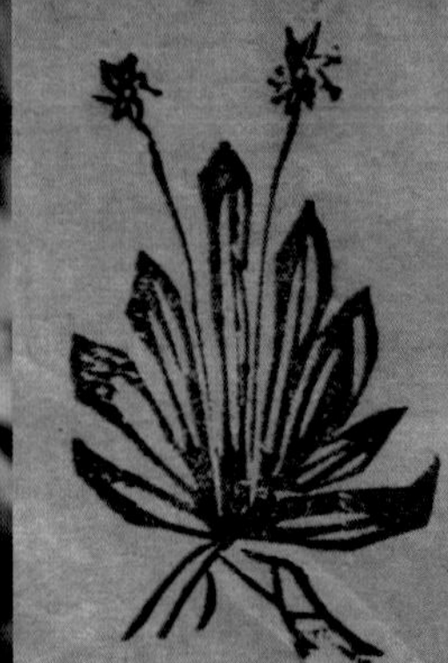

黄瓜菜

《食物》

△黄鹌菜（*Youngia japonica*）

‖ **释名** ‖

黄花菜。[时珍曰] 其花黄，其气如瓜，故名。

‖ **集解** ‖

[颖曰] 黄瓜菜野生田泽。形似油菜，但味少苦。取为羹茹，甚香美。[时珍曰] 此菜二月生苗，田野遍有，小科如荠。三、四、五月开黄花，花与茎、叶并同地丁，但差小耳。一科数花，结细子，不似地丁之花成絮也。野人茹之，亦采以饲鹅儿。

‖ **气味** ‖

甘、微苦，微寒，无毒。

‖ **主治** ‖

通结气，利肠胃。汪颖。

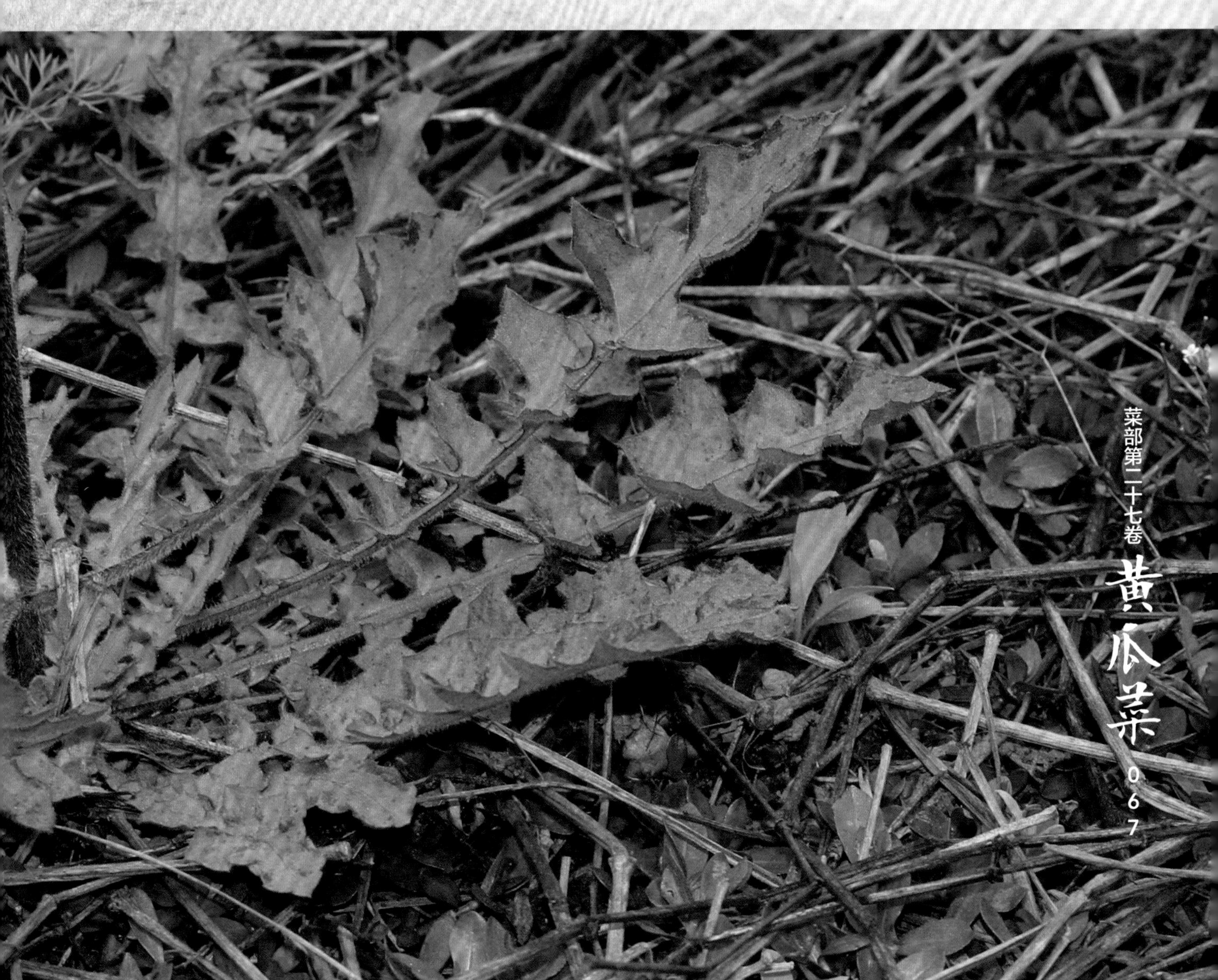

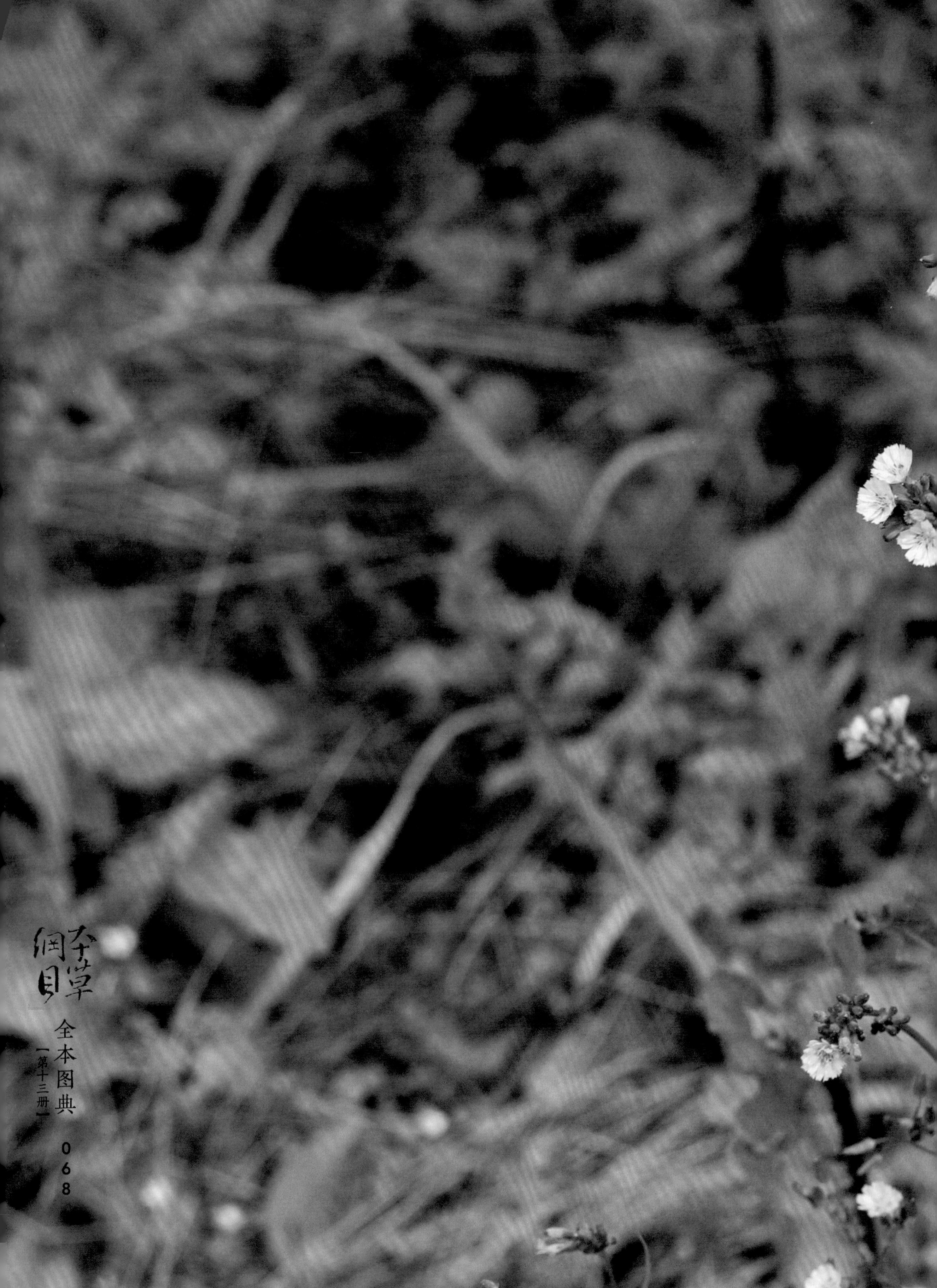

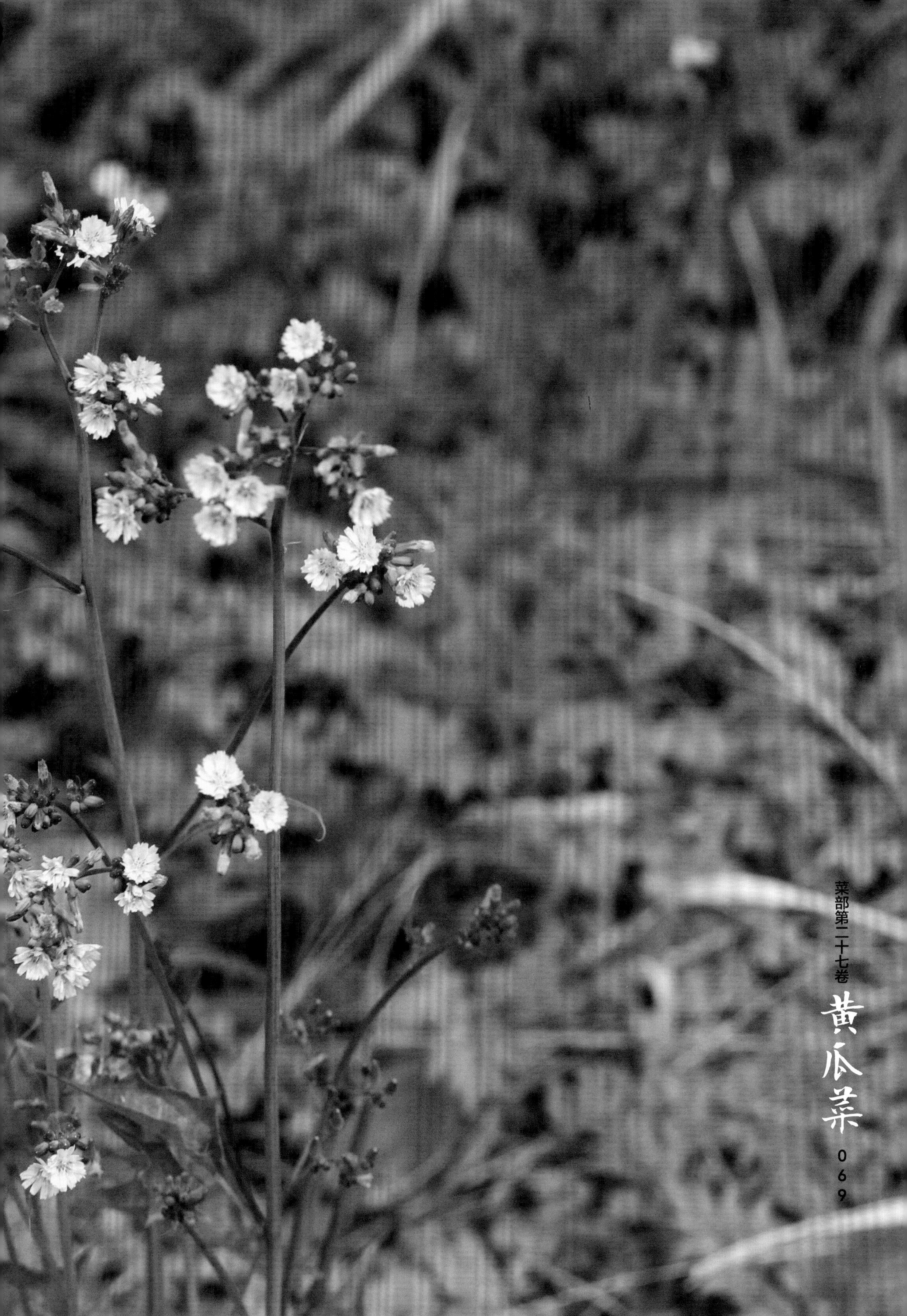

黄瓜菜

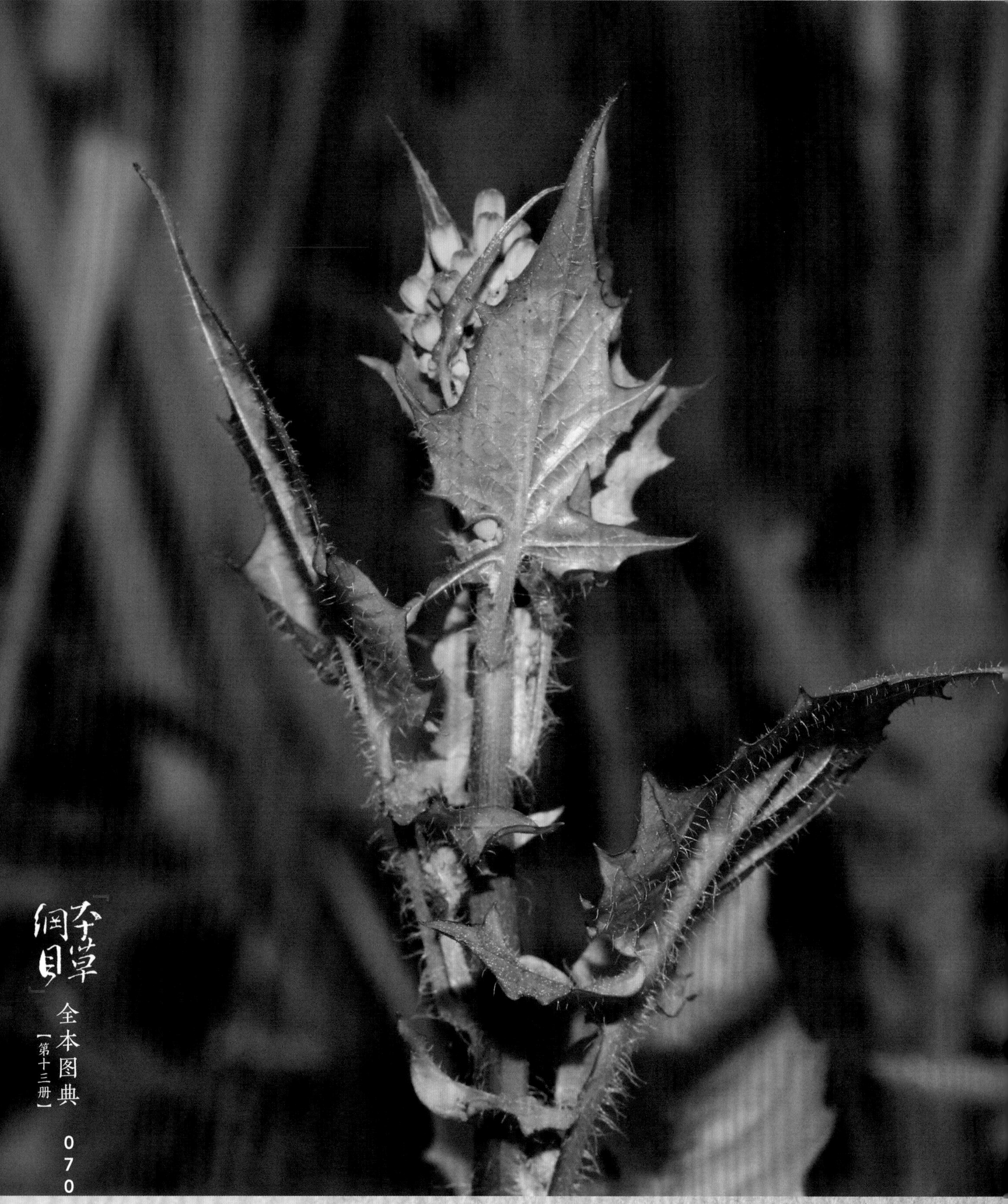

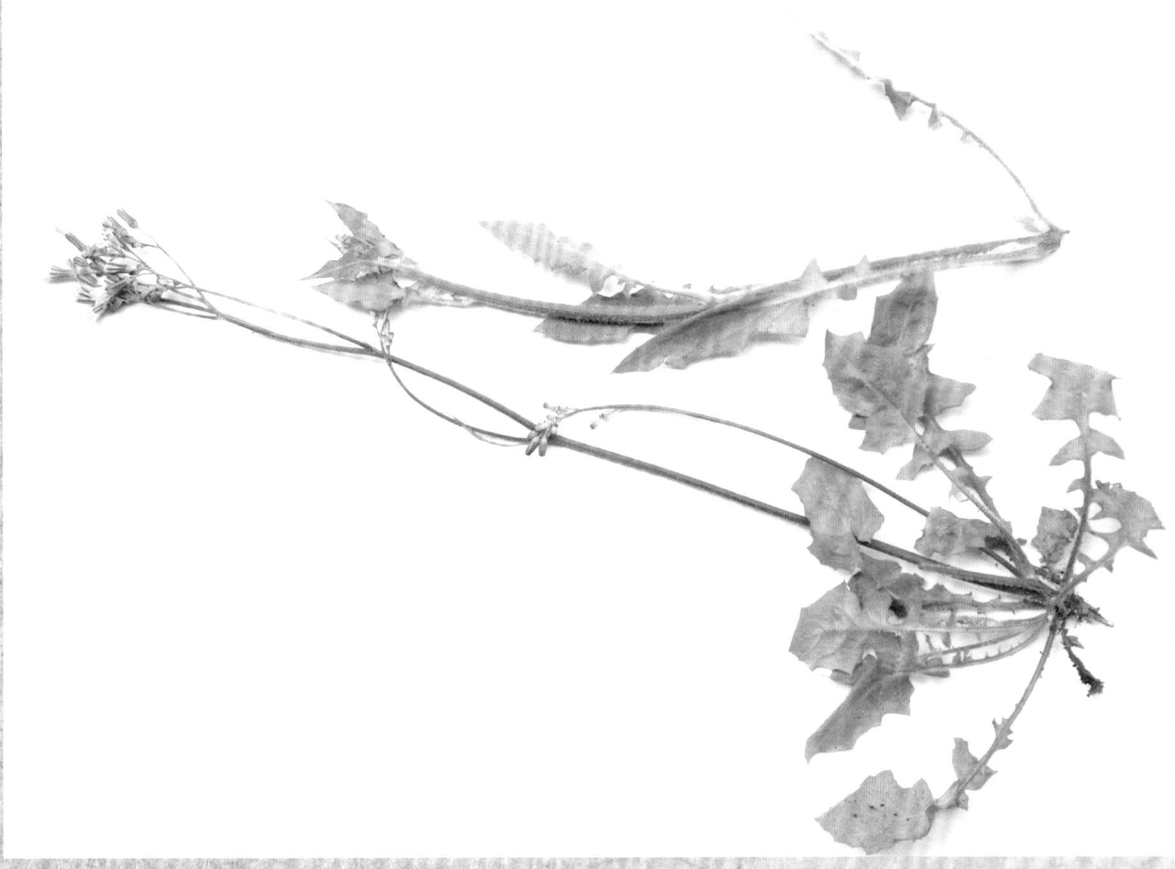

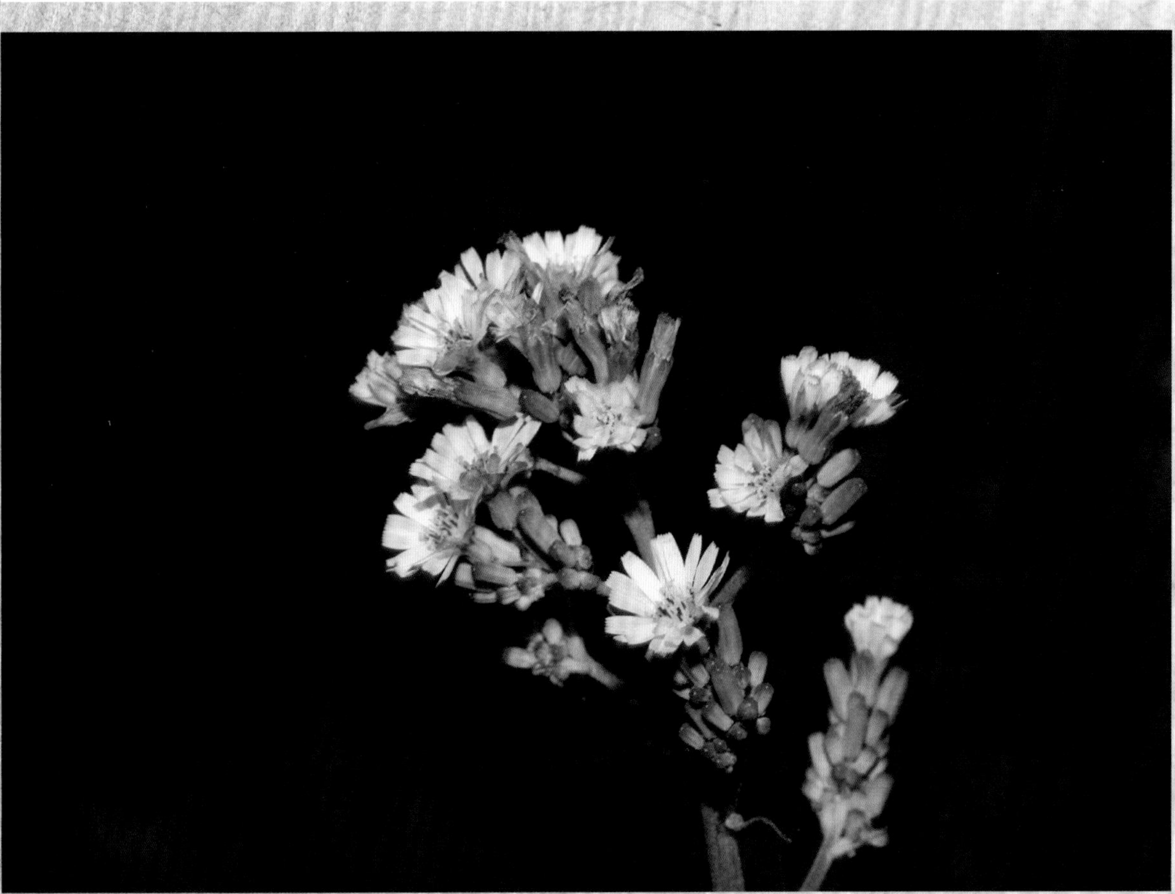

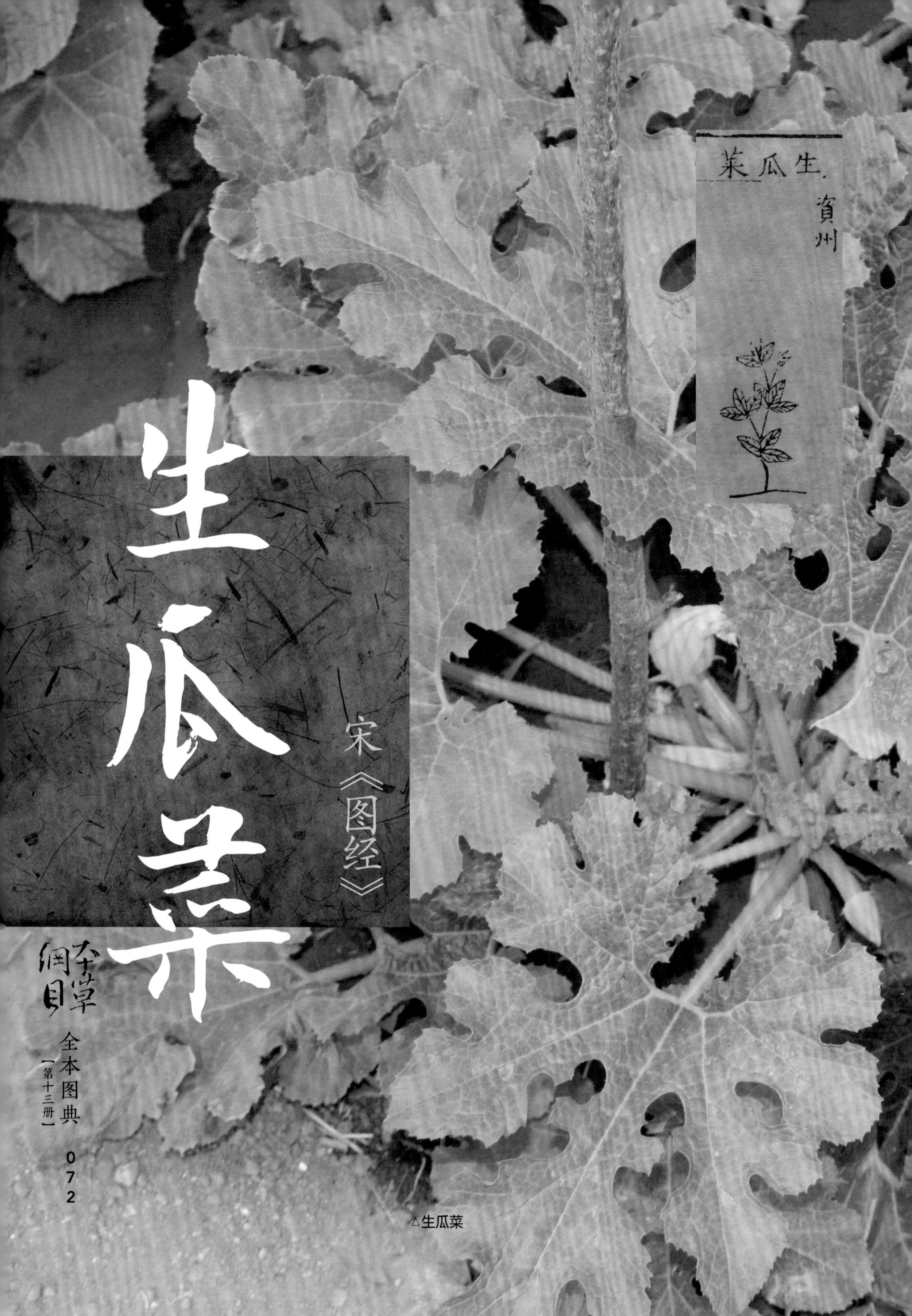

生瓜菜

宋《图经》

△生瓜菜

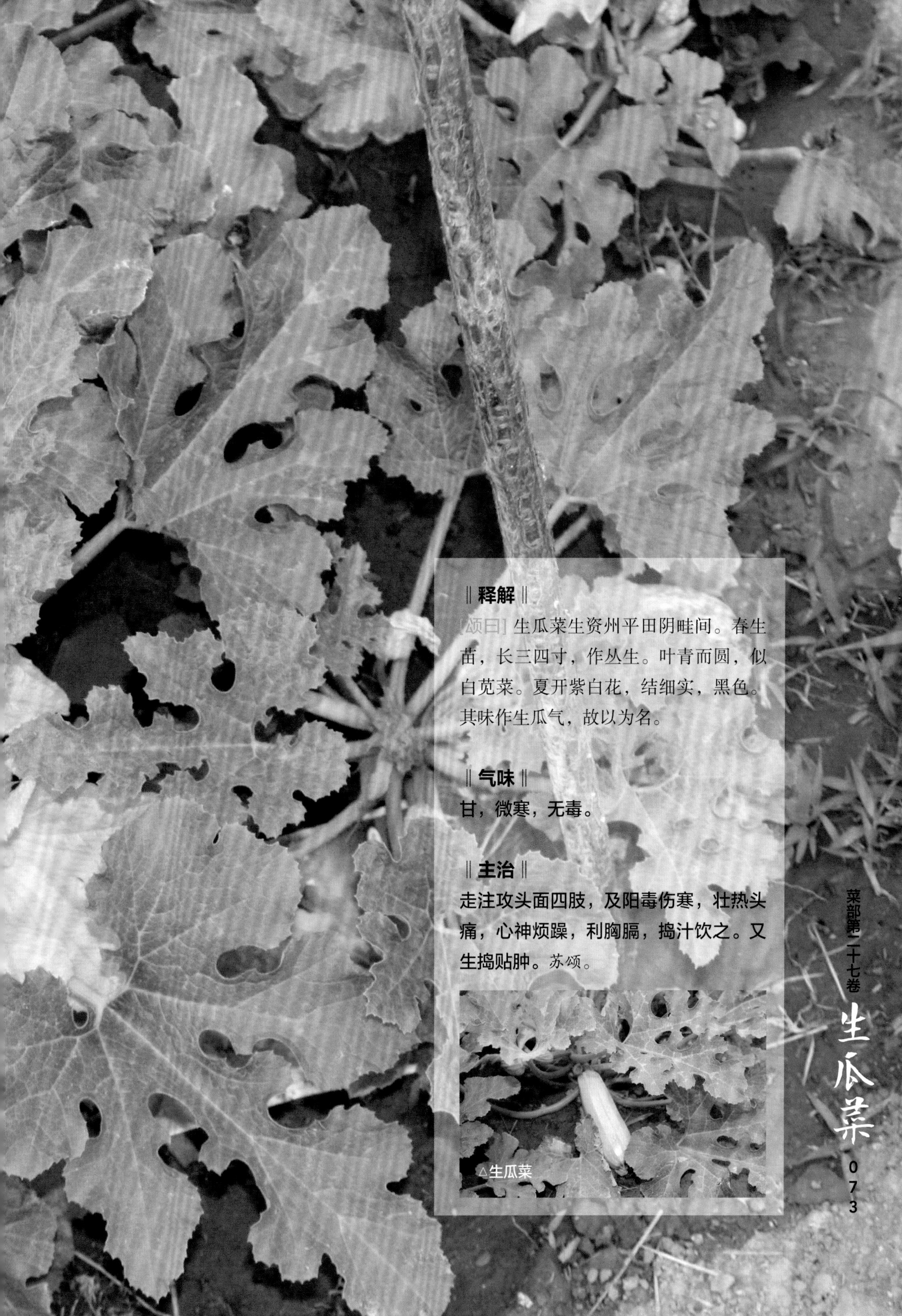

生瓜菜

‖ **释解** ‖

[颂曰] 生瓜菜生资州平田阴畦间。春生苗，长三四寸，作丛生。叶青而圆，似白苋菜。夏开紫白花，结细实，黑色。其味作生瓜气，故以为名。

‖ **气味** ‖

甘，微寒，无毒。

‖ **主治** ‖

走注攻头面四肢，及阳毒伤寒，壮热头痛，心神烦躁，利胸膈，捣汁饮之。又生捣贴肿。苏颂。

△生瓜菜

落葵

《别录》下品

‖ **基原** ‖

据《纲目彩图》《纲目图鉴》《中华本草》《汇编》等综合分析考证，本品为落葵科植物落葵 *Basella alba* L.。我国南北各地皆有栽培。

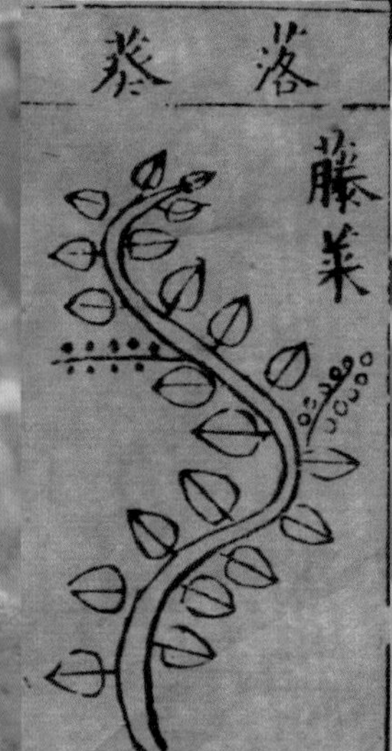

△落葵（*Basella alba*）

‖ **释名** ‖

葵葵尔雅**藤葵**食鉴**藤菜**纲目**天葵**别录**繁露同御菜**俗**燕脂菜。**[志曰] 落葵一名藤葵，俗呼为胡燕脂。[时珍曰] 落葵叶冷滑如葵，故得葵名。释家呼为御菜，亦曰藤儿菜。尔雅云：葵葵，繁露也。一名承露。其叶最能承露，其子垂垂亦如缀露，故得露名，而葵、落二字相似，疑落字乃葵字之讹也。案考工记云：大圭，终葵首也。注云：齐人谓椎曰葵葵。圭首六寸为椎。然则此菜亦以其叶似椎头而名之乎？

‖ **集解** ‖

[弘景曰] 落葵又名承露。人家多种之。叶惟可蒸鲊食，冷滑。其子紫色，女人以渍粉傅面为假色，少入药用。[保升曰] 蔓生，叶圆厚如杏叶。子似五味子，生青熟黑。所在有之。[时珍曰] 落葵三月种之，嫩苗可食。五月蔓延，其叶似杏叶而肥厚软滑，作蔬、和肉皆宜。八九月开细紫花，累累结实，大如五味子，熟则紫黑色。揉取汁，红如燕脂，女人饰面、点唇及染布物，谓之胡燕脂，亦曰染绛子，但久则色易变耳。

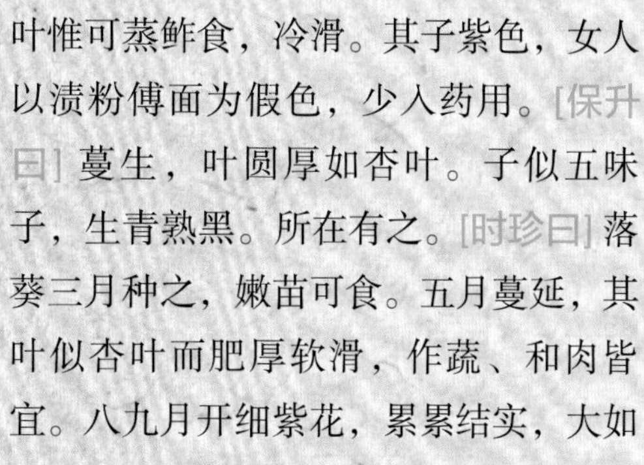

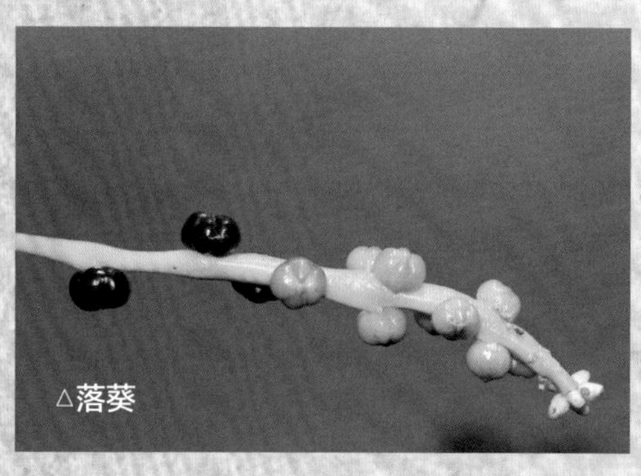
△落葵

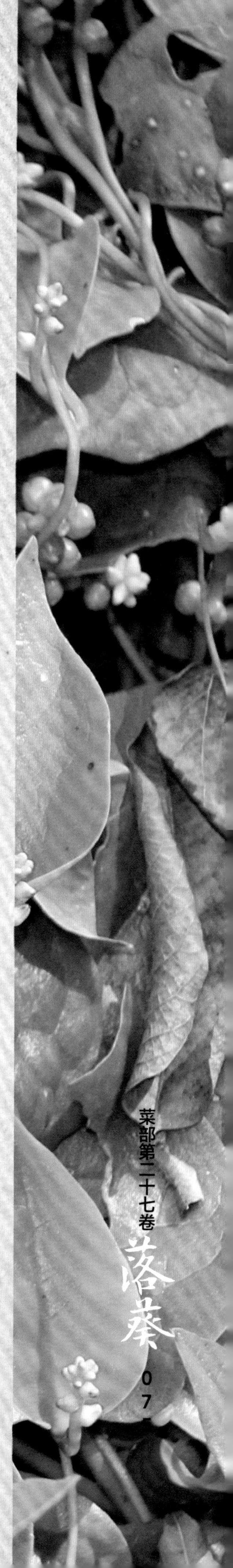

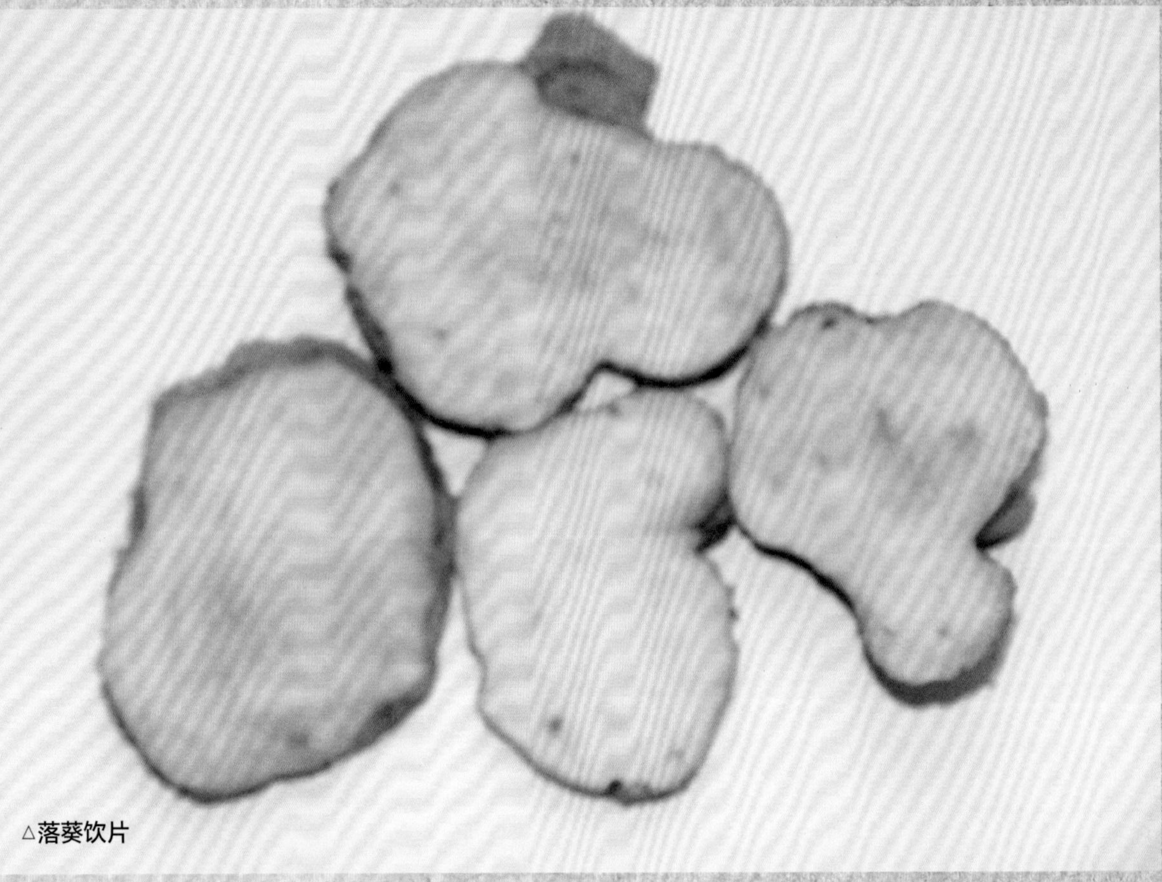
△落葵饮片

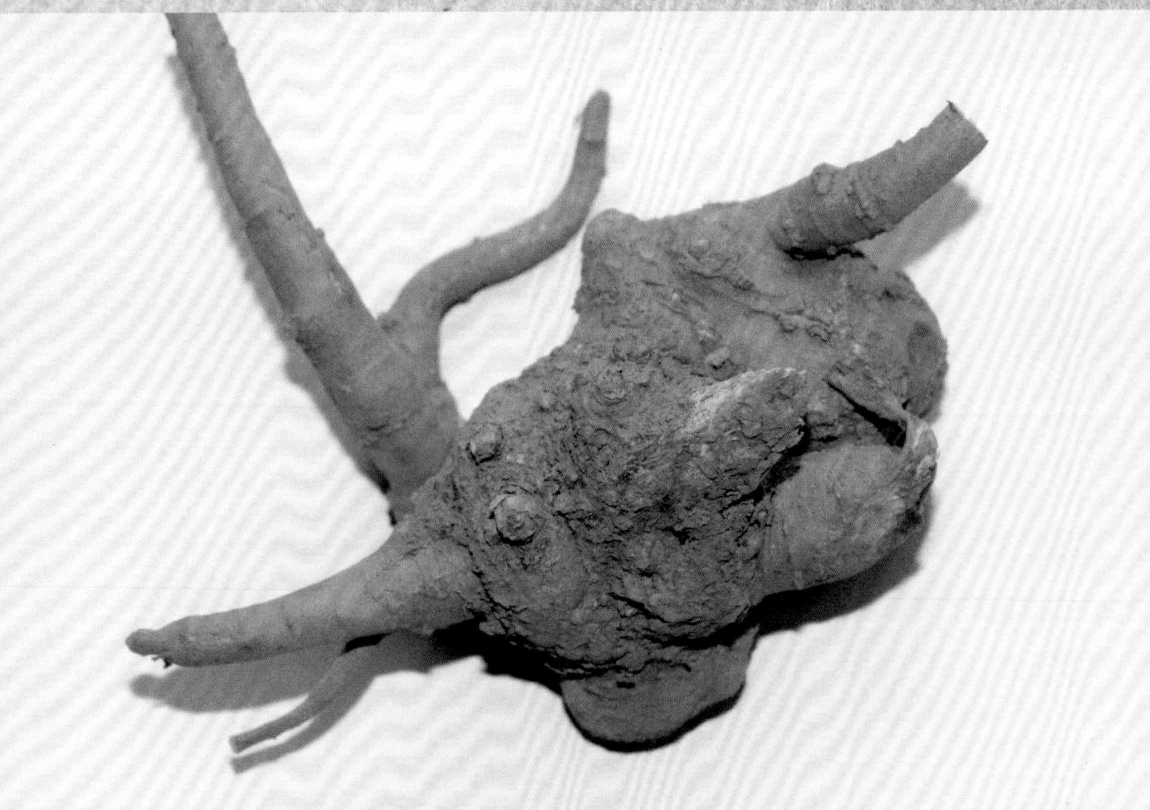
△落葵药材

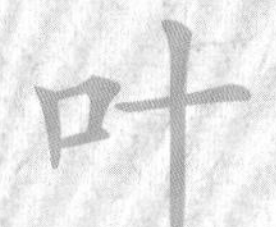

‖ **气味** ‖

酸，寒，滑，无毒。[时珍曰] 甘、微酸，冷滑。脾冷人不可食。[弘景曰] 曾为狗啮者，食之终身不瘥。

‖ **主治** ‖

滑中，散热。别录。**利大小肠。**时珍。

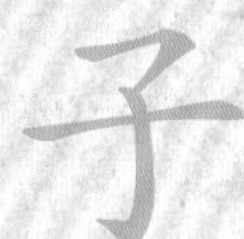

‖ **主治** ‖

悦泽人面。别录。**可作面脂。**苏颂。[诜曰] 取子蒸过，烈日中暴干，挼去皮，取仁细研，和白蜜涂面，鲜华立见。

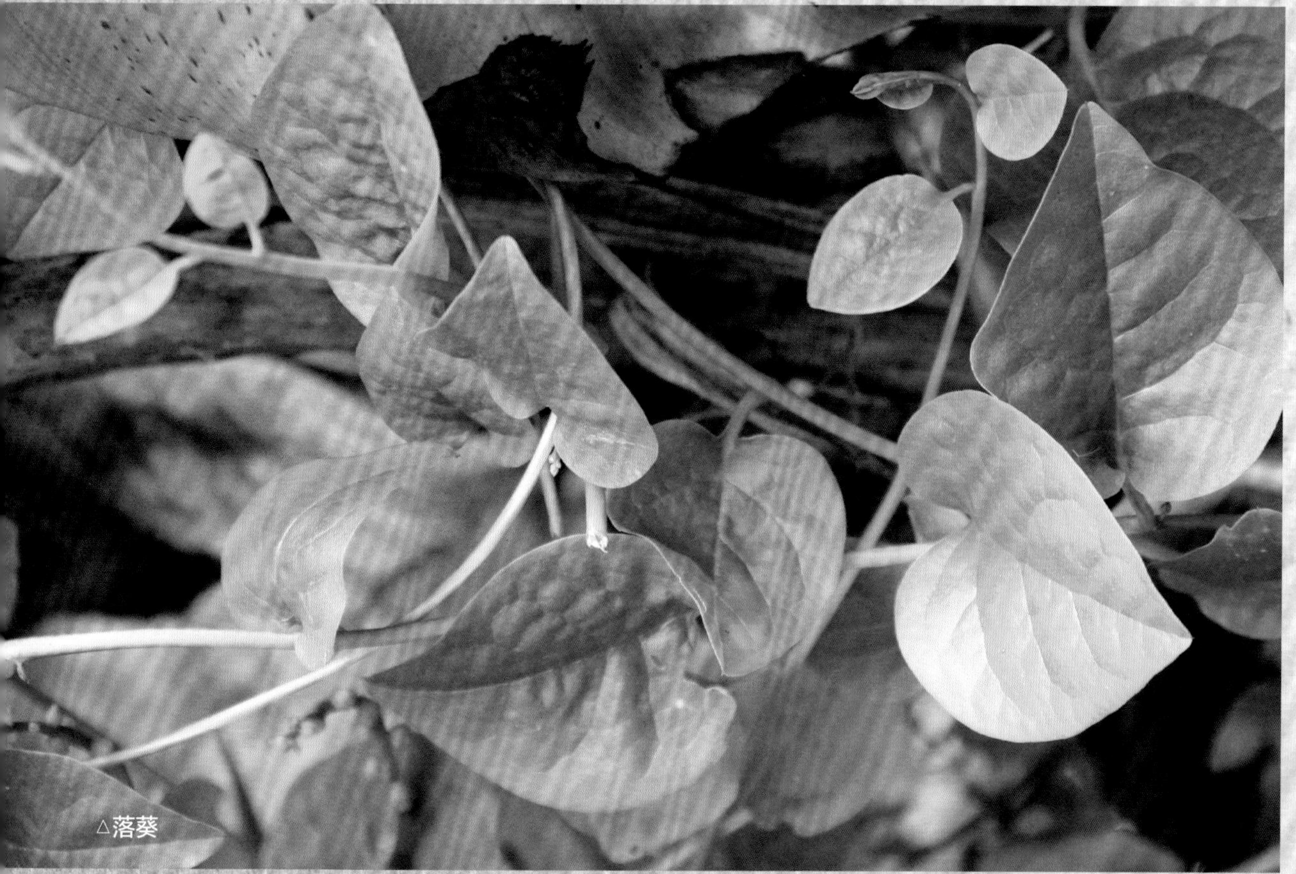

△落葵

蕺

音戢。《别录》下品

‖ **基原** ‖

据《纲目彩图》《纲目图鉴》《大典》《药典图鉴》等综合分析考证，本品为三白草科植物蕺菜（鱼腥草）*Houttuynia cordata* Thunb.。分布于长江以南及西藏等地。《药典》收载鱼腥草药材为三白草科植物蕺菜的新鲜全草或干燥地上部分；鲜品全年均可采割，干品夏季茎叶茂盛花穗多时采割，除去杂质，晒干。

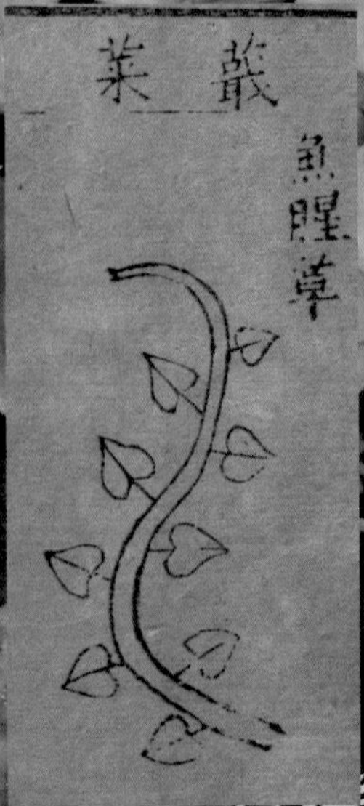

蕺菜 鱼腥草

△蕺菜（鱼腥草）（*Houttuynia cordata*）

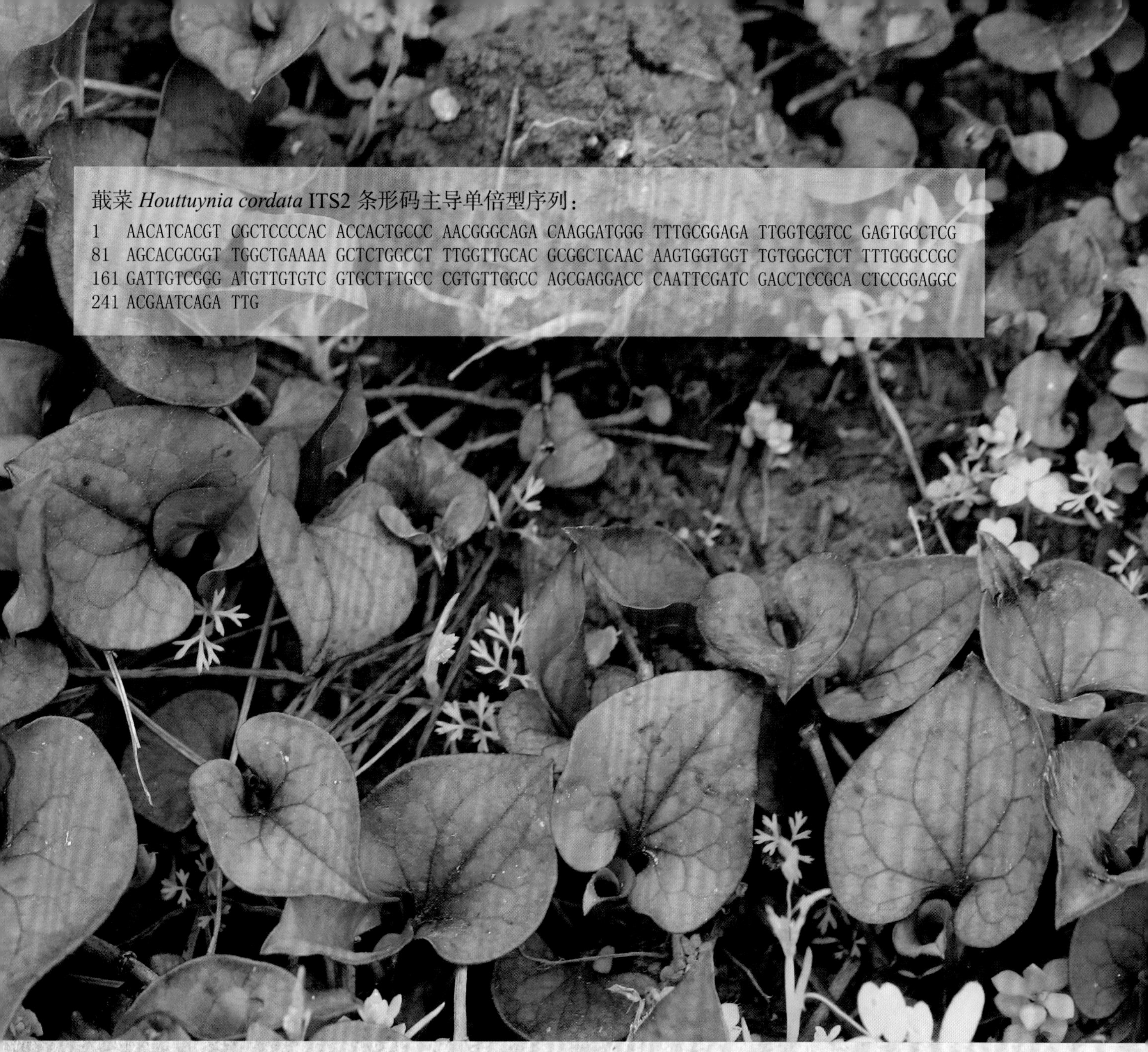

蕺菜 *Houttuynia cordata* ITS2 条形码主导单倍型序列：

```
1   AACATCACGT CGCTCCCCAC ACCACTGCCC AACGGGCAGA CAAGGATGGG TTTGCGGAGA TTGGTCGTCC GAGTGCCTCG
81  AGCACGCGGT TGGCTGAAAA GCTCTGGCCT TTGGTTGCAC GCGGCTCAAC AAGTGGTGGT TGTGGGCTCT TTTGGGCCGC
161 GATTGTCGGG ATGTTGTGTC GTGCTTTGCC CGTGTTGGCC AGCGAGGACC CAATTCGATC GACCTCCGCA CTCCGGAGGC
241 ACGAATCAGA TTG
```

‖**释名**‖

菹菜恭 **鱼腥草**。[时珍曰] 蕺字，段公路北户录作蕊，音戢。秦人谓之菹子。菹、蕺音相近也。其叶腥气，故俗呼为鱼腥草。

‖**集解**‖

[恭曰] 蕺菜生湿地山谷阴处，亦能蔓生。叶似荞麦而肥，茎紫赤色。山南、江左人好生食之。关中谓之菹菜。[保升曰] 茎、叶俱紫，赤英，有臭气。[时珍曰] 案赵叔文医方云：鱼腥草即紫蕺。叶似荇，其状三角，一边红，一边青。可以养猪。又有五蕺，即五毒草，花、叶相似，但根似狗脊。见草部。

叶

‖ **气味** ‖

辛，微温，有小毒。[别录曰] 多食，令人气喘。[弘景曰] 俗传食蕺不利人脚，恐由闭气故也。今小儿食之，便觉脚痛。[诜曰] 小儿食之，三岁不行。久食，发虚弱，损阳气，消精髓。[思邈曰] 素有脚气人食之，一世不愈。

‖ **主治** ‖

蠼螋尿疮。别录。**淡竹筒内煨熟，捣傅恶疮、白秃。**大明。**散热毒痈肿，疮痔脱肛，断痁疾，解硇毒。**时珍。

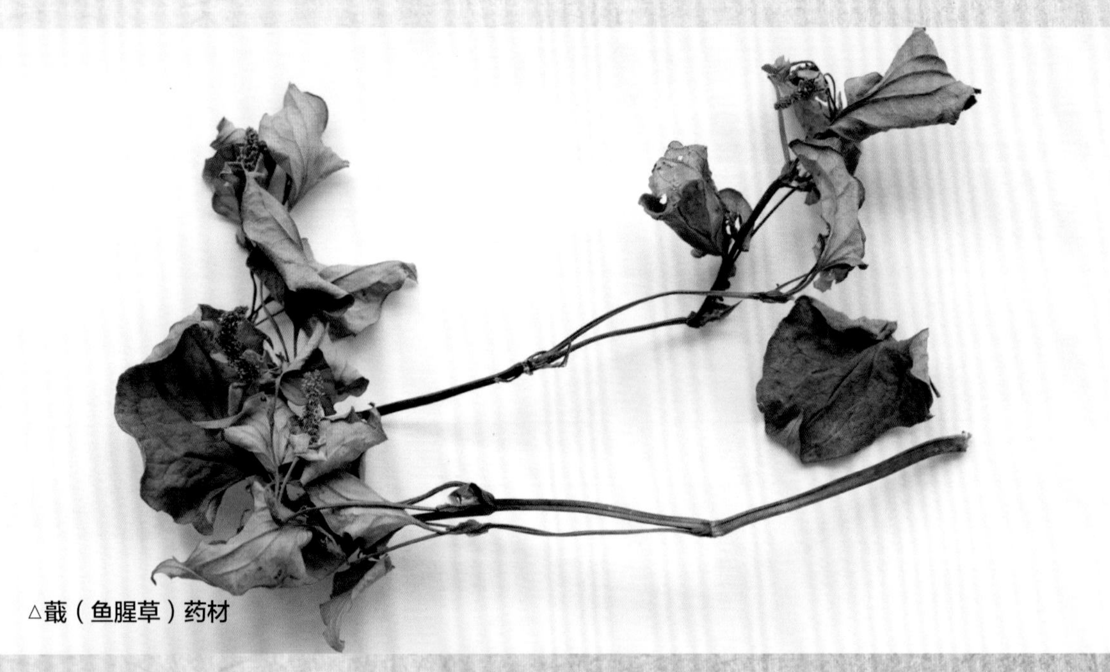

△蕺（鱼腥草）药材

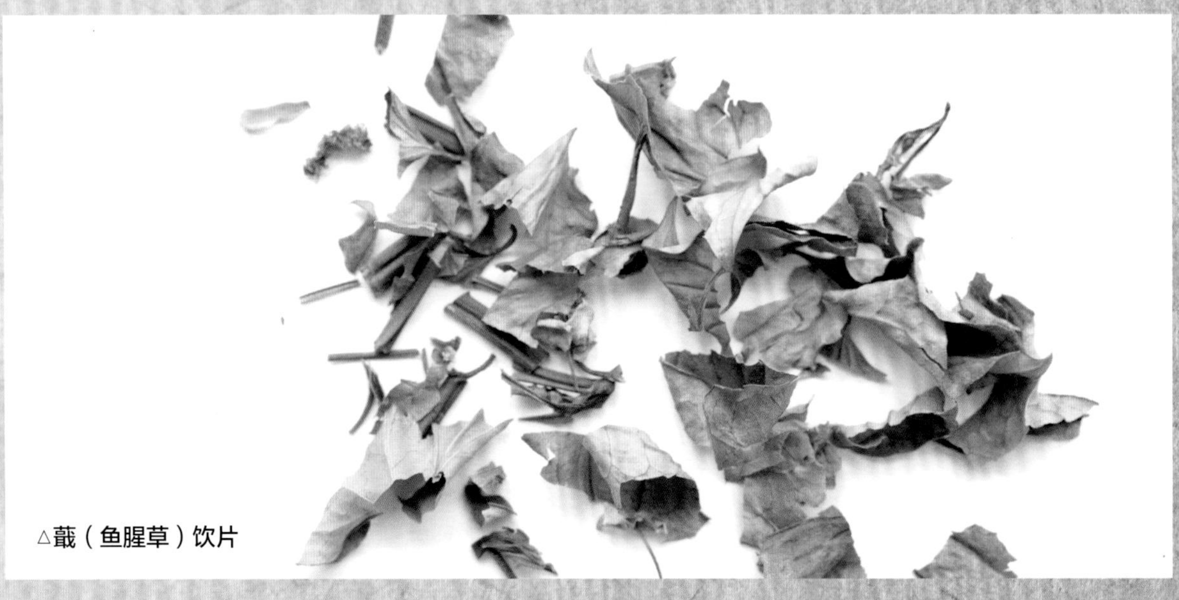

△蕺（鱼腥草）饮片

‖ **附方** ‖

旧一，新六。**背疮热肿**蕺菜捣汁涂之，留孔以泄热毒，冷即易之。经验方。**痔疮肿痛**鱼腥草一握，煎汤熏洗，仍以草挹痔即愈。一方：洗后以枯矾入片脑少许，傅之。救急方。**疔疮作痛**鱼腥草捣烂傅之。痛一二时，不可去草，痛后一二日即愈。徽人所传方也。陆氏积德堂方。**小儿脱肛**鱼腥草擂如泥，先以朴消水洗过，用芭蕉叶托住药坐之，自入也。永类方。**虫牙作痛**鱼腥草、花椒、菜子油等分，捣匀，入泥少许，和作小丸如豆大。随牙左右塞耳内，两边轮换，不可一齐用，恐闭耳气。塞一日夜，取看有细虫为效。简便方。**断截疟疾**紫蕺一握，捣烂绢包，周身摩擦，得睡有汗即愈。临发前一时作之。救急易方。**恶蛇虫伤**鱼腥草、皱面草、槐树叶、草决明，一处杵烂，傅之甚效。同上。

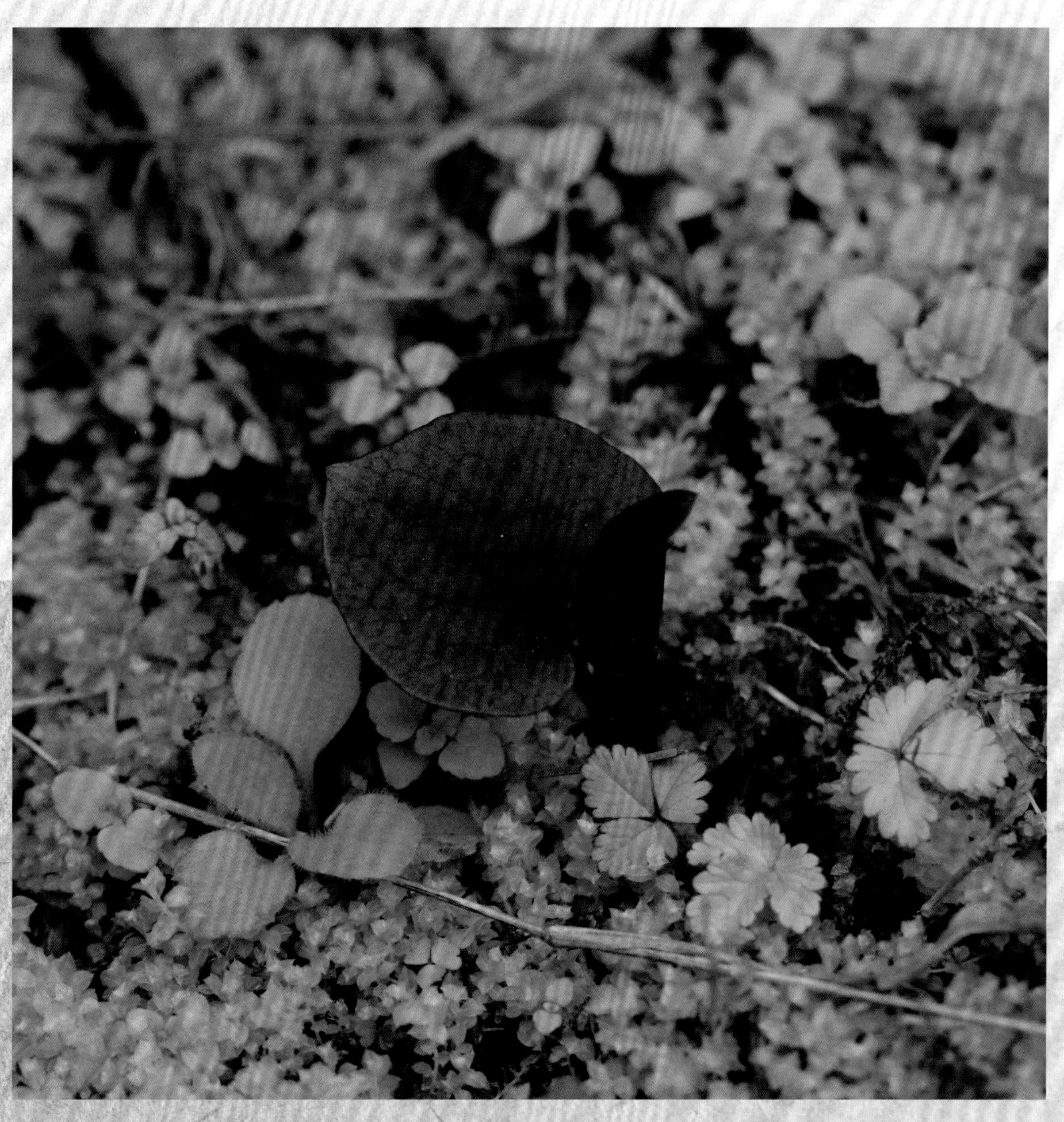

‖ **基原** ‖

据《纲目图鉴》《大辞典》《汇编》《中华本草》等综合分析考证，本品为凤尾蕨科植物蕨 *Pteridium aquilinum* (L.) Kuhn var. *latiusculum* (Desv.) Underw. ex Heller。全国各地均有分布。

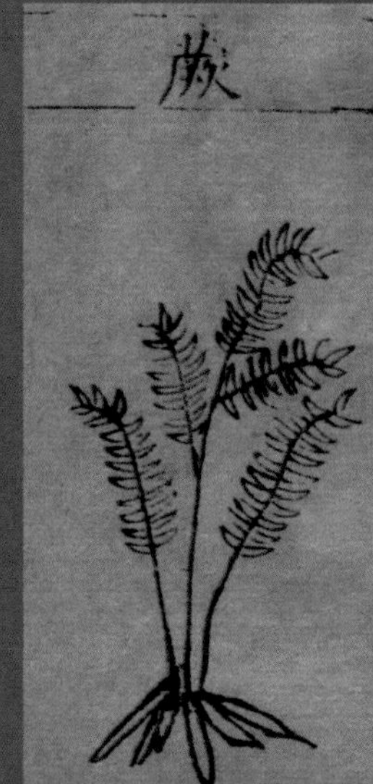

蕨

《拾遗》

△蕨（*Pteridium aquilinum*）

‖ **释名** ‖

鳖。[时珍曰] 尔雅云：蕨，鳖也。菜名。陆佃埤雅云：蕨初生无叶，状如雀足之拳，又如人足之蹶，故谓之蕨。周秦曰蕨，齐鲁曰鳖，初生亦类鳖脚故也。其苗谓之蕨萁。

‖ **集解** ‖

[藏器曰] 蕨生山间。根如紫草。人采茹食之。[时珍曰] 蕨处处山中有之。二三月生芽，拳曲状如小儿拳。长则展开如凤尾，高三四尺。其茎嫩时采取，以灰汤煮去涎滑，晒干作蔬，味甘滑，亦可醋食。其根紫色，皮内有白粉，捣烂再三洗澄，取粉作粔籹，荡皮作线食之，色淡紫，而甚滑美也。野人饥年掘取，治造不精，聊以救荒，味即不佳耳。诗云：陟彼南山，言采其蕨。陆玑谓其可以供祭，故采之。然则蕨之为用，不独救荒而已。一种紫萁，似蕨有花而味苦，谓之迷蕨，初生亦可食，尔雅谓之月尔，三苍谓之紫蕨。郭璞云：花繁曰尔。紫蕨拳曲繁盛，故有月尔之名。

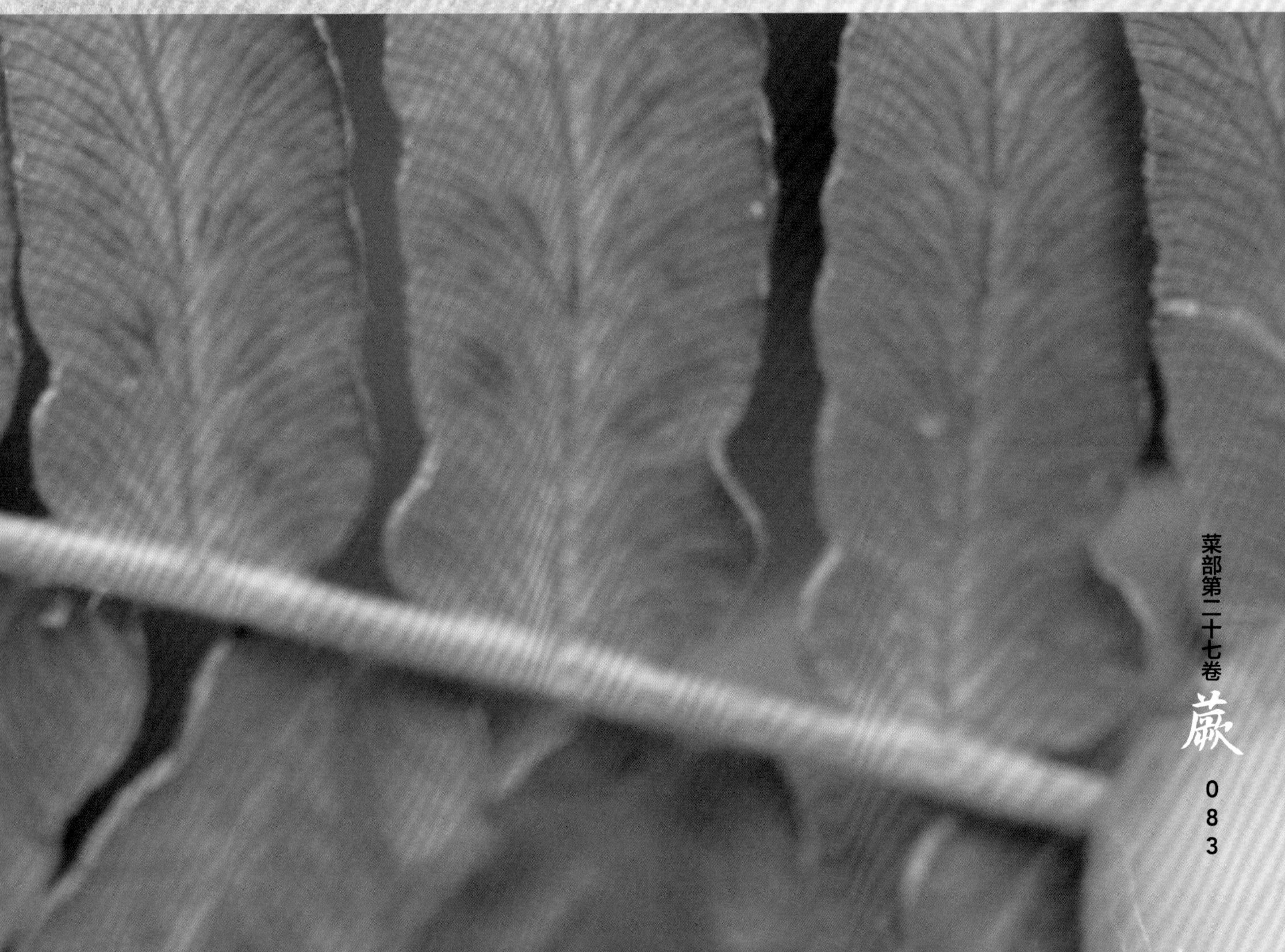

萁及根

‖ **气味** ‖

甘，寒，滑，无毒。[诜曰] 久食，令人目暗、鼻塞、发落。又冷气人食，多腹胀。小儿食之，脚弱不能行。[思邈曰] 久食成瘕。

‖ **主治** ‖

去暴热，利水道，令人睡。藏器。**补五脏不足，气壅经络筋骨间，毒气。**孟诜。**根烧灰油调，傅蛇、蛸伤。**时珍。蛸音萧，虫名。

‖ **发明** ‖

[藏器曰] 多食消阳气，故令人睡、弱人脚。四皓食之而寿，夷齐食蕨而夭，固非良物。干宝搜神记云：郗鉴镇丹徒，二月出猎，有甲士折蕨一枝，食之，觉心中淡淡成疾。后吐一小蛇，悬屋前，渐干成蕨。遂明此物不可生食也。[时珍曰] 蕨之无益，为其性冷而滑，能利水道，泄阳气，降而不升，耗人真元也。四皓采之而心逸，夷齐采蕨而心忧，其寿其夭，于蕨何与焉？陈公之言，可谓迂哉。然饥人濒死，赖蕨延活，又不无济世之功。

‖ **附方** ‖

新一。**肠风热毒**蕨菜花焙，为末。每服二钱，米饮下。圣惠。

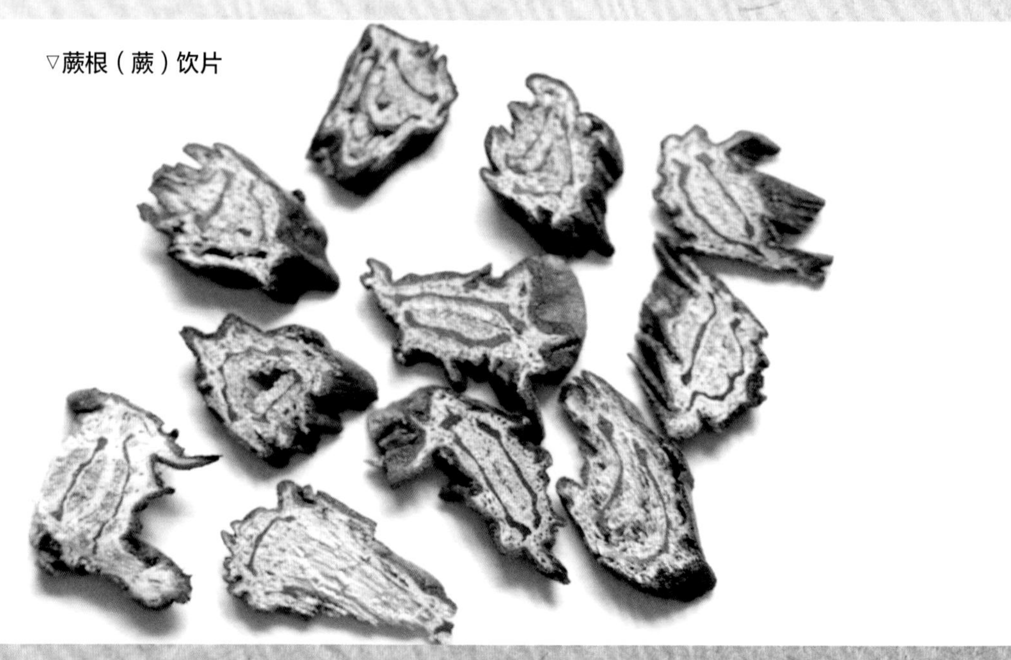

▽蕨根（蕨）饮片

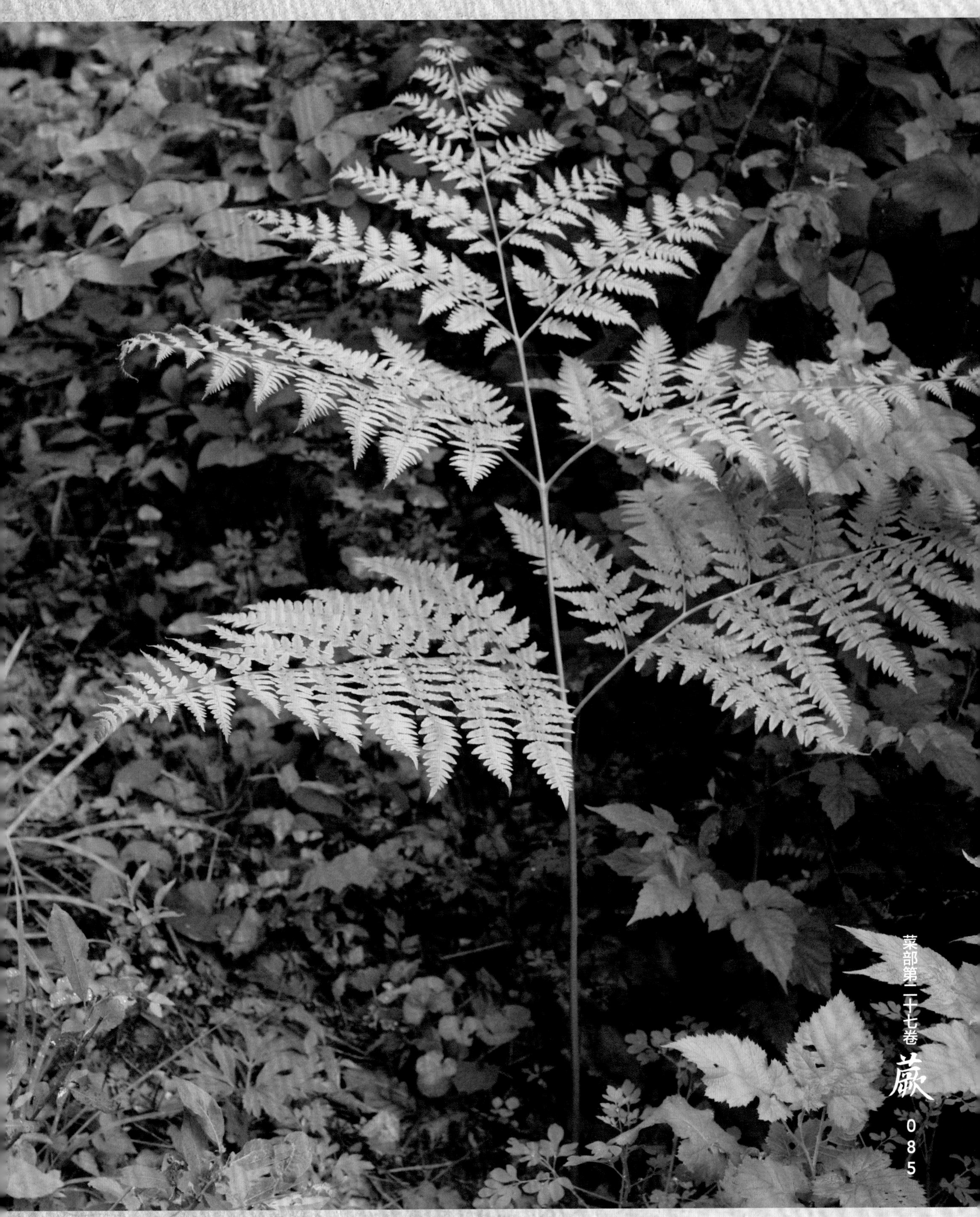

水蕨

《纲目》

‖ **基原** ‖

据《纲目图鉴》《大辞典》《汇编》《中华本草》等综合分析考证，本品为水蕨科水蕨 *Ceratopteris thalictroides* (L.) Brongn.。分布于华东及台湾、湖北、广东、广西、四川、云南等地。

△水蕨（*Ceratopteris thalictroides*）

‖**集解**‖

[时珍曰] 水蕨似蕨，生水中。吕氏春秋云：菜之美者，有云梦之莒。即此菜也。莒音岂。

‖**气味**‖

甘、苦，寒，无毒。

‖**主治**‖

腹中痞积，淡煮食，一二日即下恶物。忌杂食一月余乃佳。时珍。卫生方。

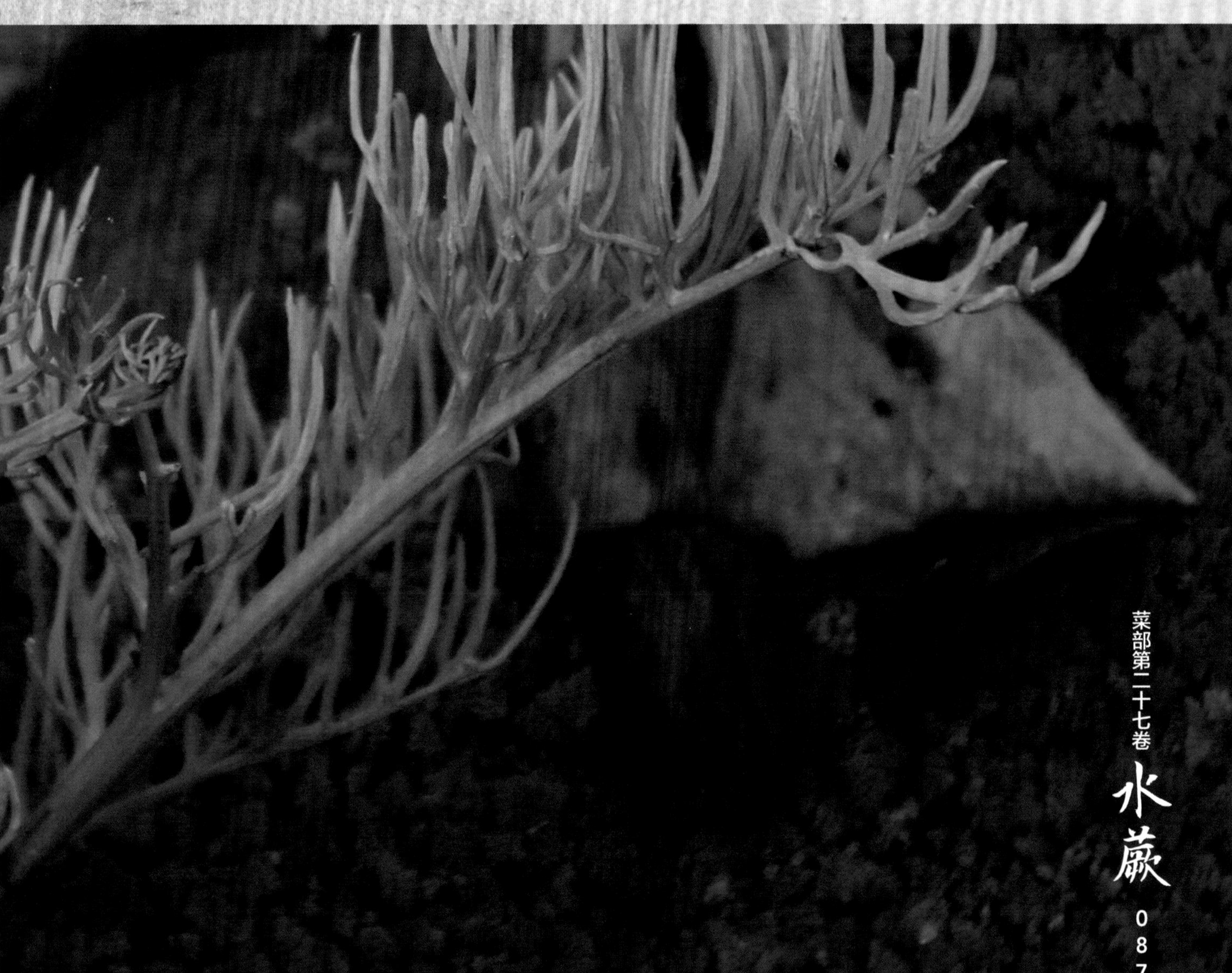

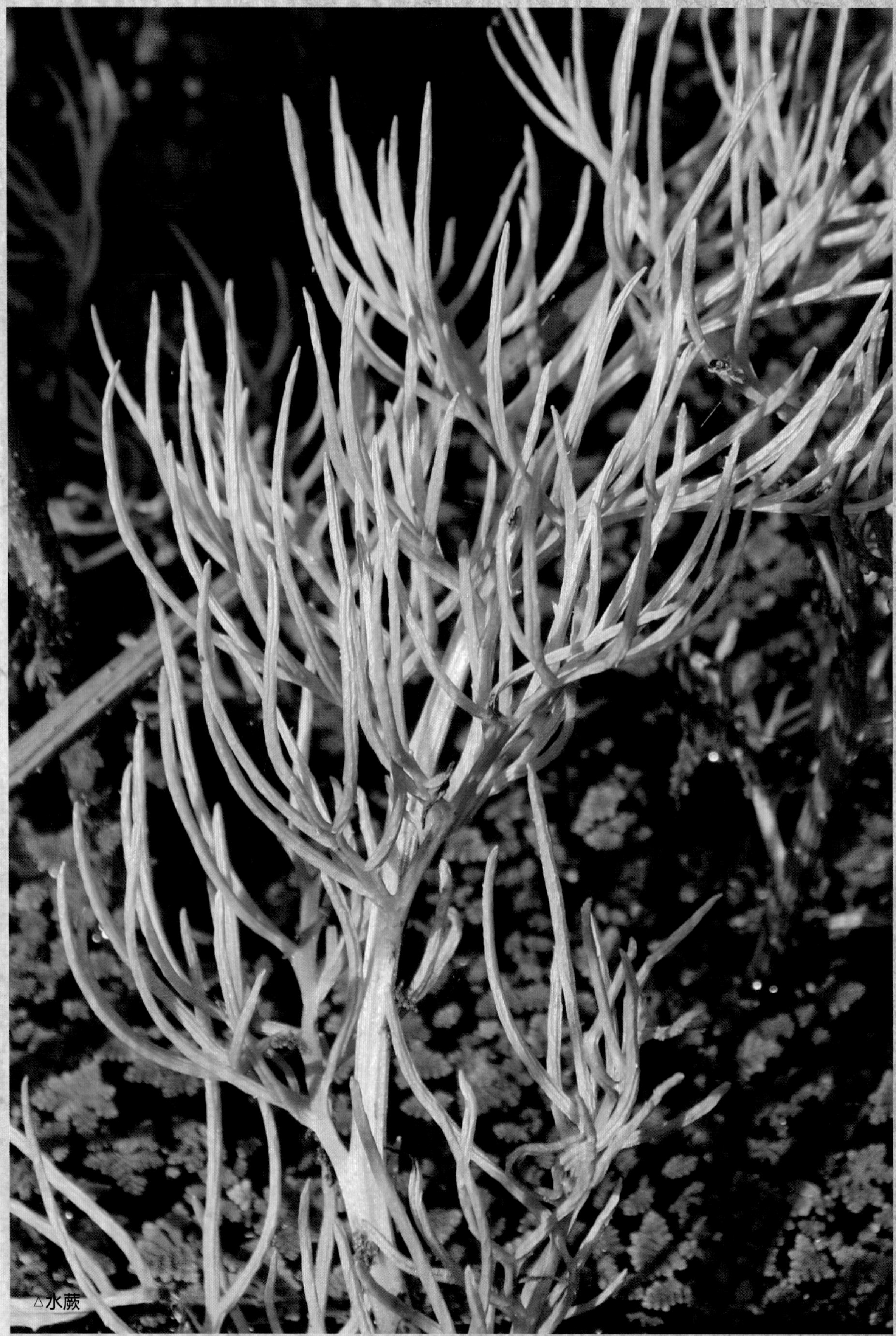
△水蕨

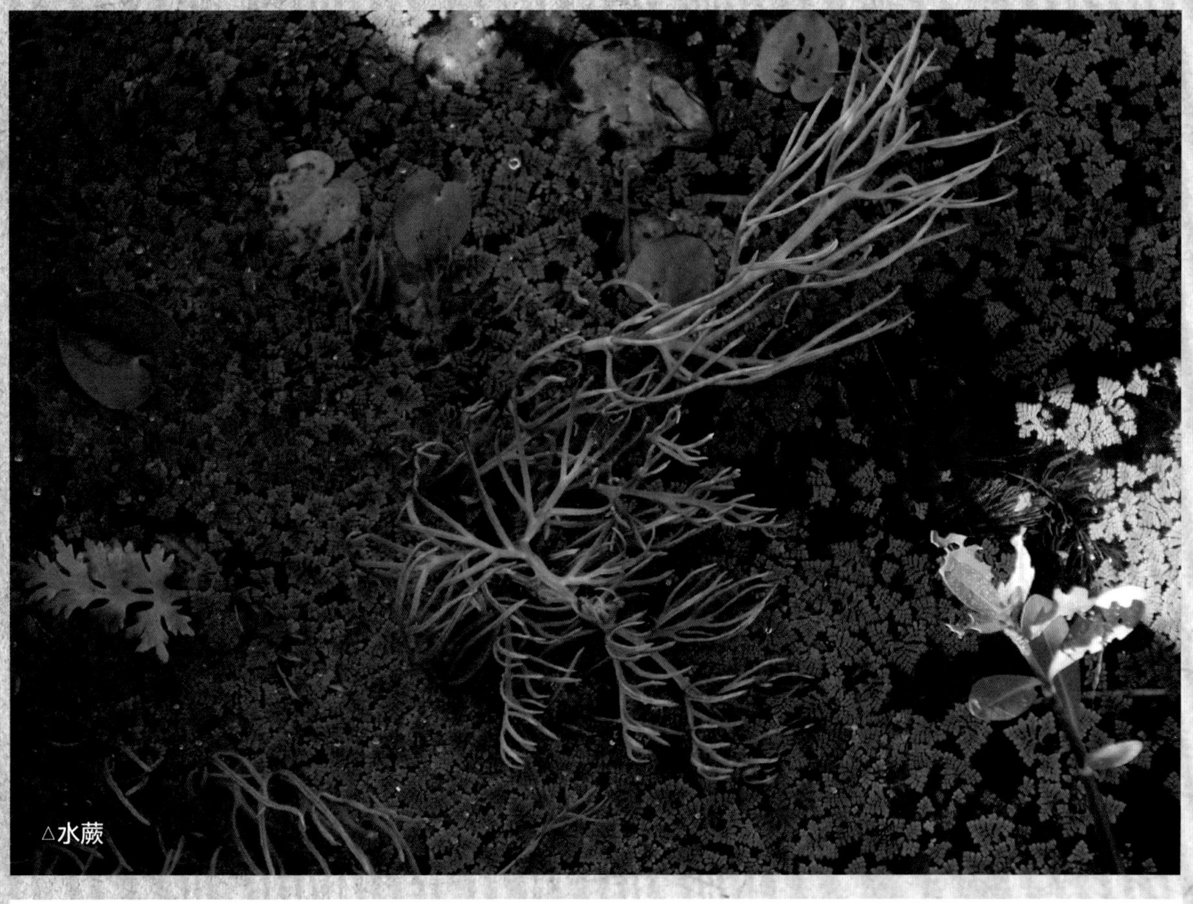

△水蕨

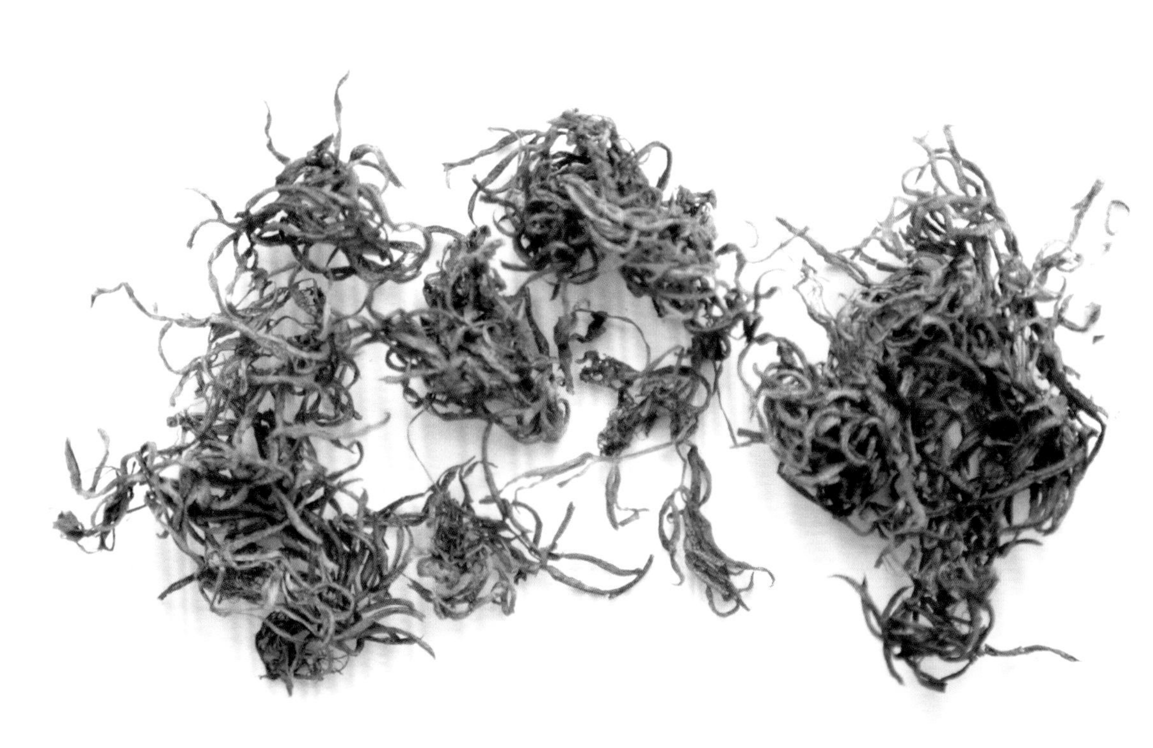

△水蕨（全株）

‖ **基原** ‖

据《纲目彩图》《纲目图鉴》《大辞典》《中华本草》等综合分析考证，本品为豆科植物大巢菜 *Vicia sativa* L.。我国大部分地区均有分布。

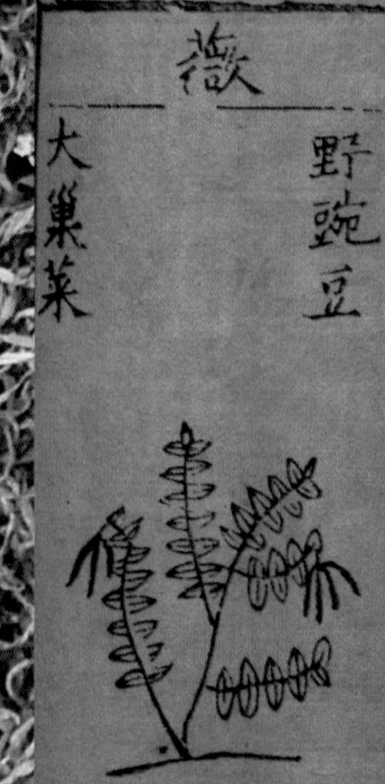

薇

《拾遗》

校正：自草部移入此。

‖ **释名** ‖

垂水尔雅**野豌豆**纲目**大巢菜。**[时珍曰] 案许慎说文云：薇，似藿。乃菜之微者也。王安石字说云：微贱所食，因谓之薇。故诗以采薇赋戍役。孙炎注尔雅云：薇草生水旁而枝叶垂于水，故名垂水也。巢菜见翘摇下。

△**大巢菜**（*Vicia sativa*）

‖ **集解** ‖

[藏器曰] 薇生水旁，叶似萍，蒸食利人。三秦记云：夷、齐食之三年，颜色不异。武王诫之，不食而死。[李珣曰] 薇生海、池、泽中，水菜也。[时珍曰] 薇生麦田中，原泽亦有，故诗云"山有蕨、薇"，非水草也。即今野豌豆，蜀人谓之巢菜。蔓生，茎叶气味皆似豌豆，其藿作蔬、入羹皆宜。诗云：采薇采薇，薇亦柔止。礼记云：芼豕以薇。皆此物也。诗疏以为迷蕨，郑氏通志以为金樱芽，皆谬矣。项氏云：巢菜有大、小二种：大者即薇，乃野豌豆之不实者；小者即苏东坡所谓元修菜也。此说得之。

‖ **气味** ‖

甘，寒，无毒。

‖ **主治** ‖

久食不饥，调中，利大小肠。藏器。**利水道，下浮肿，润大肠。**珣。

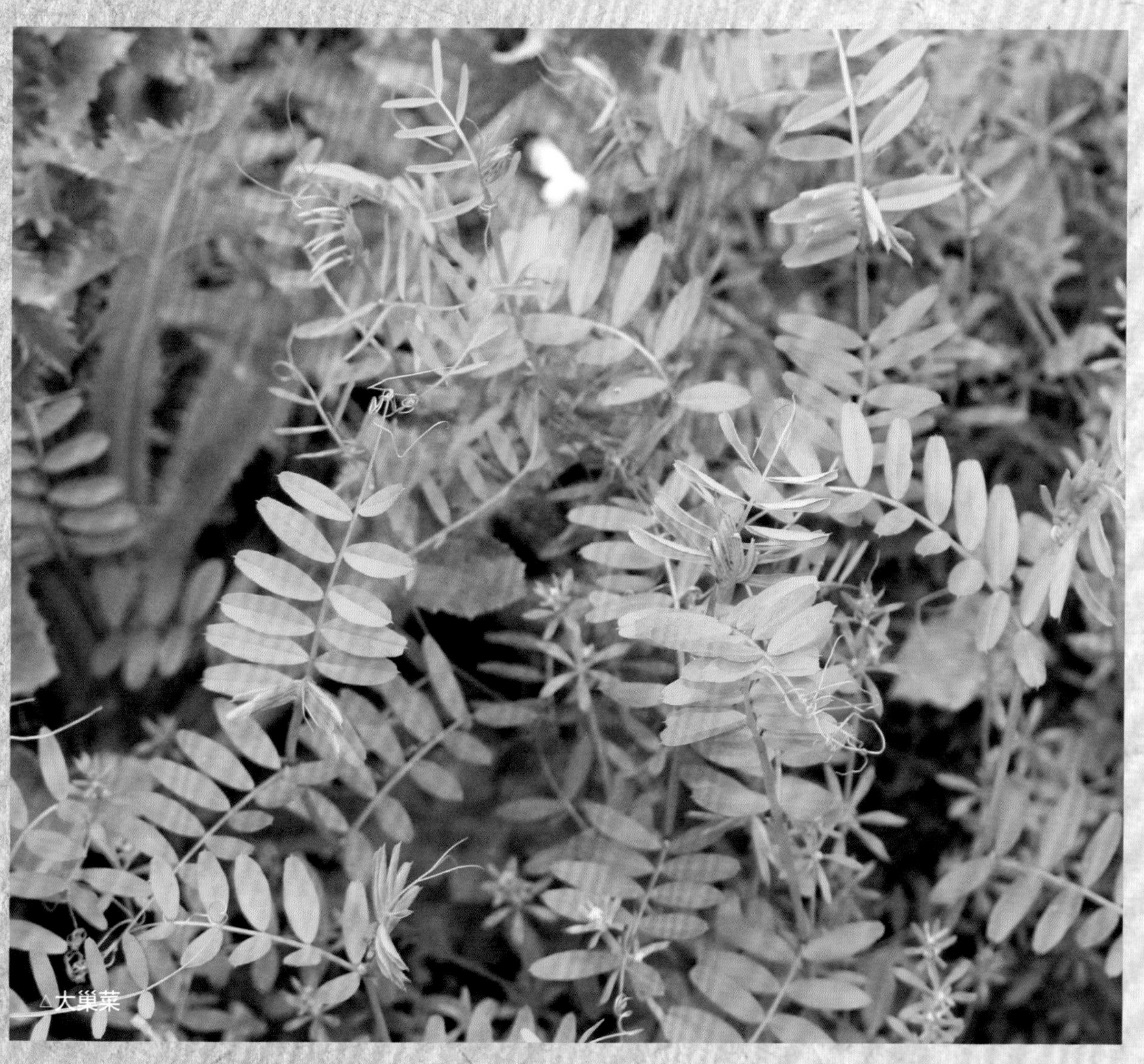

△大巢菜

‖ **基原** ‖

据《纲目图鉴》《中华本草》《大辞典》等综合分析考证，本品为豆科植物硬毛果野豌豆 *Vicia hirsuta* (L.) S. F. Gray。分布于江苏、浙江、四川、山西、台湾等地。

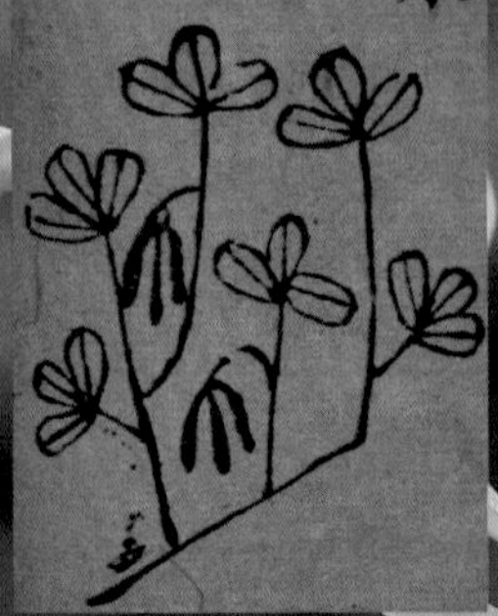

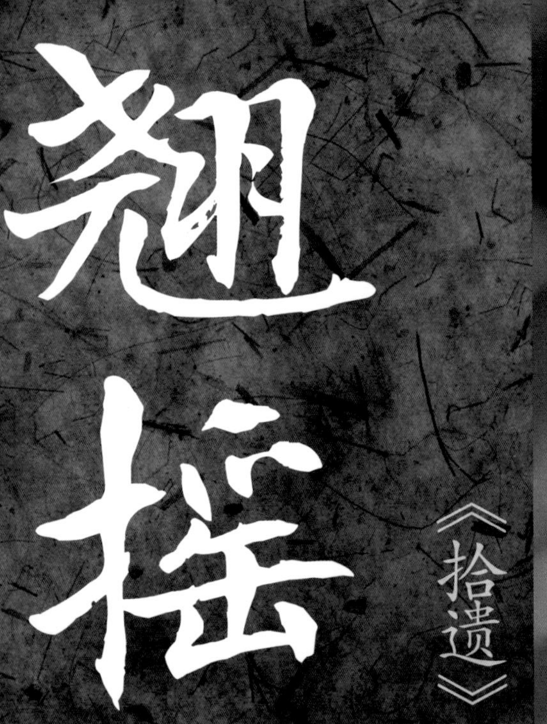

翘摇《拾遗》

‖ **释名** ‖

摇车尔雅**野蚕豆**纲目**大巢菜。**[藏器曰] 翘摇，幽州人谓之苕摇。尔雅云杜夫摇车，俗呼翘车是矣。蔓生细叶，紫花可食。[时珍曰] 翘摇言其茎叶柔婉，有翘然飘摇之状，故名。苏东坡云：菜之美者，蜀乡之巢。故人巢元修嗜之，因谓之元修菜。陆放翁诗序云：蜀蔬有两巢：大巢即豌豆之不实者；小巢生稻田中，吴地亦多，一名漂摇草，一名野蚕豆。以油炸之，缀以米糁，名草花，食之佳，作羹尤美。

△硬毛果野豌豆

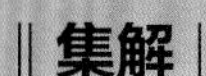

‖集解‖

[藏器曰] 翘摇生平泽。蔓生如萱豆，紫花。[时珍曰] 处处皆有。蜀人秋种春采，老时耕转壅田。故薛田诗云：剩种豌巢沃晚田。蔓似萱豆而细，叶似初生槐芽及蒺藜，而色青黄。欲花未萼之际，采而蒸食，点酒上盐，芼羹作馅，味如小豆藿。至三月开小花，紫白色。结角，子似豌豆而小。

‖气味‖

辛，平，无毒。[诜曰] 煮食佳，生食令人吐水。

‖主治‖

破血，止血生肌。捣汁服之，疗五种黄病，以瘥为度。藏器。**利五脏，明耳目，去热风，令人轻健，长食不厌，甚益人。**孟诜。**止热疟，活血平胃。**时珍。

‖附方‖

新二。**活血明目**漂摇豆为末，甘草汤服二钱，日二服。卫生易简方。

热疟不止翘摇杵汁服之。广利方。

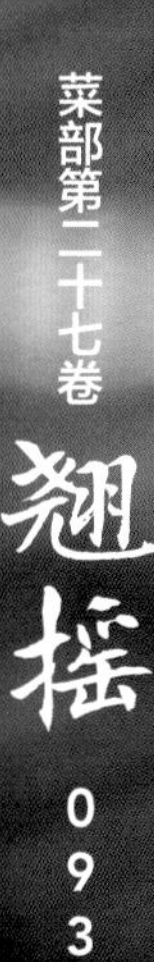

‖ **基原** ‖

《纲目图鉴》及相关考证 * 认为本品为豆科植物崂豆（穞豆）*Glycine soja* Sieb. et Zucc.，参见卷二十四“穞豆”项下。但《中华本草》《中国高等植物图鉴》** 认为本品为豆科植物鹿藿 *Rhynchosia volubilis* Lour.，分布于江苏、安徽、浙江、江西、福建、台湾等地。

* 叶晓环等 . 鹿藿的本草考证 [J]. 基层中药杂志，1999(04)：54.

** 中国科学院植物研究所 . 中国高等植物图鉴 (第二册)[M]. 北京：科学出版社，1972：507.

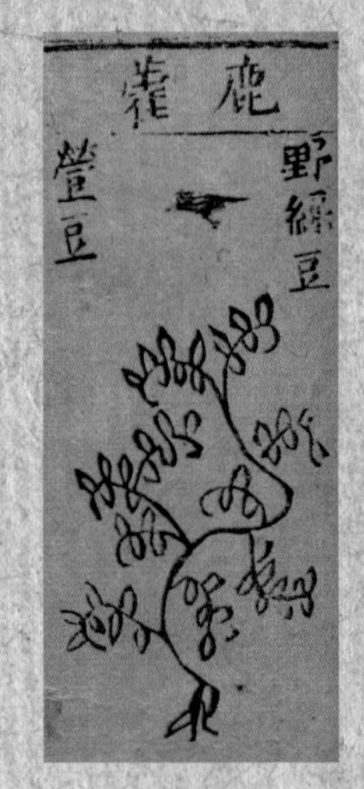

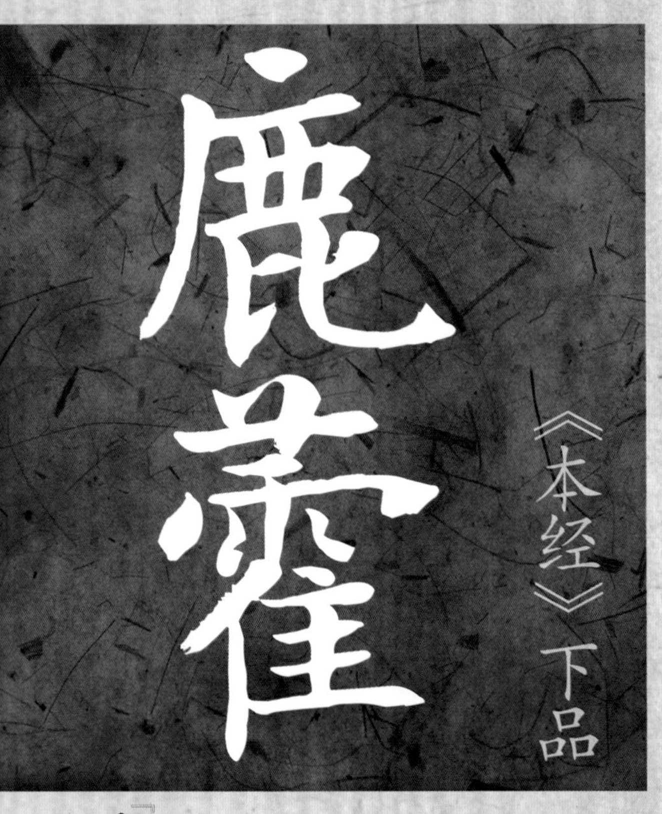

校正：自草部移入此。

‖ **释名** ‖

鹿豆郭璞**萱豆**音劳。亦作蟧。**野绿豆。**[时珍曰] 豆叶曰藿，鹿喜食之，故名。俗呼萱豆，萱、鹿音相近也。王磐野菜谱作野绿豆。尔雅云蔨，音卷，鹿藿也。其实莥，音纽。即此。

‖ **集解** ‖

[别录曰] 鹿藿生汶山山谷。[弘景曰] 方药不用，人亦无识者。但葛苗一名鹿藿。[恭曰] 此草所在有之。苗似豌豆，而引蔓长粗。人采为菜，亦微有豆气，山人名为鹿豆也。[保升曰] 鹿豆可生啖。五月、六月采苗，日干之。郭璞注尔雅云：鹿豆叶似大豆，蔓延生，根黄而香。是矣。[时珍曰] 鹿豆即野绿豆，又名萱豆，多生麦地田野中。苗叶似绿豆而小，引蔓生，生、熟皆可食。三月开淡粉紫花，结小荚。其子大如椒子，黑色。可煮食，或磨面作饼蒸食。

‖ **气味** ‖

苦，平，无毒。

‖ **主治** ‖

蛊毒，女子腰腹痛不乐，肠痈瘰疬，疬疡气。本经。**止头痛。**梁简文劝医文。

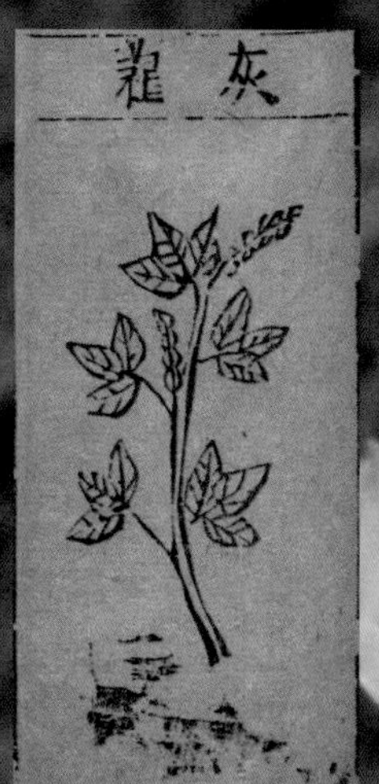

‖ **基原** ‖

据《纲目图鉴》《中华本草》《大辞典》等综合分析考证，本品为小藜 *Chenopodium serotinum* L.。分布于我国大部分地区。

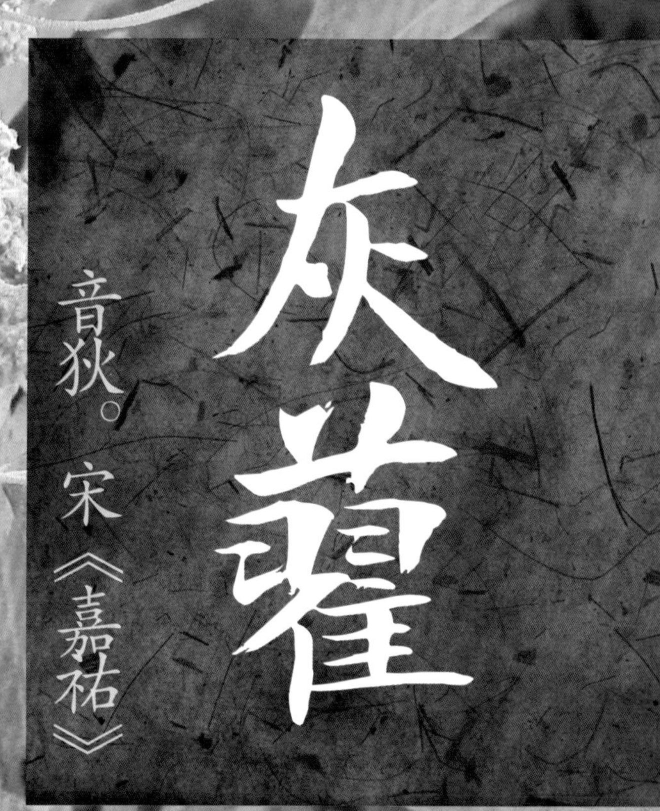

校正：原自草部移入谷部，今复移入此。

‖ **释名** ‖

灰涤菜纲目 **金锁夭。**[时珍曰] 此菜茎叶上有细灰如沙，而枝叶翘趯，故名。梁简文帝劝医文作灰藋菜，俗讹为灰条菜。雷公炮炙论谓之金锁夭。

‖ **集解** ‖

[藏器曰] 灰藋生于熟地。叶心有白粉，似藜。但藜心赤茎大，堪为杖，入药不如白藋也。其子炊为饭，香滑。[时珍曰] 灰藋处处原野有之。四月生苗，茎有紫红线棱。叶尖有刻，面青背白。茎心、嫩叶背面皆有白灰。为蔬亦佳。五月渐老，高者数尺。七八月开细白花。结实簇簇如球，中有细子，蒸暴取仁，可软饭及磨粉食。救荒本草云：结子成穗者味甘，散穗者微苦，生墙下、树下者不可用。

‖ **修治** ‖

[敩曰] 灰藋即金锁夭叶，扑蔓翠，往往有金星，堪用。若白青色者，是妓女茎，不中用也。若使金锁夭，茎高二尺五六寸为妙。若长若短，皆不中使。凡用勿令犯水，去根日干，以布拭去肉毛令尽，细剉，焙干用之。[时珍曰] 妓女茎即地肤子苗，与灰藋茎相似而叶不同，亦可为蔬。详见本条。

△小藜（*Chenopodium serotinum*）

茎叶

‖ **气味** ‖

甘，平，无毒。

‖ **主治** ‖

恶疮，虫、蚕、蜘蛛等咬，捣烂和油傅之。亦可煮食。作汤，浴疥癣风瘙。烧灰纳齿孔中，杀虫䘌。含漱，去甘疮。以灰淋汁，蚀息肉，除白癜风、黑子、面皯。着肉作疮。藏器。

‖ **附方** ‖

新一。疔疮恶肿野灰藋菜叶烧灰，拨破疮皮，唾调少许点之，血出为度。普济。

子仁

‖ **气味** ‖

甘，平，无毒。

‖ **主治** ‖

炊饭磨面食，杀三虫。藏器。

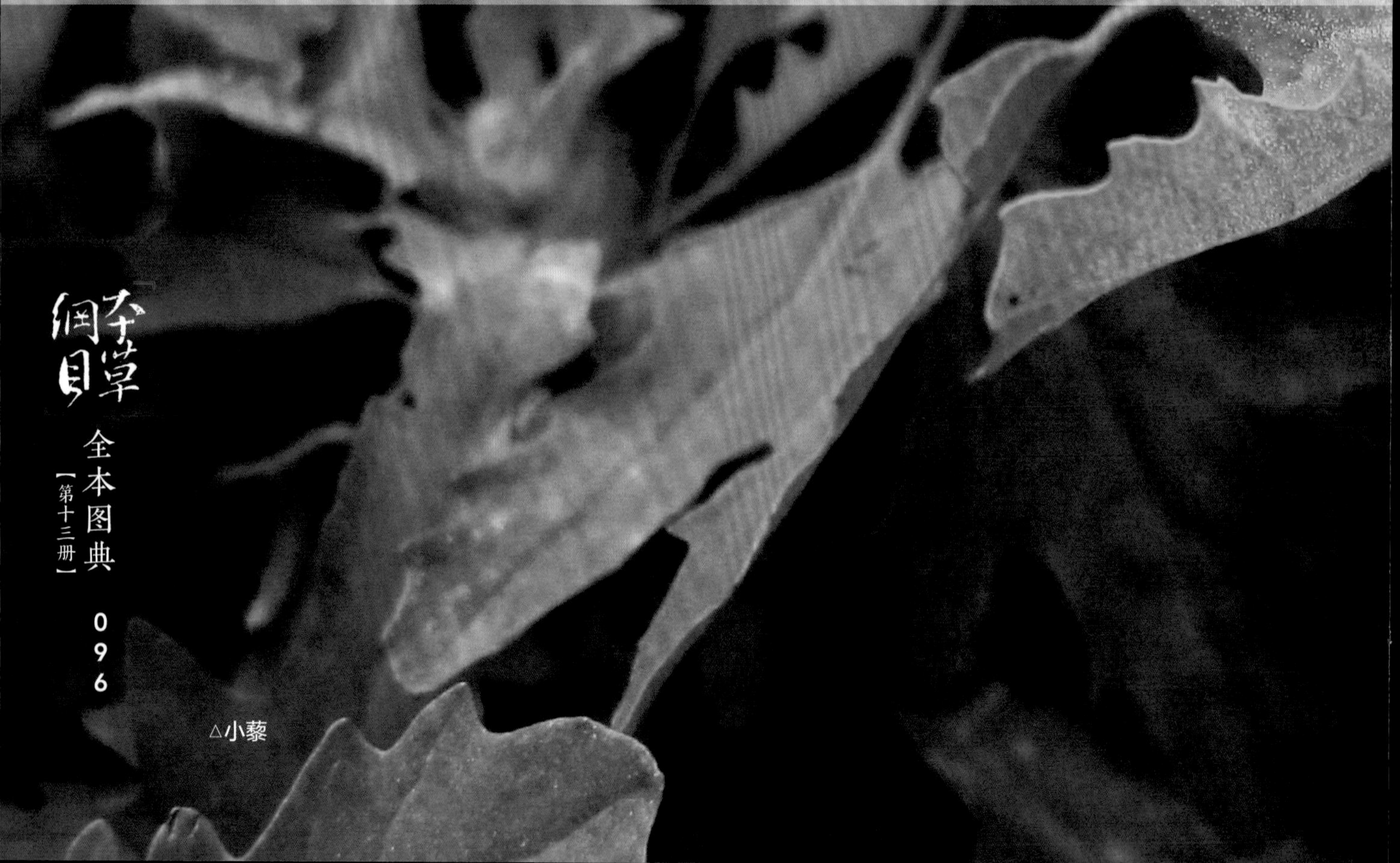

△小藜

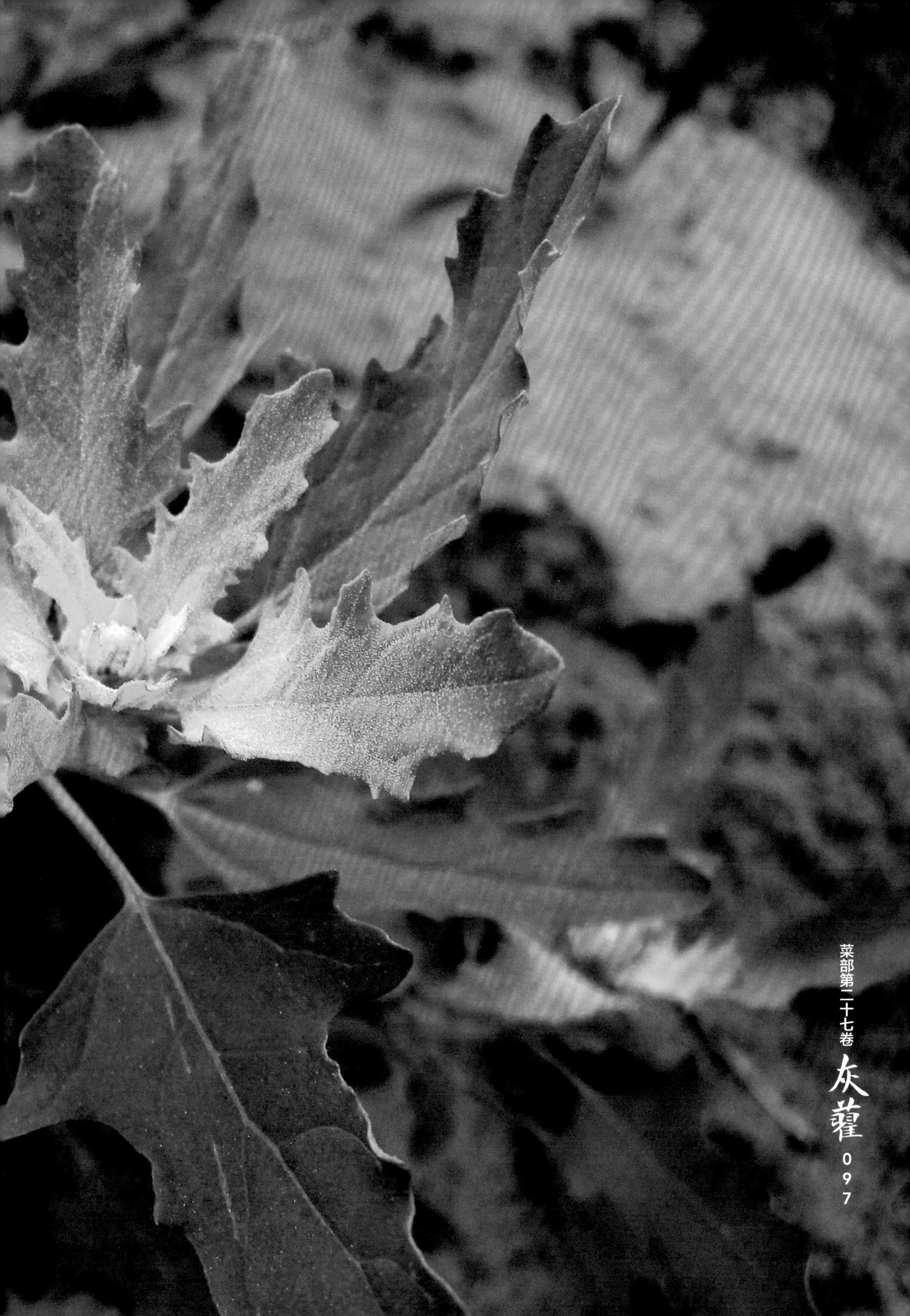

灰藋

‖ **基原** ‖

据《纲目彩图》《纲目图鉴》《大辞典》等综合分析考证，本品为藜科植物藜 *Chenopodium album* L.。我国大部分地区有分布。《大辞典》《中华本草》认为还包括同属植物灰绿藜 *C. glaucum* L.；除台湾、福建、江西、广东、广西、贵州、云南等地外，其他地区均有分布。

藜

《纲目》

△灰藜（*Chenopodium album*）

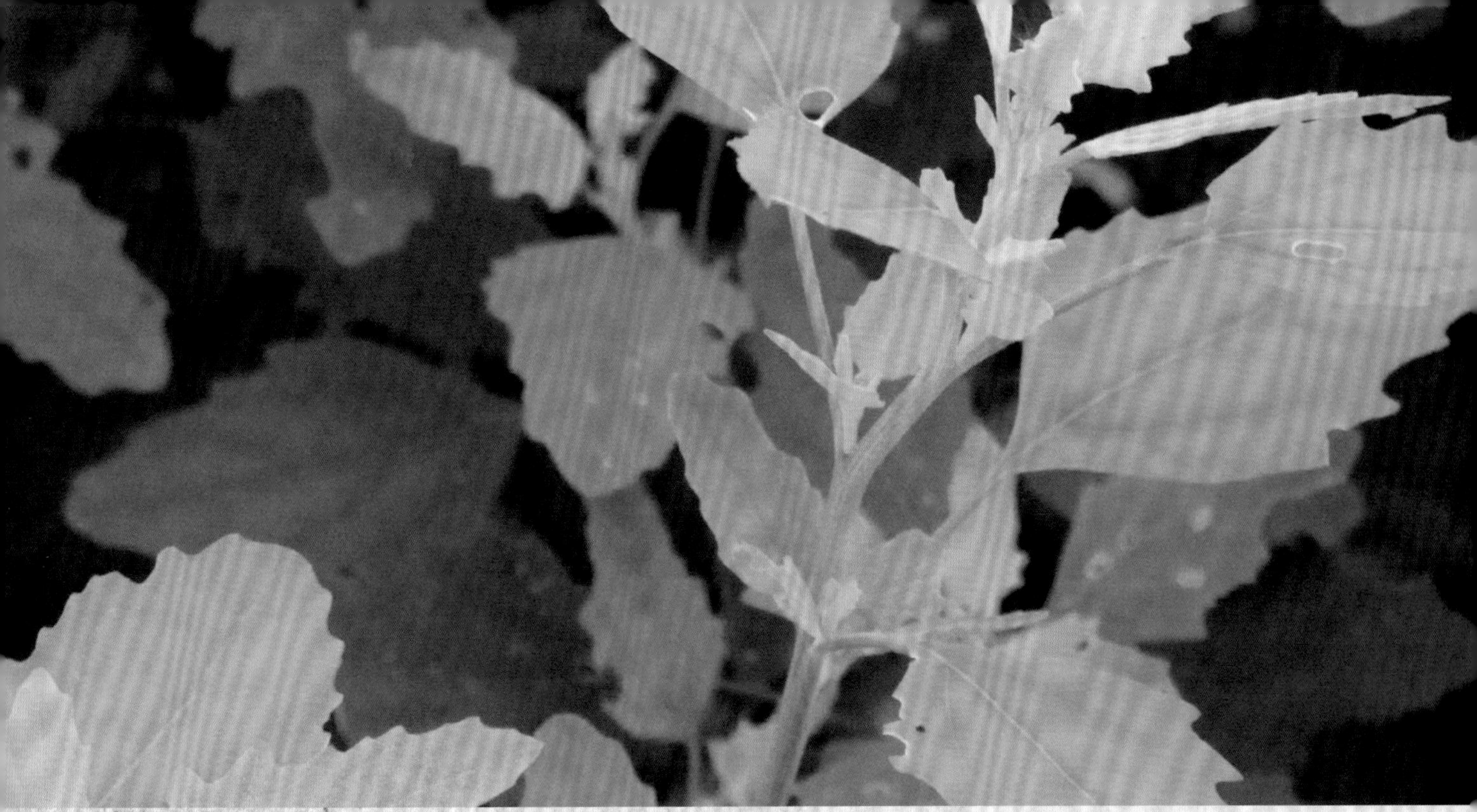

‖ **释名** ‖

莱诗疏**红心灰藋**玉册**鹤顶草**土宿本草**胭脂菜**详下文。

‖ **集解** ‖

[时珍曰] 藜处处有之。即灰藋之红心者，茎、叶稍大。河朔人名落藜，南人名胭脂菜，亦曰鹤顶草，皆因形色名也。嫩时亦可食，故昔人谓藜藿与膏粱不同。老则茎可为杖。诗云：南山有台，北山有莱。陆玑注云：莱即藜也。初生可食。谯、沛人以鸡苏为莱，三苍以茱萸为莱，皆名同物异也。韵府谓藜为落帚，亦误矣。宝藏论云：鹤顶龙芽，其顶如鹤，八九月和子收之，入外丹用。

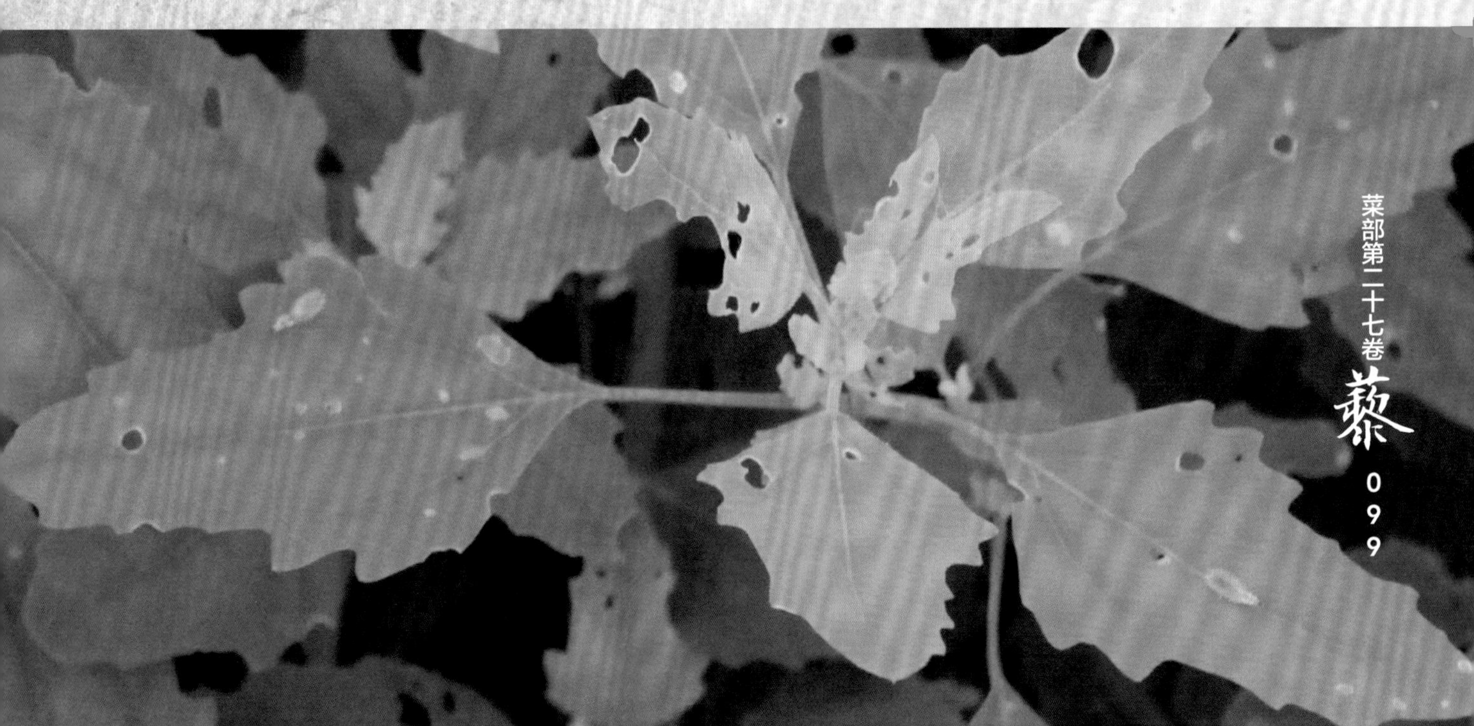

叶

‖**气味**‖

甘，平，微毒。[时珍曰] 按庚辛玉册云：鹤顶，阴草也。捣汁煮粉霜，烧灰淋汁煎粉霜，伏矾石，结草砂，制硫，伏汞及雌黄、砒石。

‖**主治**‖

杀虫。藏器。**煎汤，洗虫疮，漱齿䘌。捣烂，涂诸虫伤，去癜风。**时珍。

‖**附方**‖

新一。**白癜风**红灰藋五斤，茄子根、茎三斤，苍耳根、茎五斤，并晒干烧灰，以水一斗煎汤淋汁熬成膏，别以好乳香半两，铅霜一分，腻粉一分，炼成牛脂二两，和匀，每日涂三次。圣惠。

茎

‖**主治**‖

烧灰，和荻灰、蒿灰等分，水和蒸，取汁煎膏。点疣赘、黑子，蚀恶肉。时珍。

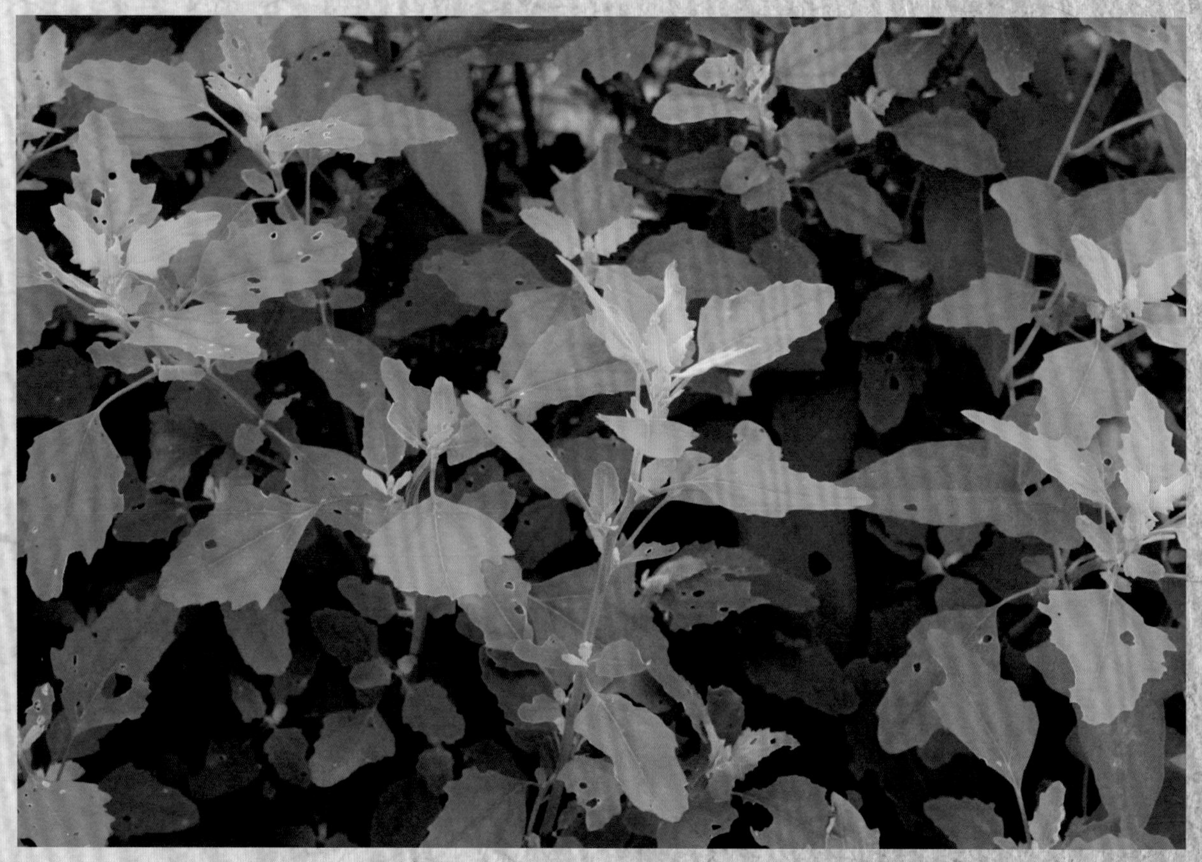

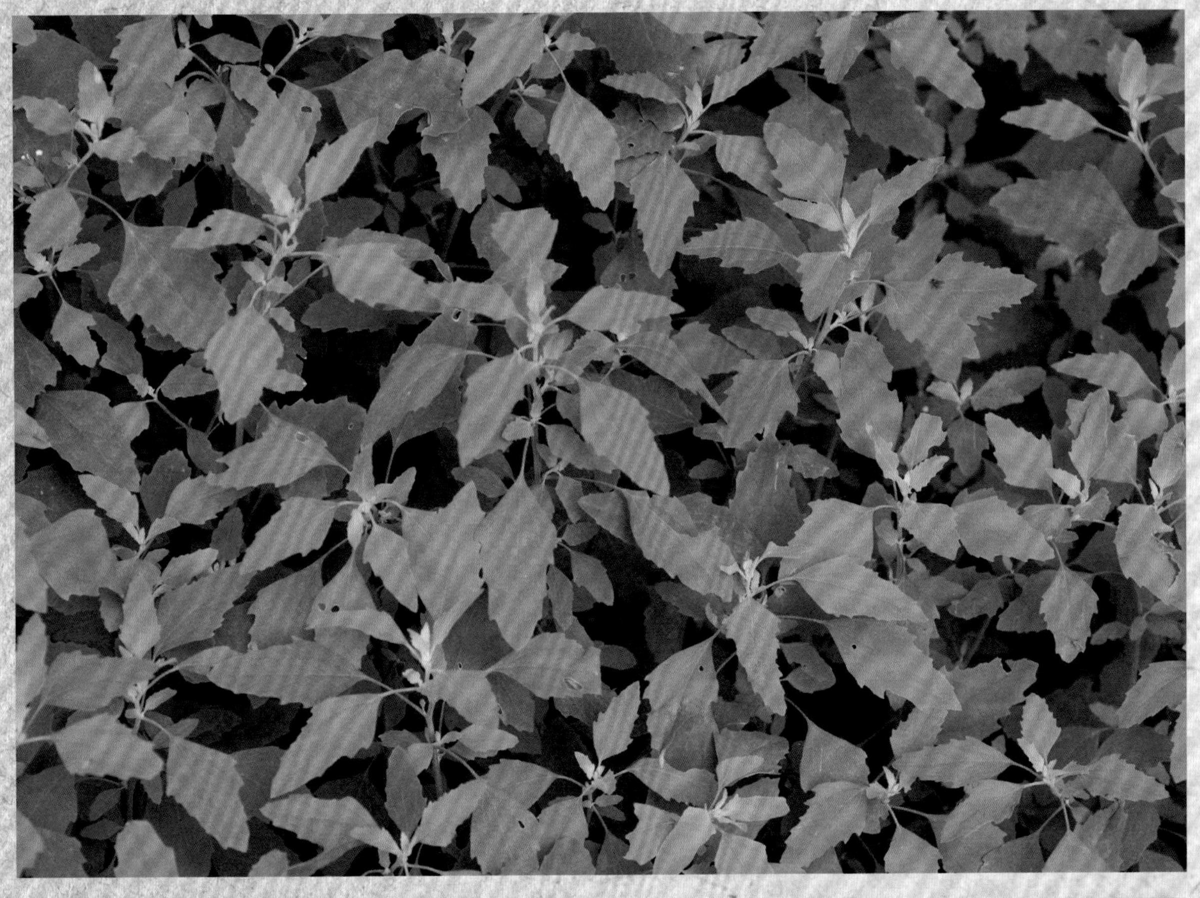

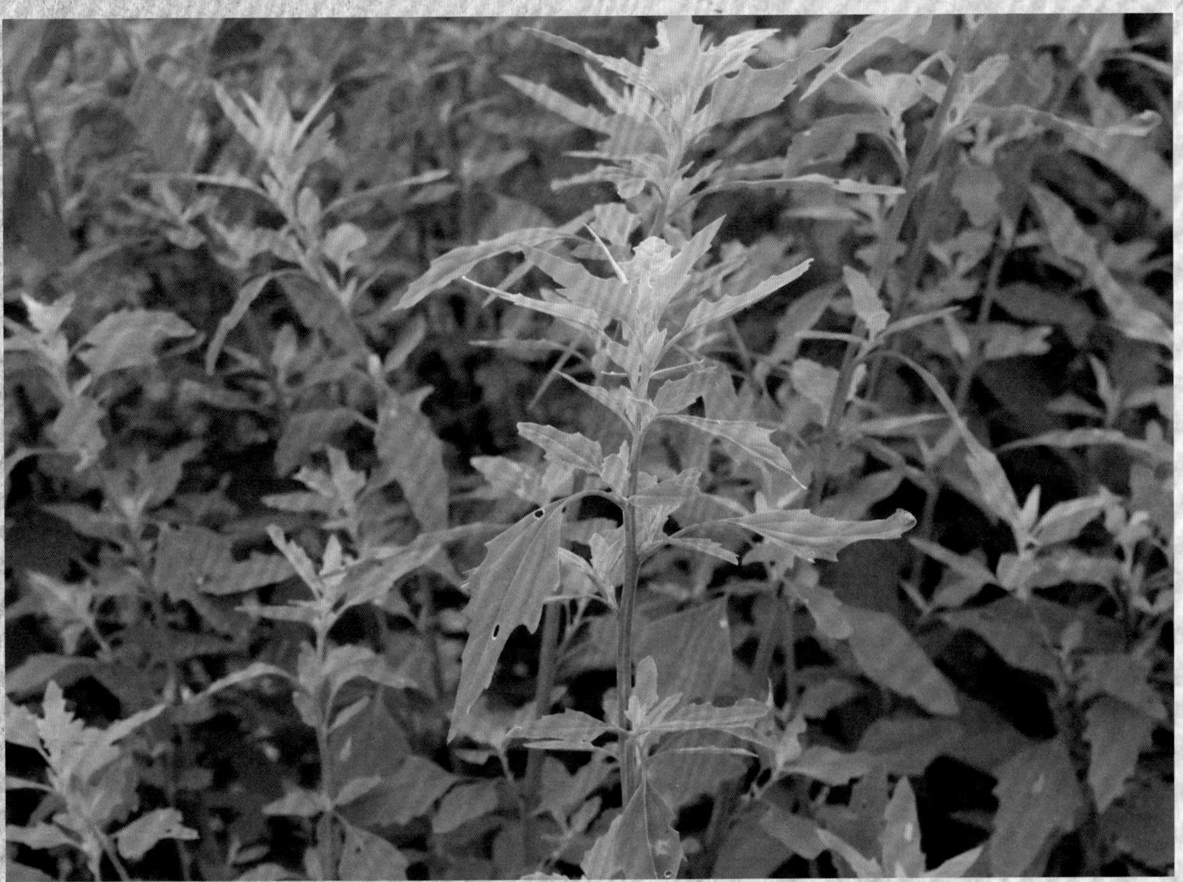

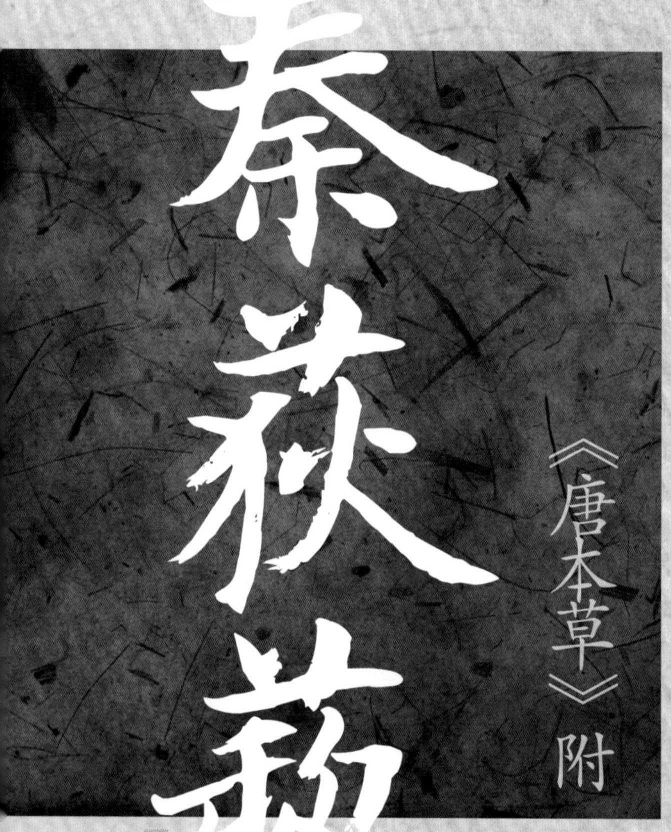

秦荻藜

《唐本草》附

‖释名‖

[时珍曰] 按山海经云：秦山有草，名曰藜，如荻，可以为菹。此即秦荻藜也。盖亦藜类，其名亦由此得之。

‖集解‖

[恭曰] 秦荻藜生下湿地，所在有之。人所啖者。[诜曰] 此物于生菜中最香美。

‖气味‖

辛，温，无毒。

‖主治‖

心腹冷胀，下气消食，和酱、醋食之。唐本。破气甚良。又末之和酒服，疗心痛，悒悒，塞满气。孟诜。

子

‖主治‖

肿毒，捣末和醋封之，日三易。孟诜。

‖**集解**‖

[时珍曰] 唐慎微证类本草收此，而形状莫考。惟雷敩炮炙论云：形似牛皮蔓，掐之有乳汁出，香甜入顶。采得以苦竹刀细切，入砂盆中研如膏，用生绢挼汁出，暖饮。然亦不云治何病也。

‖**气味**‖

甘，温，无毒。

‖**主治**‖

月水不利，捣叶绞汁，和酒煎服一盏。千金。

‖**附方**‖

旧一。**伤中崩赤**醍醐杵汁，拌酒煎沸，空心服一盏。千金方。

[附录] **茅膏菜**拾遗 [藏器曰] 味甘，平，无毒。煮服，主赤白久痢。生茅中，高一尺，有毛如油腻，粘人手，子作角生。

鸡侯菜 [又曰] 味辛，温，无毒。久食，温中益气。顾微广州记云：生岭南，似艾，二月生苗，宜鸡羹食之，故名。

孟娘菜 [又曰] 味苦，小温，无毒。主妇人腹中血结羸瘦，男子阴囊湿痒，强阳道，令人健行不睡，补虚，去痔瘘、瘰疬、瘿瘤。生四明诸山，冬夏常有叶，似升麻，方茎，山人采茹之。

优殿 [又曰] 味辛，温，无毒。温中，去恶气，消食。生安南，人种为茹。南方草木状云：合浦有优殿，人种之，以豆酱食之，芳香好味。

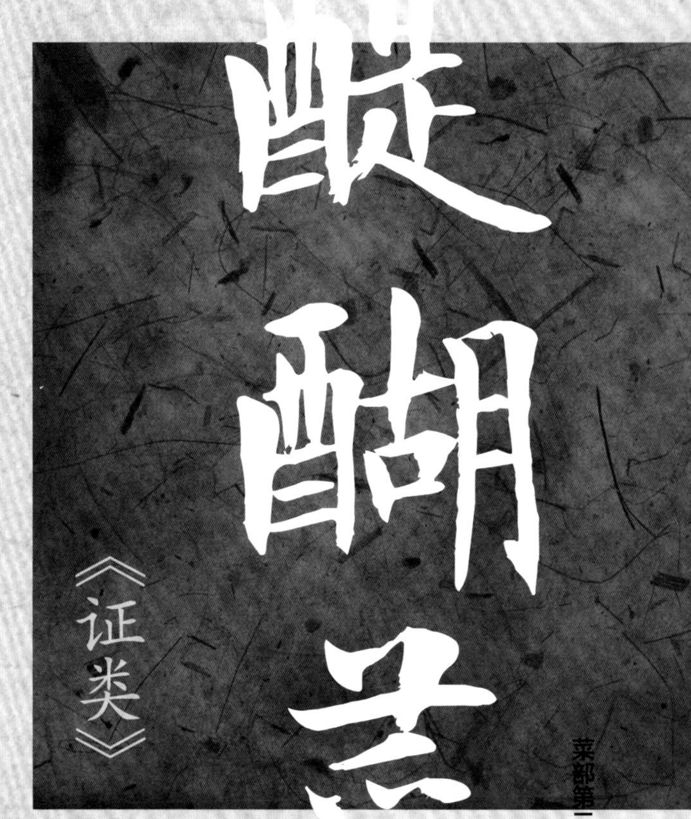

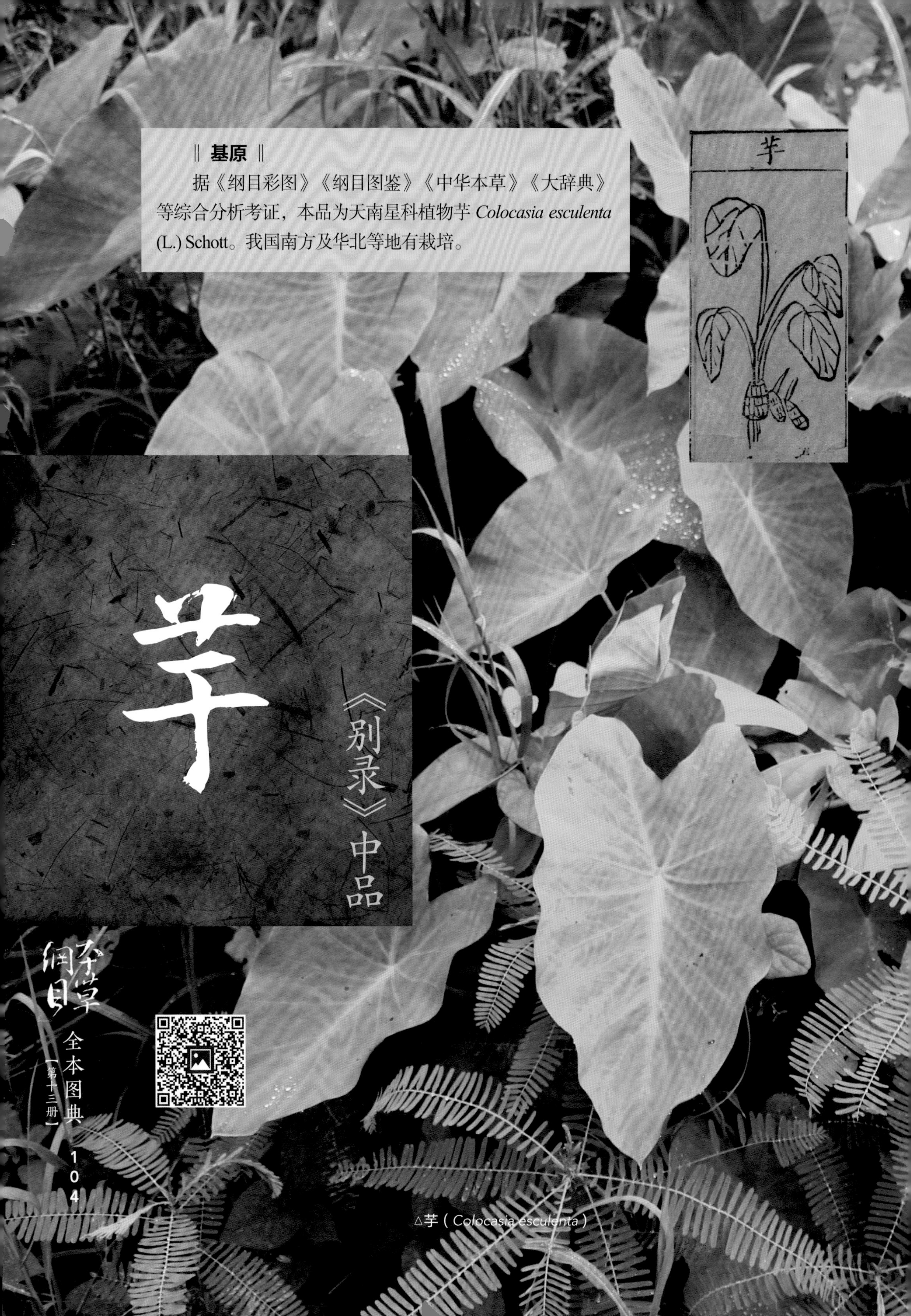

‖ **基原** ‖

据《纲目彩图》《纲目图鉴》《中华本草》《大辞典》等综合分析考证，本品为天南星科植物芋 *Colocasia esculenta* (L.) Schott。我国南方及华北等地有栽培。

芋

《别录》中品

△芋（*Colocasia esculenta*）

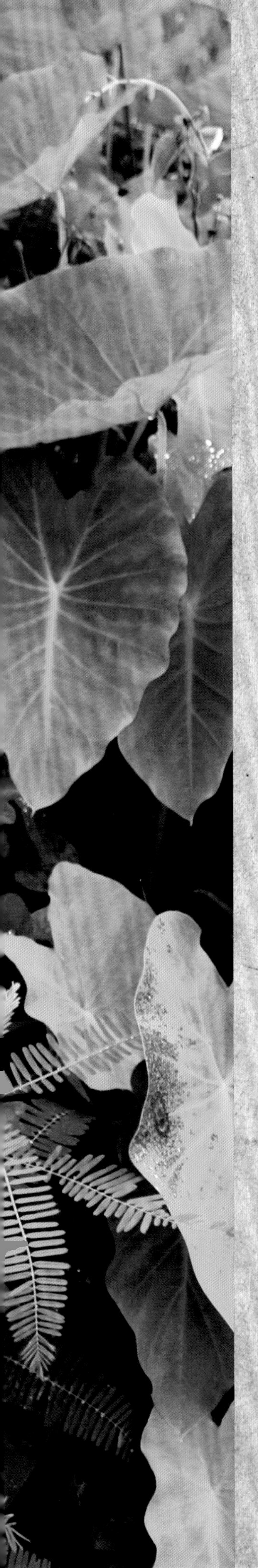

校正：自果部移入此。

‖**释名**‖

土芝别录**蹲鸱。**[时珍曰] 按徐铉注说文云：芋犹吁也。大叶实根，骇吁人也。吁音芋，疑怪貌。又史记：卓文君云：岷山之下，野有蹲鸱，至死不饥。注云：芋也。盖芋魁之状，若鸱之蹲坐故也。芋魁，东汉书作芋渠。渠、魁义同。

‖**集解**‖

[弘景曰] 芋，钱塘最多。生则有毒，味莶不可食。种芋三年，不采则成梠芋。又别有野芋，名老芋，形叶相似如一，根并杀人。[恭曰] 芋有六种：青芋、紫芋、真芋、白芋、连禅芋、野芋也。其类虽多，苗并相似。茎高尺余，叶大如扇，似荷叶而长，根类薯蓣而圆。其青芋多子，细长而毒多，初煮须灰汁，更易水煮熟，乃堪食尔。白芋、真芋、连禅、紫芋，并毒少，正可煮啖之，兼肉作羹甚佳。蹲鸱之饶，盖谓此也。野芋大毒，不可啖之。关陕诸芋遍有，山南、江左惟有青、白、紫三芋而已。[颂曰] 今处处有之，闽、蜀、淮、楚尤多植之。种类虽多，大抵性效相近。蜀川出者，形圆而大，状若蹲鸱，谓之芋魁。彼人种以当粮食而度饥年。江西、闽中出者，形长而大。其细者如卵，生于魁旁，食之尤美。凡食芋并须栽莳者。其野芋有大毒，不可食。[宗奭曰] 江浙、二川者最大而长。京洛者差圆小，然味佳，他处不及也。当心出苗者为芋头，四边附之而生者为芋子，八九月已后掘食之。[时珍曰] 芋属虽多，有水、旱二种：旱芋山地可种，水芋水田莳之。叶皆相似，但水芋味胜。茎亦可食。芋不开花，时或七八月间有开者，抽茎生花黄色，旁有一长萼护之，如半边莲花之状也。按郭义恭广志云：芋凡十四种：君子芋，魁大如斗；赤鹯芋，即连禅芋，魁大子少；白果芋，魁大子繁，亩收百斛；青边芋、旁巨芋、车毂芋三种，并魁大子少，叶长丈余；长味芋，味美，茎亦可食；鸡子芋，色黄；九面芋，大而不美；青芋、曹芋、象芋，皆不可食，惟茎可作菹；旱芋，九月熟；蔓芋，缘枝生，大者如二三升也。

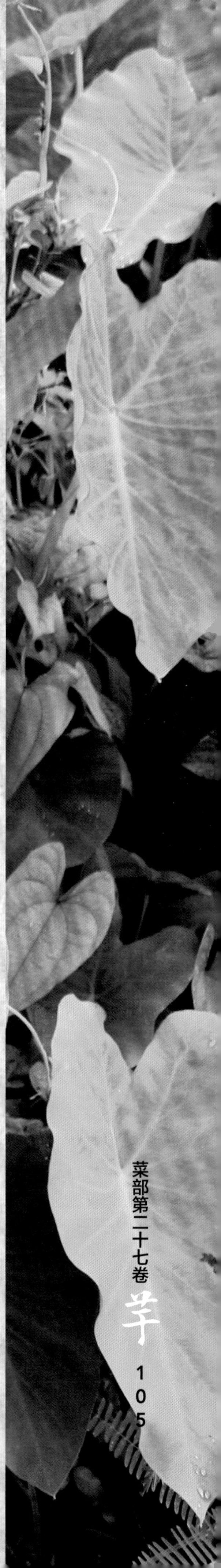

芋子

‖ **气味** ‖

辛，平，滑，有小毒。[大明曰] 冷。[弘景曰] 生则有毒，味莶不可食。性滑下石，服饵家所忌。[恭曰] 多食动宿冷。[宗奭曰] 多食难克化，滞气困脾。

‖ **主治** ‖

宽肠胃，充肌肤，滑中。别录。**冷啖，疗烦热，止渴。**苏恭。**令人肥白，开胃通肠闭。产妇食之，破血；饮汁，止血渴。**藏器。**破宿血，去死肌。和鱼煮食，甚下气，调中补虚。**大明。

‖ **发明** ‖

[诜曰] 芋，白色者无味，紫色者破气。煮汁啖之，止渴。十月后晒干收之，冬月食不发病。他时月不可食之。又和鲫鱼、鳢鱼作臛良。久食，治人虚劳无力。又煮汁洗腻衣，白如玉也。[大明曰] 芋以姜同煮过，换水再煮，方可食之。

‖ **附方** ‖

旧二，新二。**腹中癖气**生芋子一斤压破，酒五斤渍二七日。空腹每饮一升，神良。韦宙独行方。**身上浮风**芋煮汁浴之。慎风半日。孟诜食疗。**疮冒风邪**肿痛。用白芋烧灰傅之。干即易。千金方。**头上软疖**用大芋捣傅之，即干。简便方。

▽芋头药材

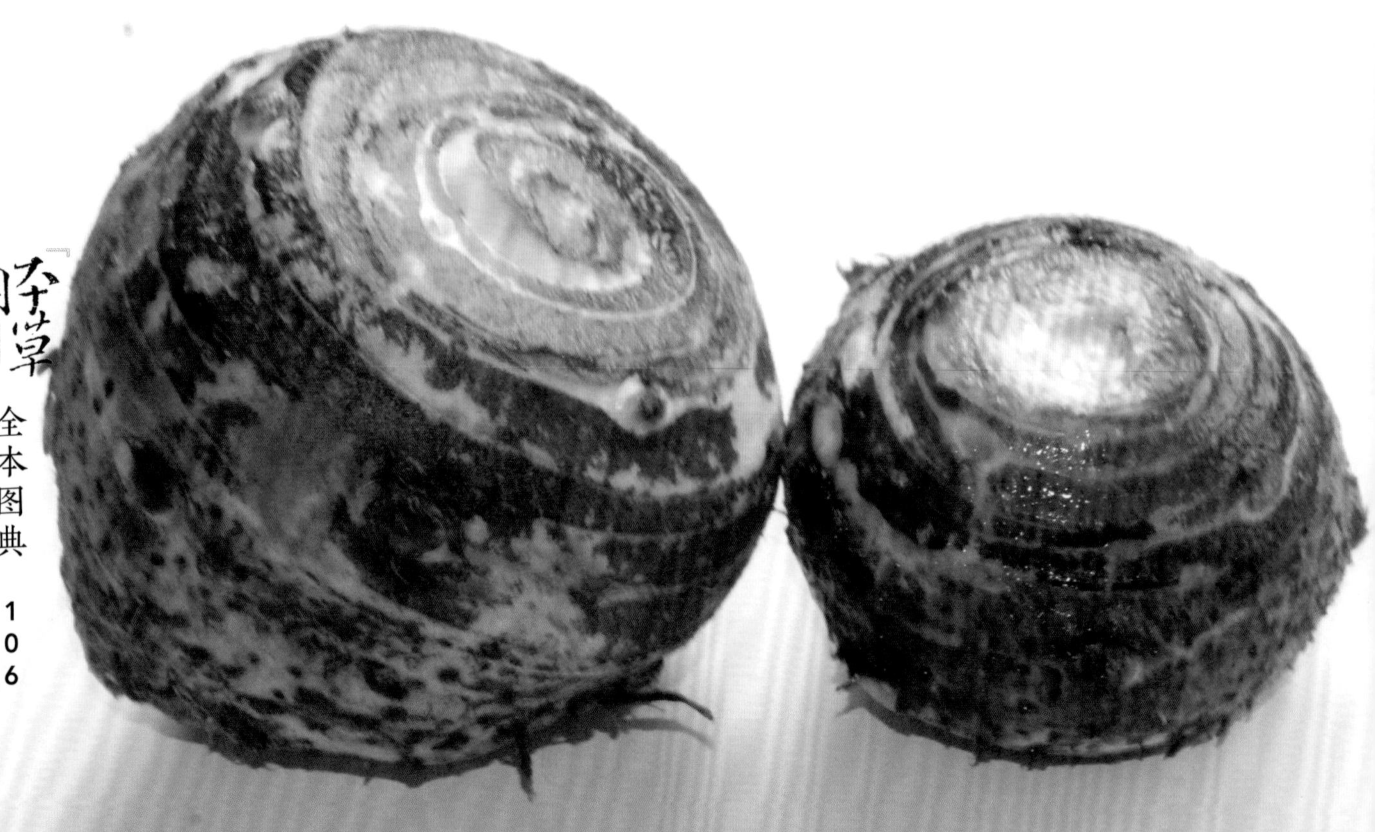

‖ **气味** ‖

辛，冷，滑，无毒。

‖ **主治** ‖

除烦止泻，疗妊妇心烦迷闷，胎动不安。又盐研，傅蛇虫咬，并痈肿毒痛，及罯毒箭。大明。

梗：擦蜂螫尤良。宗奭。**汁：涂蜘蛛伤。**时珍。

‖ **发明** ‖

[慎微曰] 沈括笔谈云：处士刘阳隐居王屋山，见一蜘蛛为蜂所螫，坠地，腹鼓欲裂，徐行入草，啮破芋梗，以疮就啮处磨之，良久腹消如故。自后用治蜂螫有验，由此。

‖ **附方** ‖

新一。**黄水疮**芋苗晒干，烧存性研搽。邵真人经验方。

‖ **附录** ‖

野芋 [弘景曰] 野芋形叶与芋相似，芋种三年不采成梠芋，音吕，并能杀人。误食之烦闷垂死者，惟以土浆及粪汁、大豆汁饮之，则活矣。[藏器曰] 野芋生溪涧侧，非人所种者，根、叶相似。又有天荷，亦相似而大。[时珍曰] 小者为野芋；大者为天荷，俗名海芋。详见草部毒草类。野芋根辛冷，有大毒。醋摩傅虫疮恶癣。其叶捣涂毒肿初起无名者即消，亦治蜂、虿螫，涂之良。

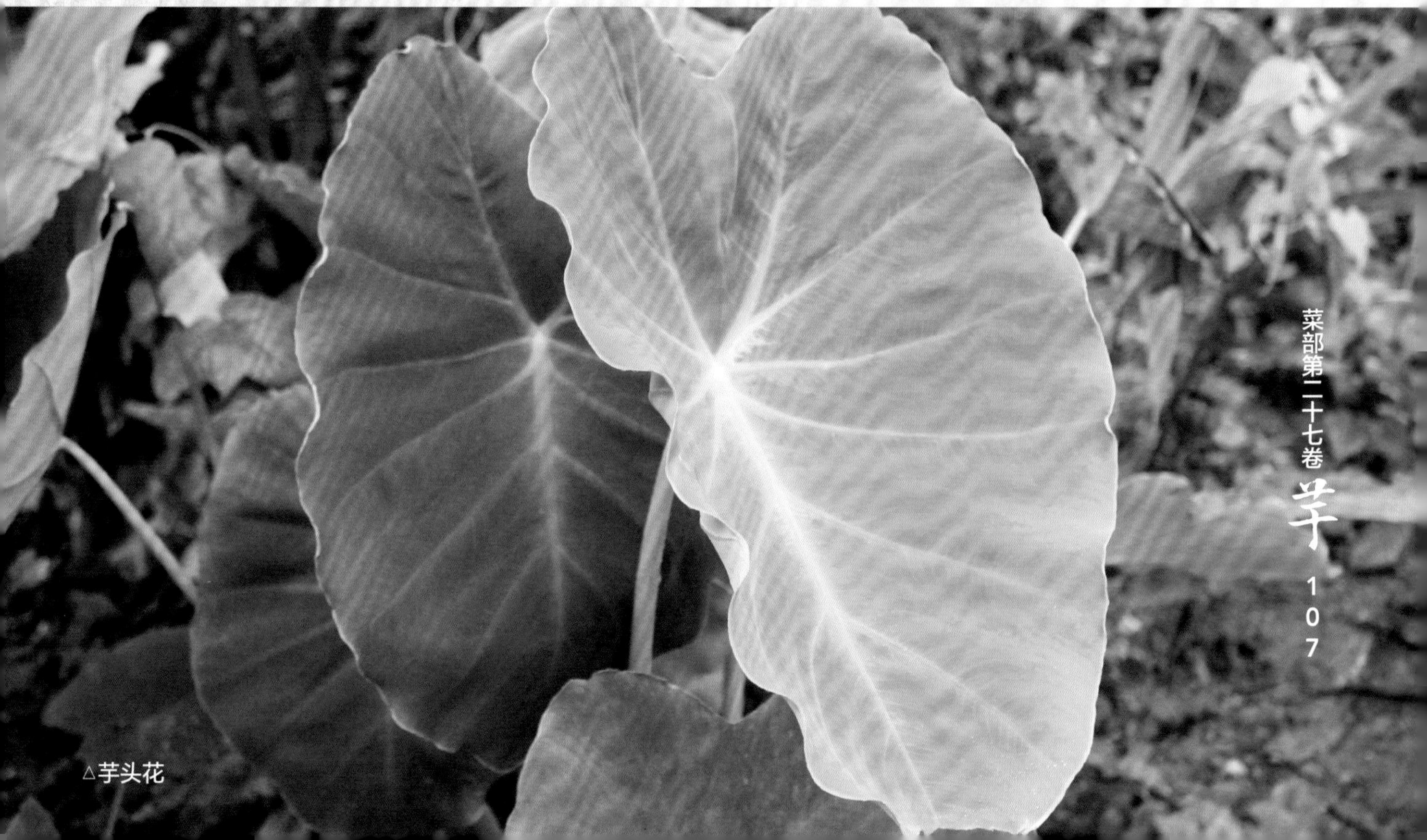

△芋头花

‖ **基原** ‖

据《纲目图鉴》《大辞典》《中华本草》等综合分析考证，本品为薯蓣科植物黄独 *Dioscorea bulbifera* L.。分布于我国大部分地区，主产于河南、河北、山西、陕西等地。其块茎入药称“黄药子”。

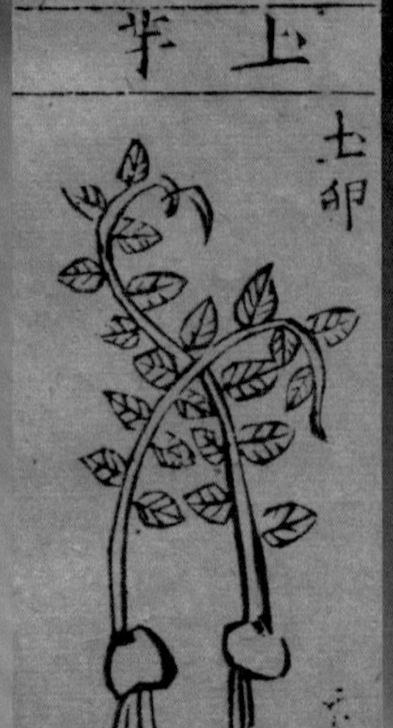

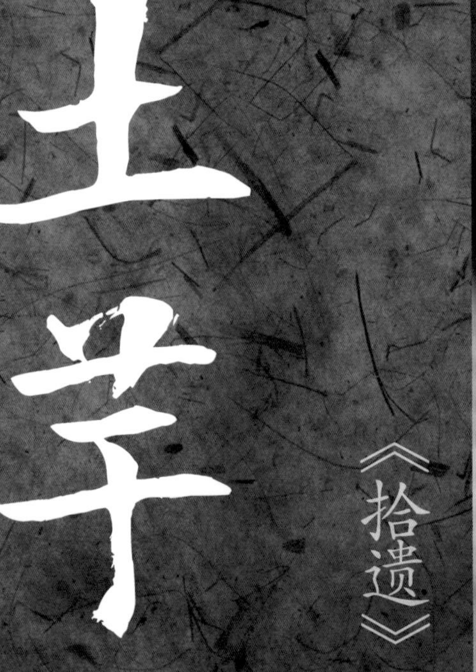

△黄独（*Dioscorea bulbifera*）

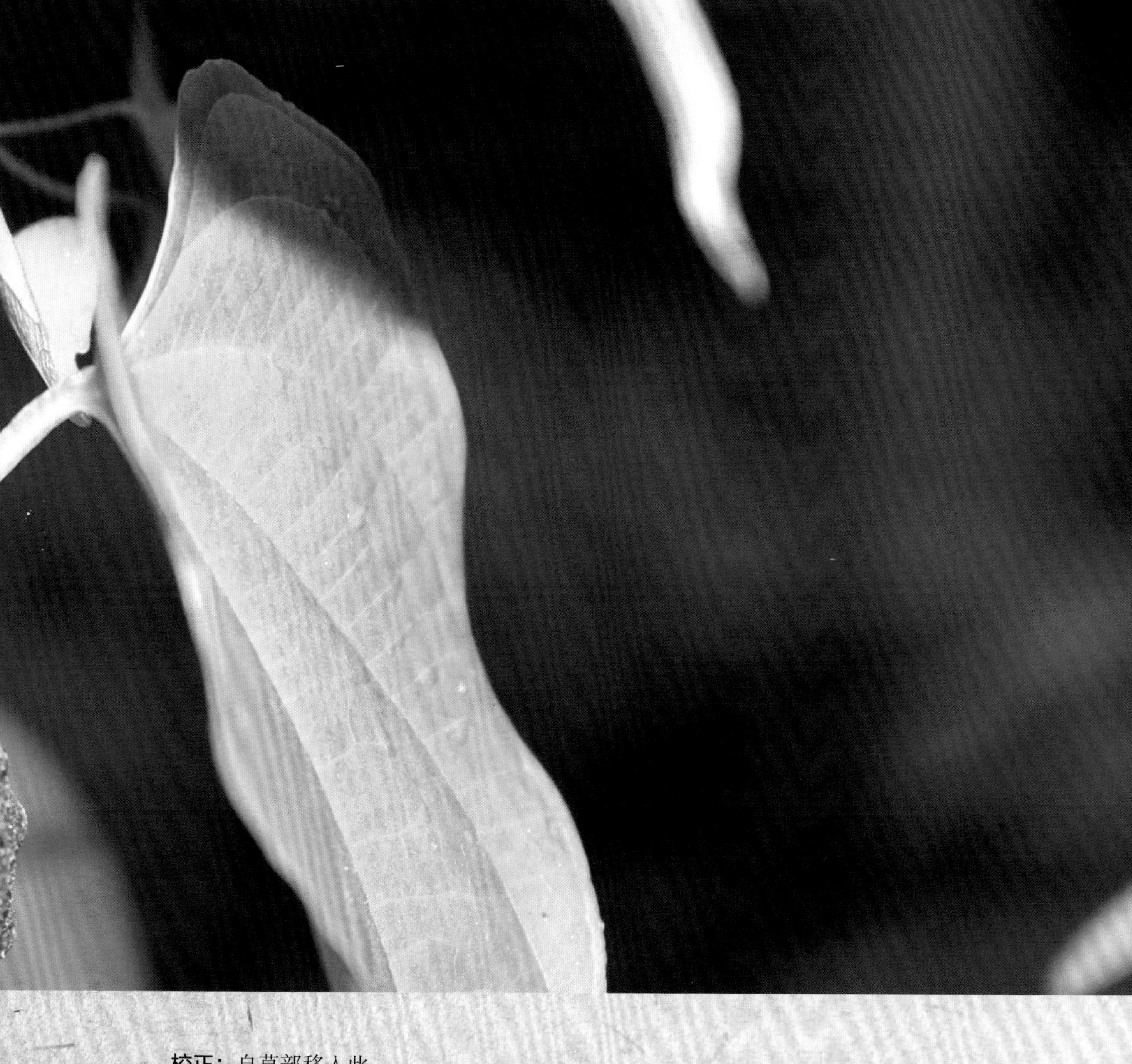

校正：自草部移入此。

‖释名‖

土卵拾遗**黄独**纲目**土豆。**

‖集解‖

[藏器曰] 土芋蔓生，叶如豆，其根圆如卵。鹍鸩食后弥吐，人不可食。又云：土卵蔓生，如芋，人以灰汁煮食之。[恭曰] 土卵似小芋，肉白皮黄。梁、汉人名为黄独。可蒸食之。

根

‖ **气味** ‖

甘、辛，寒，有小毒。

‖ **主治** ‖

解诸药毒，生研水服，当吐出恶物便止。煮熟食之，甘美不饥，厚人肠胃，去热嗽。藏器。

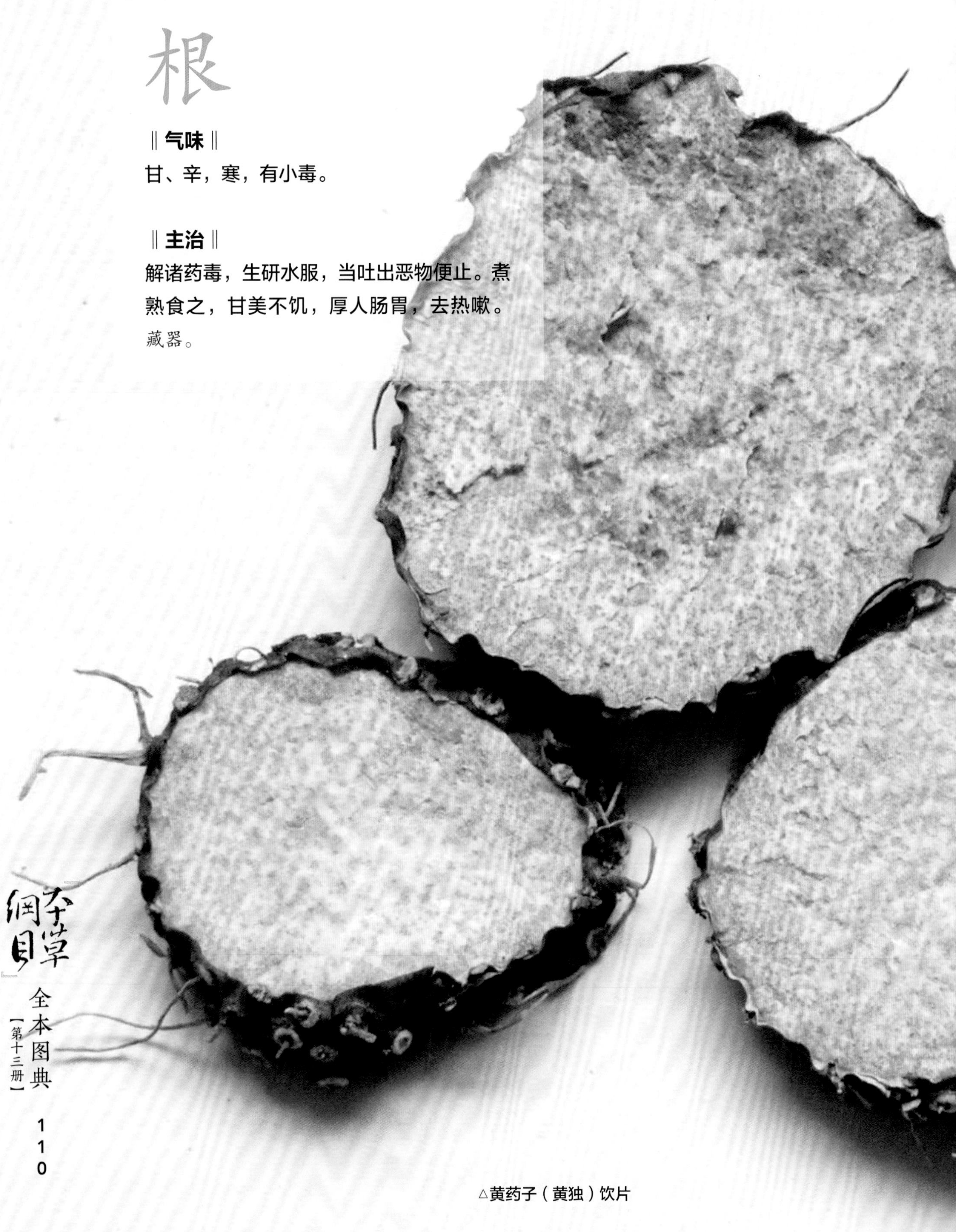

△黄药子（黄独）饮片

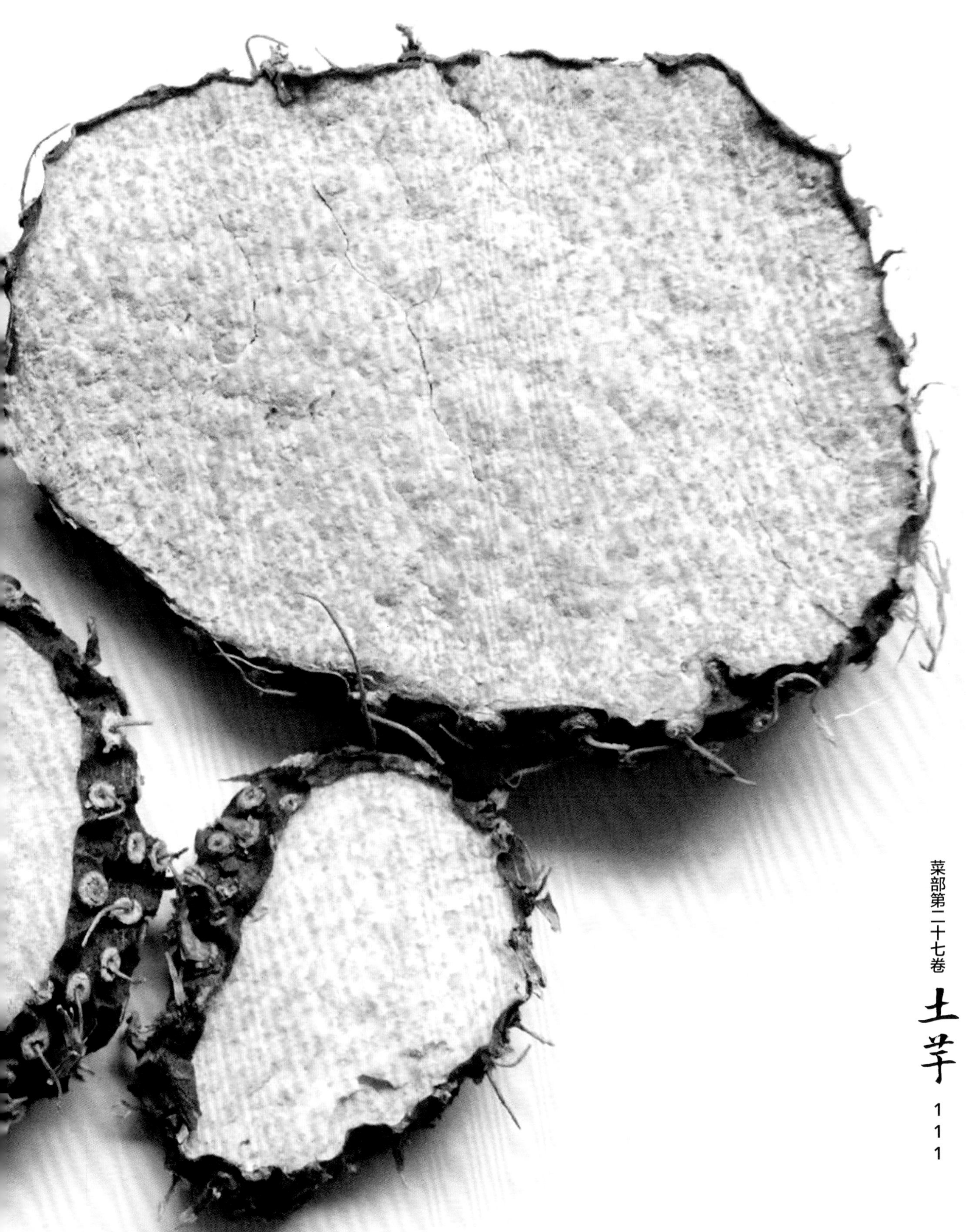

菜部第二十七卷

土芋

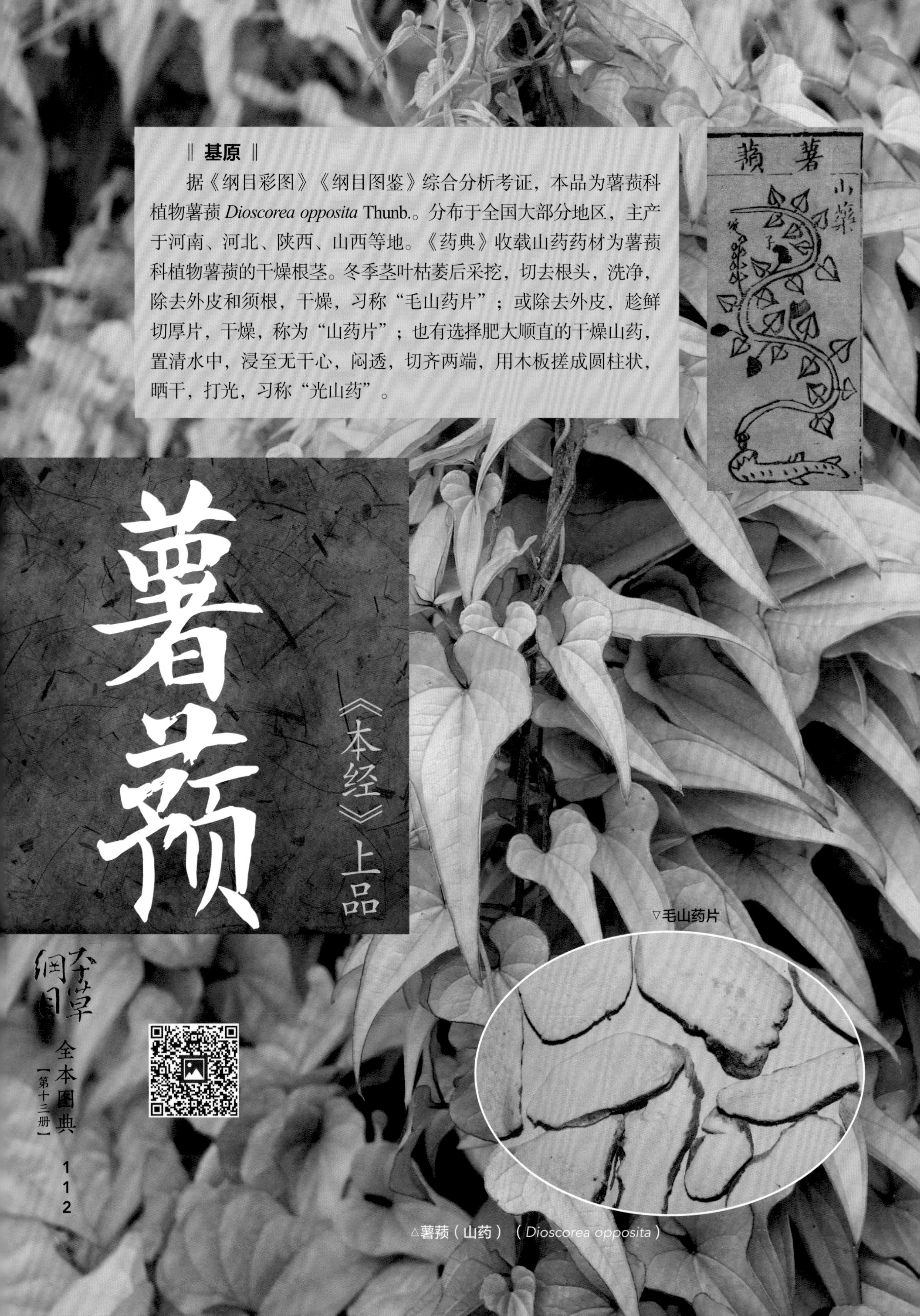

‖ 基原 ‖

据《纲目彩图》《纲目图鉴》综合分析考证，本品为薯蓣科植物薯蓣 *Dioscorea opposita* Thunb.。分布于全国大部分地区，主产于河南、河北、陕西、山西等地。《药典》收载山药药材为薯蓣科植物薯蓣的干燥根茎。冬季茎叶枯萎后采挖，切去根头，洗净，除去外皮和须根，干燥，习称“毛山药片”；或除去外皮，趁鲜切厚片，干燥，称为“山药片”；也有选择肥大顺直的干燥山药，置清水中，浸至无干心，闷透，切齐两端，用木板搓成圆柱状，晒干，打光，习称“光山药”。

薯蓣

《本经》上品

▽毛山药片

△薯蓣（山药）（*Dioscorea opposita*）

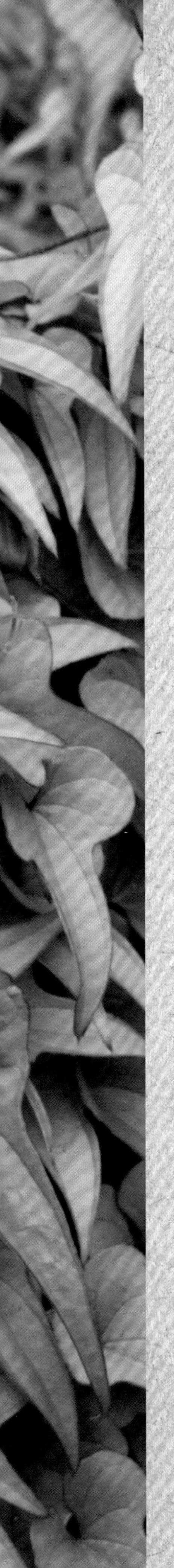

校正：自草部移入此。

‖释名‖

薯蕷音诸预**土薯**音除**山薯**图经**山芋**吴普**山药**衍义**玉延。**[吴普曰]薯蓣一名藷薯，一名儿草，一名修脆。齐、鲁名山芋，郑、越名士藷，秦、楚名玉延。[颂曰]江、闽人单呼为藷，音若殊及韶，亦曰山藷。山海经云：景山北望少泽，其草多藷蕷，音同薯蓣。则是一种，但字或音殊，或音诸不一，或语有轻重，或相传之讹耳。[宗奭曰]薯蓣因唐代宗名预，避讳改为薯药；又因宋英宗讳署，改为山药，尽失当日本名。恐岁久以山药为别物，故详著之。

‖集解‖

[别录曰]薯蓣生嵩高山谷。二月、八月采根暴干。[普曰]亦生临朐钟山。始生赤茎细蔓。五月开白花。七月结实青黄，八月熟落。其根内白外黄，类芋。[弘景曰]近道处处有之，东山、南江皆多。掘取食之以充粮。南康间最大而美，服食亦用之。[恭曰]此有两种：一者白而且佳，日干捣粉食大美，且愈疾而补；一者青黑，味殊不美。蜀道者尤良。[颂曰]处处有，以北都、四明者为佳。春生苗，蔓延篱援。茎紫，叶青有三尖，似白牵牛叶，更厚而光泽。夏开细白花，大类枣花。秋生实于叶间，状如铃。今人冬春采根，刮之白色者为上，青黑者不堪。近汴洛人种之极有息。春取宿根头，以黄沙和牛粪作畦种之。苗生似竹稍作援，高一二尺。夏月频溉之。当年可食，极肥美。南中一种生山中，根细如指，极紧实，刮磨入汤煮之，作块不散，味更真美，云食之尤益人，过于家园种者。又江湖、闽中一种，根如姜、芋之类而皮紫。极有大者，一枚可重数斤。削去皮，煎、煮食俱美，但性冷于北地者耳。彼土人呼为薯。南北之产或有不同，故形类差别也。[甄权曰]按刘敬叔异苑云：薯蓣，野人谓之土薯。根既入药，又复可食。人植之者，随所种之物而像之也。[时珍曰]薯蓣入药，野生者为胜；若供馔，则家种者为良。四月生苗延蔓，紫茎绿叶。叶有三尖，似白牵牛叶而更光润。五六月开花成穗，淡红色。结荚成簇，荚凡三棱合成，坚而无仁。其子别结于一旁，状似雷丸，大小不一，皮色土黄而肉白，煮食甘滑，与其根同。王旻山居录云：曾得山芋子如荆棘子者，食之更愈于根。即此也。霜后收子留种，或春月采根截种，皆生。

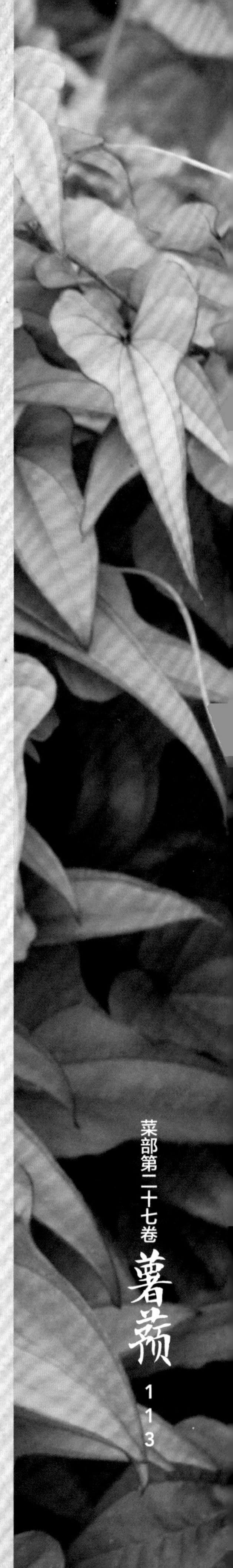

‖ **修治** ‖

[颂曰] 采白根刮去黄皮，以水浸之，糁白矾末少许入水中，经宿净洗去涎，焙干用。[宗奭曰] 入药贵生干之，故古方皆用干山药。盖生则性滑，不可入药；熟则滞气，只堪啖耳。其法：冬月以布裹手，用竹刀剐去皮，竹筛盛，置檐风处，不得见日，一夕干五分，候全干收之。或置焙笼中，微火烘干亦佳。[敩曰] 凡使勿用平田生二三记者，须要山中生经十纪者。皮赤，四面有须者妙。采得以铜刀刮去赤皮，洗去涎，蒸过暴干用。

根

‖ **气味** ‖

甘，温、平，无毒。[普曰] 神农：甘，小温。桐君、雷公：甘，凉，无毒。[之才曰] 紫芝为之使。恶甘遂。

‖ **主治** ‖

伤中，补虚羸，除寒热邪气，补中，益气力，长肌肉，强阴，久服，耳目聪明，轻身不饥延年。本经。**主头面游风，头风眼眩，下气，止腰痛，治虚劳羸瘦，充五脏，除烦热。**别录。**补五劳七伤，去冷风，镇心神，安魂魄，补心气不足，开达心孔，多记事。**甄权。**强筋骨，主泄精健忘。**大明。**益肾气，健脾胃，止泄痢，化痰涎，润皮毛。**时珍。**生捣贴肿硬毒，能消散。**震亨。

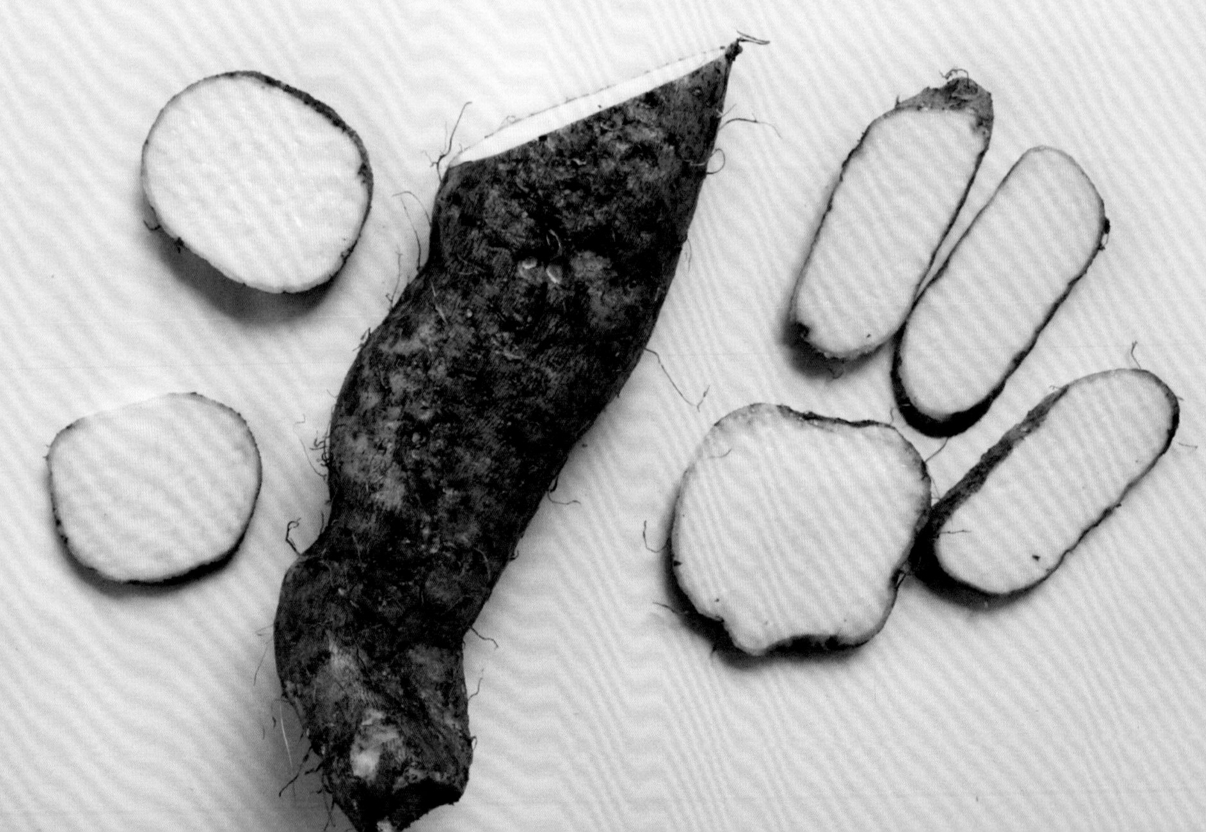

‖ 发明 ‖

[权曰] 凡患人体虚羸者，宜加而用之。[诜曰] 利丈夫，助阴力。熟煮和蜜，或为汤煎，或为粉，并佳。干之入药更妙。惟和面作馎饦则动气，为不能制面毒也。[李杲曰] 山药入手太阴。张仲景八味丸用干山药，以其凉而能补也。亦治皮肤干燥，以此润之。[时珍曰] 按吴绶云：山药入手、足太阴二经，补其不足，清其虚热。又按王履溯洄集云：山药虽入手太阴，然肺为肾之上源，源既有滋，流岂无益，此八味丸所以用其强阴也。又按曹毗杜兰香传云：食薯蓣可以辟雾露。

‖ 附方 ‖

旧一，新十。**补益虚损**益颜色，补下焦虚冷，小便频数，瘦损无力。用薯蓣于沙盆中研细，入铫中，以酒一大匙熬令香，旋添酒一盏搅令匀，空心饮之。每旦一服。圣惠方。**心腹虚胀**手足厥逆，或饮苦寒之剂多，未食先呕，不思饮食。山药半生半炒，为末。米饮服二钱，一日二服，大有功效。忌铁器、生冷。普济方。**小便数多**山药以矾水煮过、白茯苓等分，为末。每水饮服二钱。儒门事亲。**下痢禁口**山药半生半炒，为末。每服二钱，米饮下。卫生易简方。**痰气喘急**生山药捣烂半碗，入甘蔗汁半碗，和匀。顿热饮之，立止。简便单方。**脾胃虚弱**不思饮食。山芋、白术一两，人参七钱半，为末，水糊丸小豆大，每米饮下四五十丸。普济方。**湿热虚泄**山药、苍术等分，饭丸，米饮服。大人小儿皆宜。濒湖经验方。**肿毒初起**带泥山药、蓖麻子、糯米等分，水浸研，傅之即散也。普济方。**胯眼臀疡**山药、沙糖同捣，涂上即消。先以面涂四围，乃上此。简便单方。**项后结核**或赤肿硬痛。以生山药一挺去皮，蓖麻子二个同研，贴之如神。救急易方。**手足冻疮**山药一截磨泥，傅之。儒门事亲。

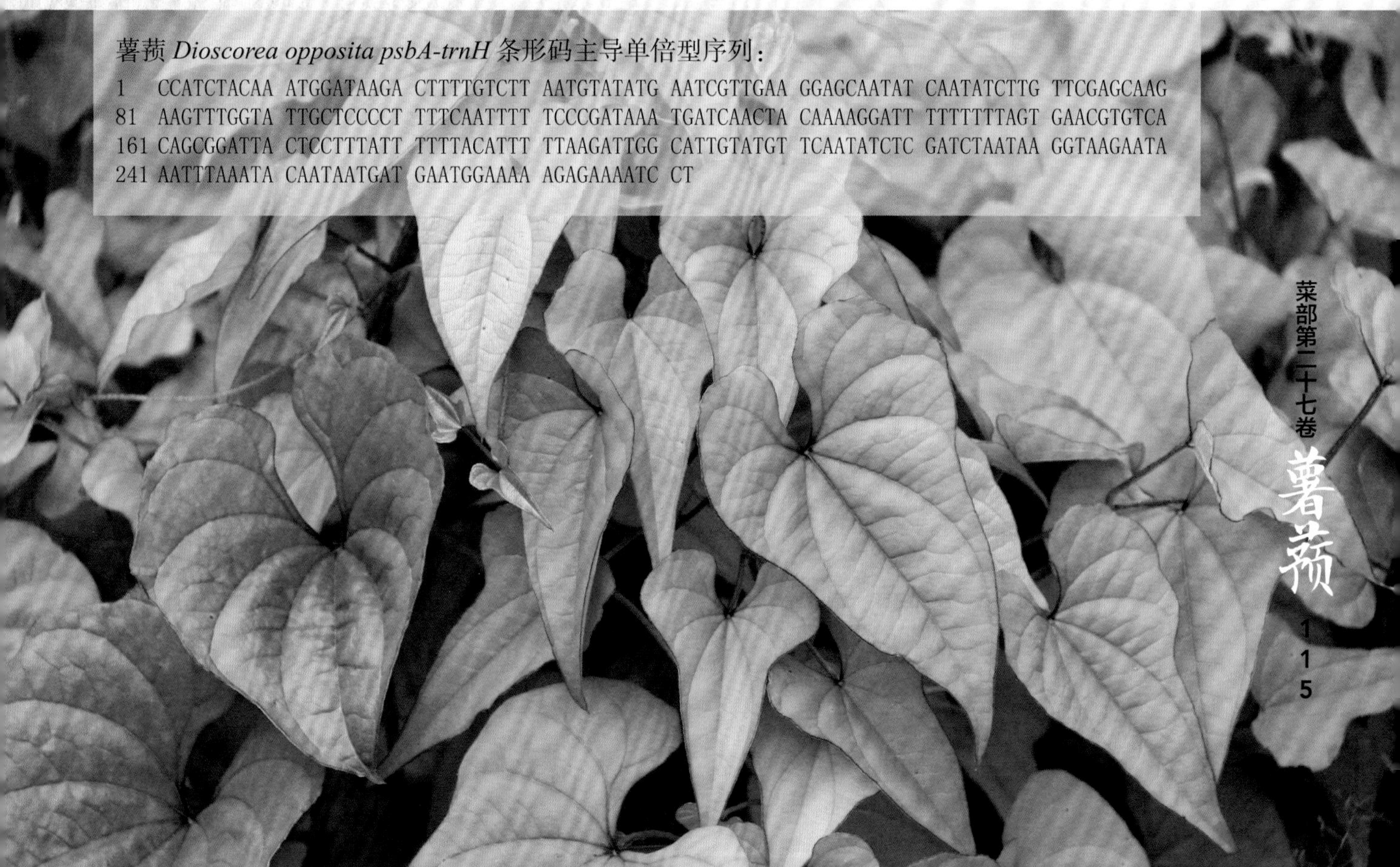

薯蓣 *Dioscorea opposita psbA-trnH* 条形码主导单倍型序列：

```
1   CCATCTACAA ATGGATAAGA CTTTTGTCTT AATGTATATG AATCGTTGAA GGAGCAATAT CAATATCTTG TTCGAGCAAG
81  AAGTTTGGTA TTGCTCCCCT TTTCAATTTT TCCCGATAAA TGATCAACTA CAAAAGGATT TTTTTTTAGT GAACGTGTCA
161 CAGCGGATTA CTCCTTTATT TTTTACATTT TTAAGATTGG CATTGTATGT TCAATATCTC GATCTAATAA GGTAAGAATA
241 AATTTAAATA CAATAATGAT GAATGGAAAA AGAGAAAATC CT
```

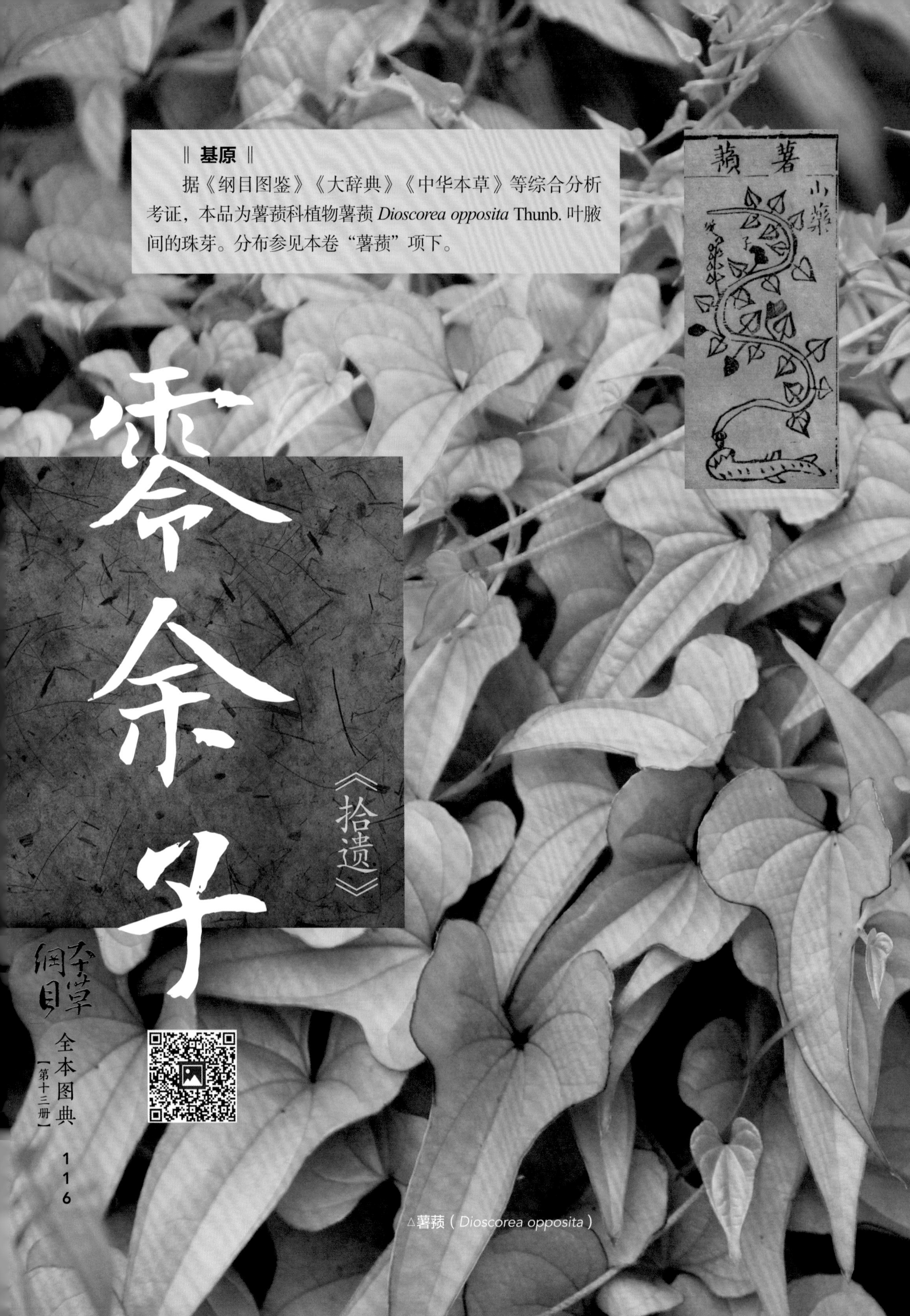

零余子

《拾遗》

‖ **基原** ‖

据《纲目图鉴》《大辞典》《中华本草》等综合分析考证，本品为薯蓣科植物薯蓣 *Dioscorea opposita* Thunb. 叶腋间的珠芽。分布参见本卷"薯蓣"项下。

△薯蓣（*Dioscorea opposita*）

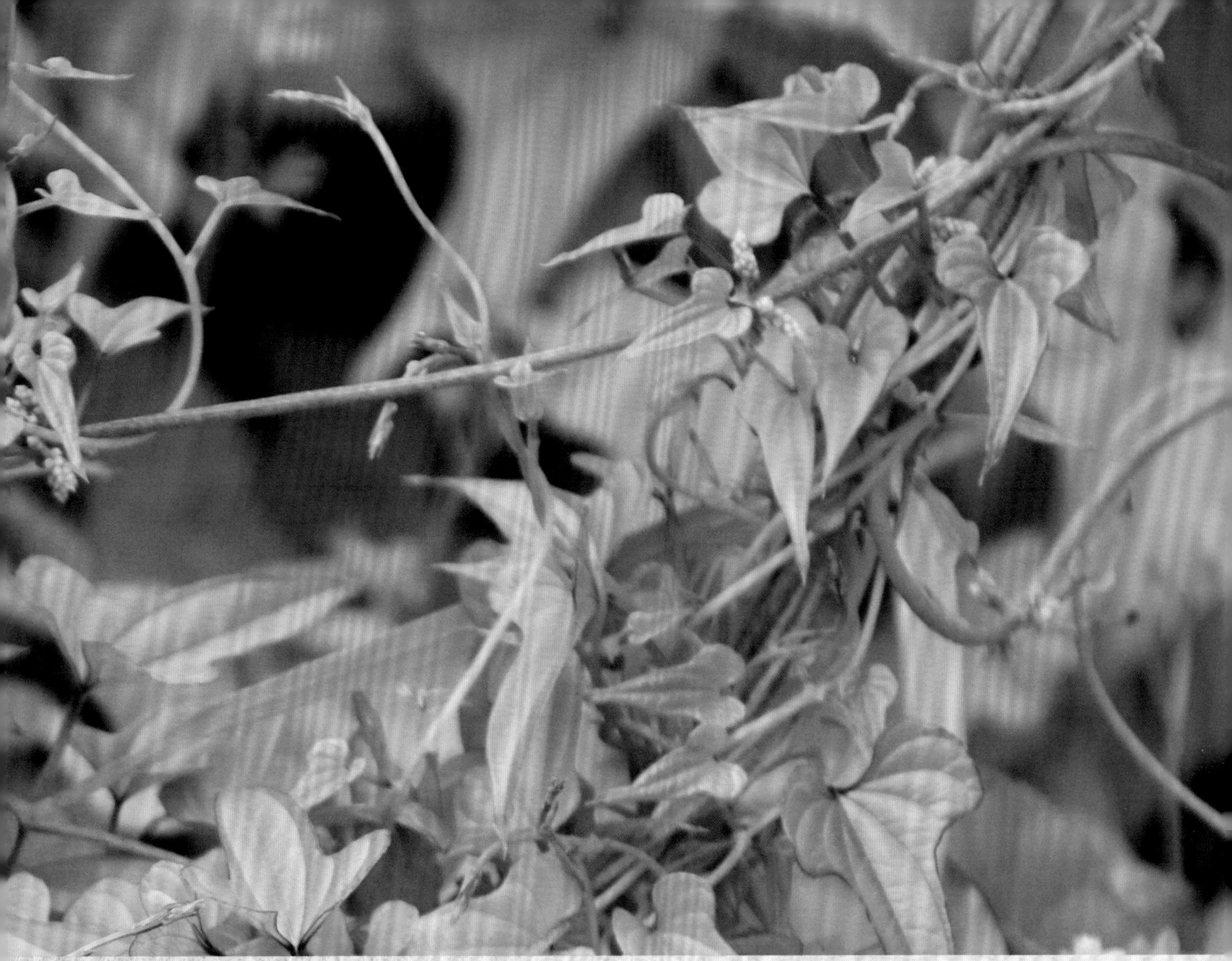

校正：自草部移入此。

‖ **集解** ‖

[藏器曰] 零余子，大者如鸡子，小者如弹丸，在叶下生。晒干功用强于薯蓣。薯蓣有数种，此其一也。[时珍曰] 此即山药藤上所结子也。长圆不一，皮黄肉白。煮熟去皮食之，胜于山药，美于芋子。霜后收之。坠落在地者，亦易生根。

‖ **气味** ‖

甘，温，无毒。

‖ **主治** ‖

补虚损，强腰脚，益肾，食之不饥。藏器。

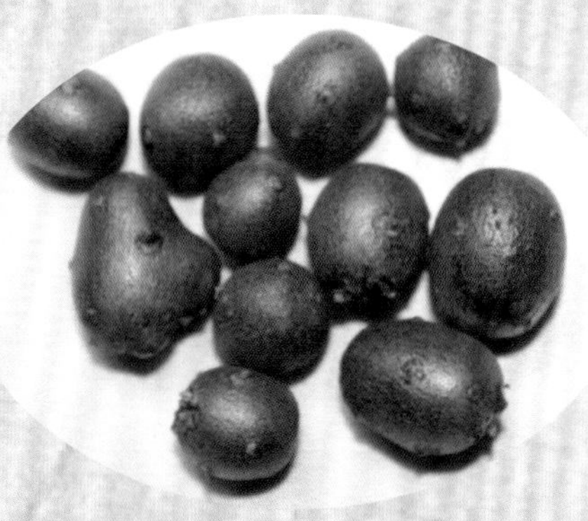

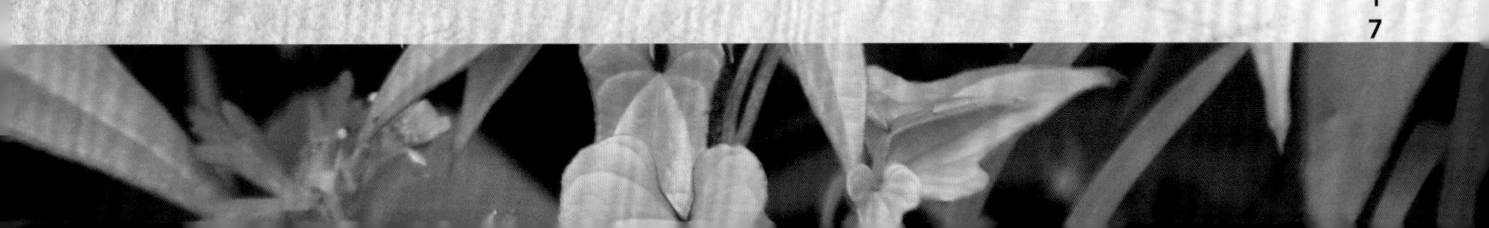

‖ **基原** ‖

据《纲目图鉴》《大辞典》《中华本草》等综合分析考证，本品为薯蓣科植物甘薯 *Dioscorea esculenta* (Lour.) Burkill。我国南方等地有栽培。

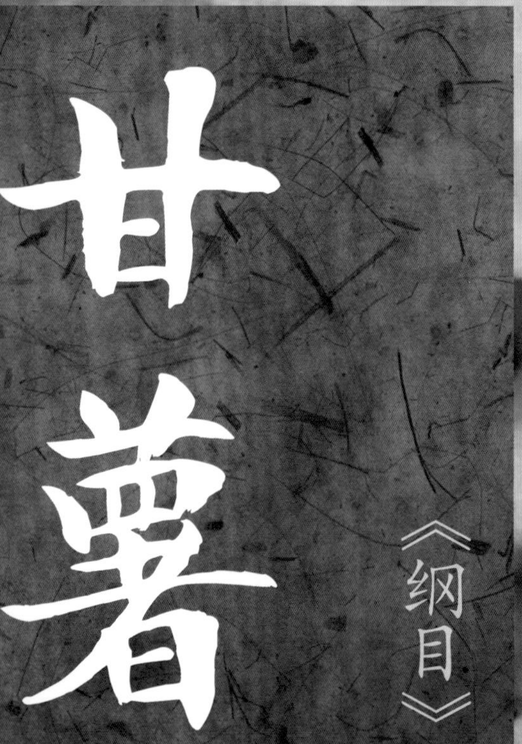

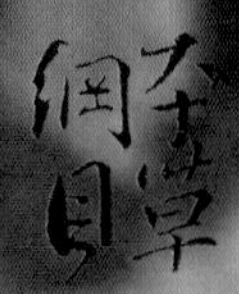

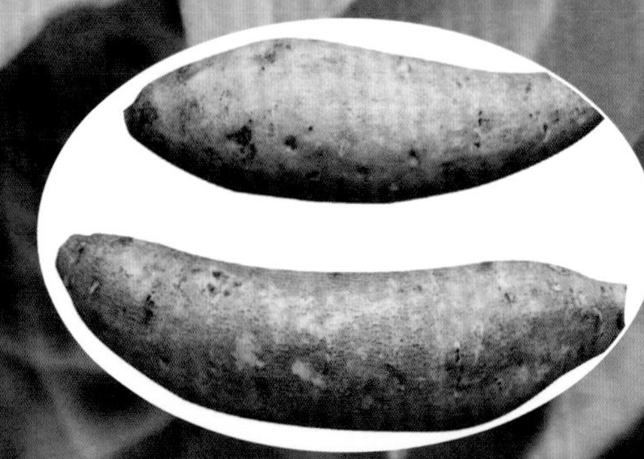

△甘薯（*Dioscorea esculenta*）

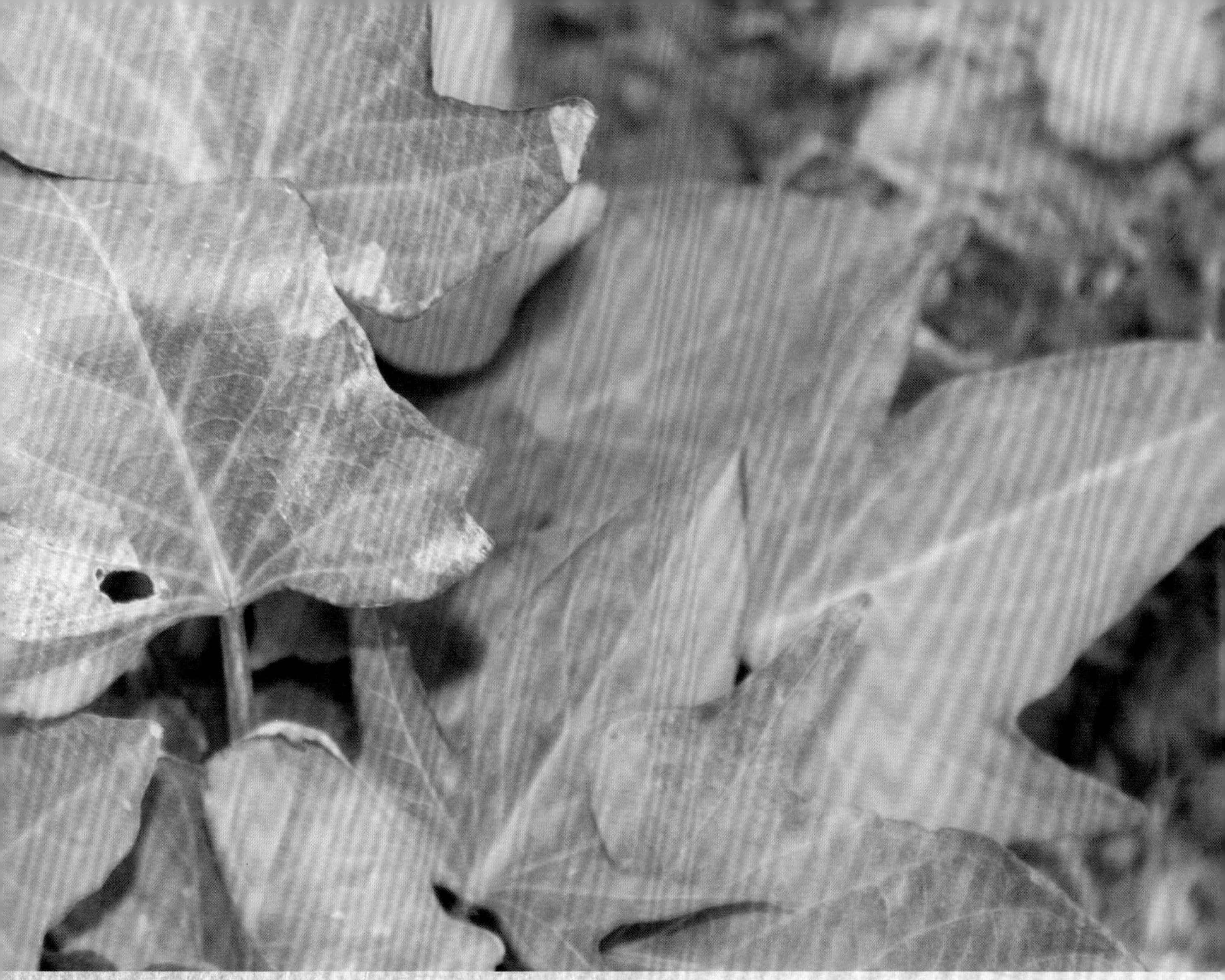

‖ **集解** ‖

[时珍曰] 按陈祈畅异物志云：甘薯出交广南方。民家以二月种，十月收之。其根似芋，亦有巨魁。大者如鹅卵，小者如鸡、鸭卵。剥去紫皮，肌肉正白如脂肪。南人用当米谷、果食，蒸炙皆香美。初时甚甜，经久得风稍淡也。又按嵇含草木状云：甘薯，薯蓣之类，或云芋类也。根、叶亦如芋。根大如拳、瓯，蒸煮食之，味同薯蓣，性不甚冷。珠崖之不业耕者惟种此，蒸切晒收，以充粮糗，名薯粮。海中之人多寿，亦由不食五谷，而食甘薯故也。

‖ **气味** ‖

甘，平，无毒。

‖ **主治** ‖

补虚乏，益气力，健脾胃，强肾阴，功同薯蓣。时珍。

‖ **基原** ‖

据《纲目图鉴》等综合分析考证，本品为百合科植物百合 *Lilium brownii* F. E. Brown var. *viridulum* Baker。分布于河北、山西、陕西、安徽、浙江等地。《纲目彩图》认为还包括同属植物卷丹 *L. lancifolium* Thunb.，分布于江苏、浙江、安徽、江西、湖南等地。《药典图鉴》《中药图鉴》《中药志》认为除以上两种外还包括同属植物细叶百合 *L. pumilum* DC.，分布于东北、华北、西北及山东、河南等地。《药典》收载百合药材为百合科植物卷丹、百合或细叶百合的干燥肉质鳞叶；秋季采挖，洗净，剥取鳞叶，置沸水中略烫，干燥。

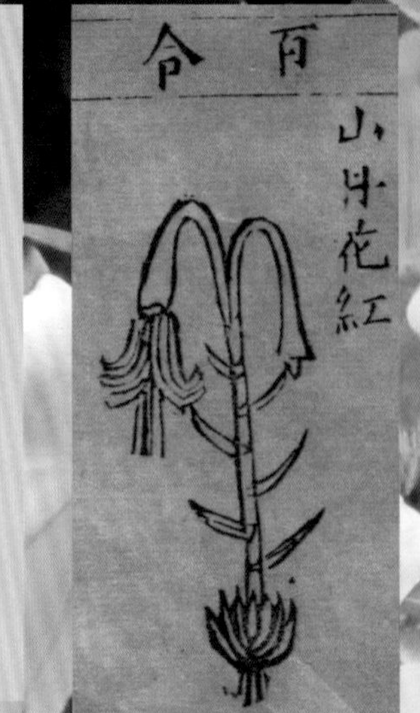

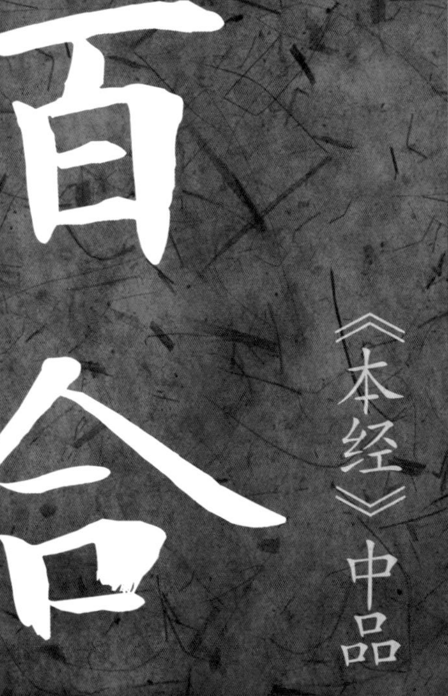

百合

《本经》中品

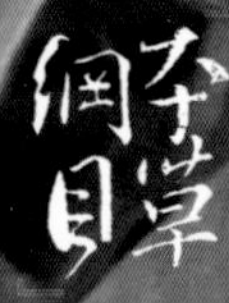

△百合（*Lilium brownii* var. *viridulum*）

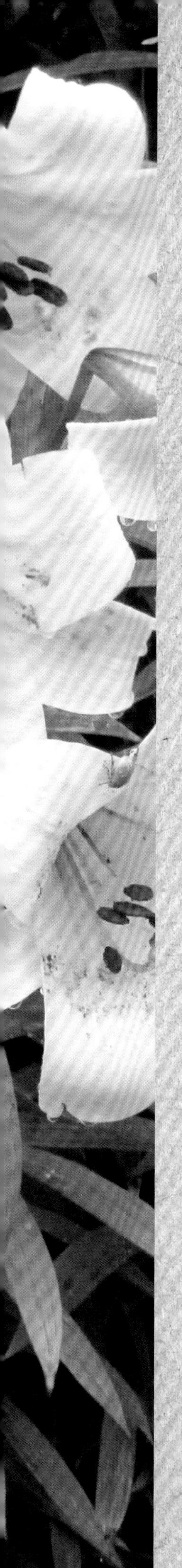

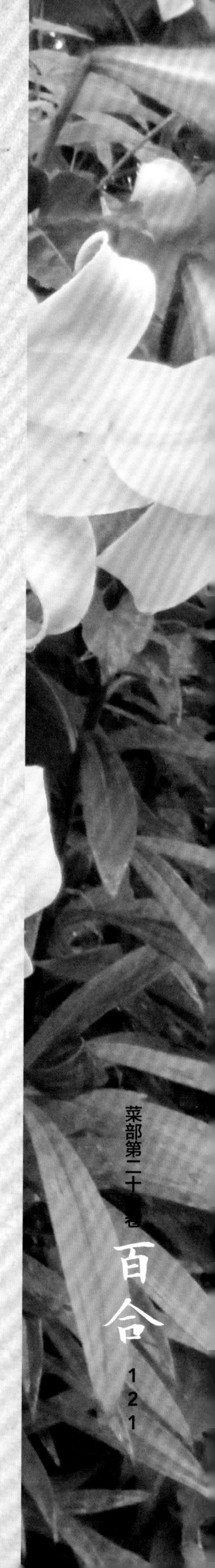

校正：自草部移入此。

‖ 释名 ‖

䪥音藩**强瞿**别录**蒜脑薯。**[别录曰] 一名摩罗，一名香箱，一名中逢花。[吴普曰] 一名重迈，一名中庭。[弘景曰] 百合，俗人呼为强仇，仇即瞿也，声之讹耳。[时珍曰] 百合之根，以众瓣合成也。或云专治百合病故名，亦通。其根如大蒜，其味如山薯，故俗称蒜脑薯。顾野王玉篇亦云：䪥乃百合蒜也。此物花、叶、根皆四向，故曰强瞿。凡物旁生谓之瞿，义出韩诗外传。

‖ 集解 ‖

[别录曰] 百合生荆州山谷。二月、八月采根，阴干。[弘景曰] 近道处处有之。根如葫蒜，数十片相累。人亦蒸煮食之，乃云是蚯蚓相缠结变作之，亦堪服食。[恭曰] 此有二种：一种叶大茎长，根粗花白者，宜入药；一种细叶，花红色。[颂曰] 百合三月生苗，高二三尺。簳粗如箭，四面有叶如鸡距，又似柳叶，青色，近茎处微紫，茎端碧白。四五月开红白花，如石榴嘴而大。根如葫蒜，重叠生二三十瓣。又一种花红黄，有黑斑点，细叶，叶间有黑子者，不堪入药。按徐锴岁时广记：二月种百合，法宜鸡粪。或云百合是蚯蚓化成，而反好鸡粪，理不可知也。[时珍曰] 百合一茎直上，四向生叶。叶似短竹叶，不似柳叶。五六月茎端开大白花，长五寸，六出，红蕊四垂向下，色亦不红。红者叶似柳，乃山丹也。百合结实略似马兜铃，其内子亦似之。其瓣种之，如种蒜法。山中者，宿根年年自生。未必尽是蚯蚓化成也。蚯蚓多处，不闻尽有百合，其说恐亦浪传耳。

‖ 正误 ‖

[宗奭曰] 百合茎高三尺许。叶如大柳叶，四向攒枝而上。其颠即开淡黄白花，四垂向下覆长蕊，花心有檀色。每一枝颠，须五六花。子紫色，圆如梧子，生于枝叶间。每叶一子，不在花中，亦一异也。根即百合，白色，其形如松子，四向攒生，中间出苗。[时珍曰] 寇氏所说，乃卷丹，非百合也，苏颂所传不堪入药者，今正其误。叶短而阔，微似竹叶，白花四垂者，百合也。叶长而狭，尖如柳叶，红花，不四垂者，山丹也。茎叶似山丹而高，红花带黄而四垂，上有黑斑点，其子先结在枝叶间者，卷丹也。卷丹以四月结子，秋时开花，根似百合。其山丹四月开花，根小少瓣。盖一类三种也。吴瑞本草言白花者名百合，红花者名强仇，不知何所据也。

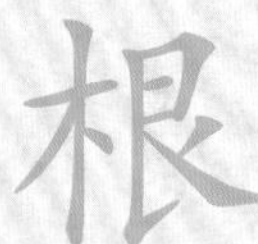

‖ **气味** ‖

甘，平，无毒。[权曰] 有小毒。

‖ **主治** ‖

邪气腹胀心痛，利大小便，补中益气。本经。**除浮肿胪胀，痞满寒热，通身疼痛，及乳难喉痹，止涕泪。**别录。**百邪鬼魅，涕泣不止，除心下急满痛，治脚气热咳。**甄权。**安心定胆益志，养五脏，治颠邪狂叫惊悸，产后血狂运，杀蛊毒气，胁痈乳痈发背诸疮肿。**大明。**心急黄，宜蜜蒸食之。**孟诜。**治百合病。**宗奭。**温肺止嗽。**元素。

‖ **发明** ‖

[颂曰] 张仲景治百合病，有百合知母汤、百合滑石代赭汤、百合鸡子汤、百合地黄汤，凡四方。病名百合而用百合治之，不识其义。[颖曰] 百合新者，可蒸可煮，和肉更佳；干者作粉食，最益人。[时珍曰] 按王维诗云：冥搜到百合，真使当重肉。果堪止泪无，欲纵望江目。盖取本草百合止涕泪之说。

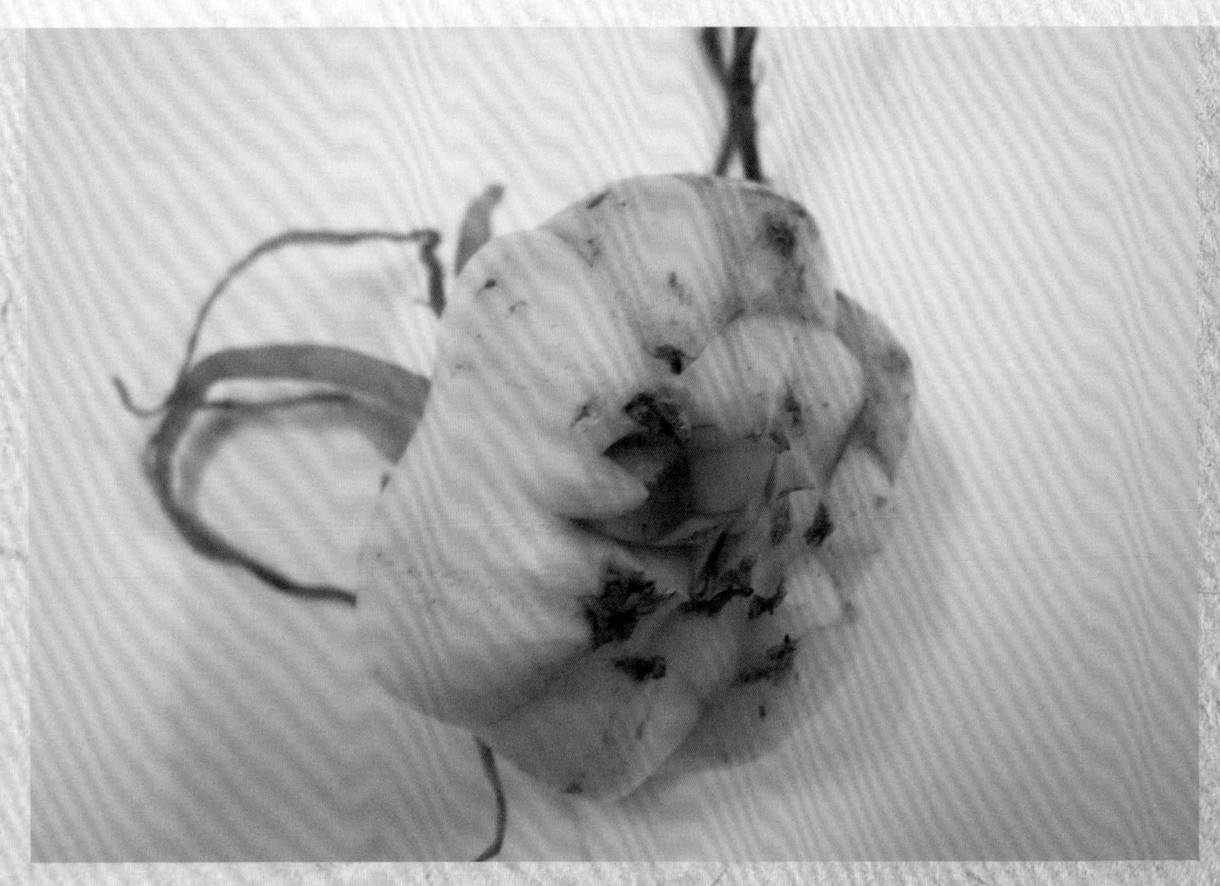

‖ **附方** ‖

旧三，新十三。**百合病**百合知母汤：治伤寒后百合病，行住坐卧不定，如有鬼神状，已发汗者。用百合七枚，以泉水浸一宿，明旦更以泉水，煮取一升，却以知母三两，同泉水二升煮一升，同百合汁再煮取一升半，分服。百合鸡子汤：治百合病已经吐后者。用百合七枚，泉水浸一宿，明旦更以泉水二升，煮取一升，入鸡子黄一个，分再服。百合代赭汤：治百合病已经下后者。用百合七枚，泉水浸一宿，明旦更以泉水二升，煮取一升，却以代赭石一两，滑石三两，水二升，煮取一升，同百合汁再煮取一升半，分再服。百合地黄汤：治百合病未经汗吐下者。用百合七枚，泉水浸一宿，明旦更以泉水二升，煮取一升，入生地黄汁一升，同煎取一升半，分再服。并仲景金匮要略方。**百合变渴**病已经月，变成消渴者。百合一升，水一斗，渍一宿，取汁温浴病人。浴毕食白汤饼。陈延之小品方。**百合变热**者。用百合一两，滑石三两，为末，饮服方寸匕。微利乃良。小品方。**百合腹满**作痛者。用百合炒为末，每饮服方寸匕，日二。小品。**阴毒伤寒**百合煮浓汁，服一升良。孙真人食忌。**肺脏壅热**烦闷咳嗽者。新百合四两，蜜和蒸软，时时含一片，吞津。圣惠方。**肺病吐血**新百合捣汁，和水饮之。亦可煮食。卫生易简。**耳聋耳痛**干百合为末，温水服二钱，日二服。千金方。**拔白换黑**七月七日，取百合熟捣，用新瓷瓶盛之，密封挂门上，阴干百日。每拔去白者掺之，即生黑者也。便民图纂。**游风隐疹**以楮叶掺动，用盐泥二两，百合半两，黄丹二钱，醋一分，唾四分，捣和贴之。摘玄方。**疮肿不穿**野百合同盐捣泥，傅之良。应验方。**天泡湿疮**生百合捣涂，一二日即安。濒湖集简方。**鱼骨哽咽**百合五两研末，蜜水调围颈项包住，不过三五次即下。圣济。

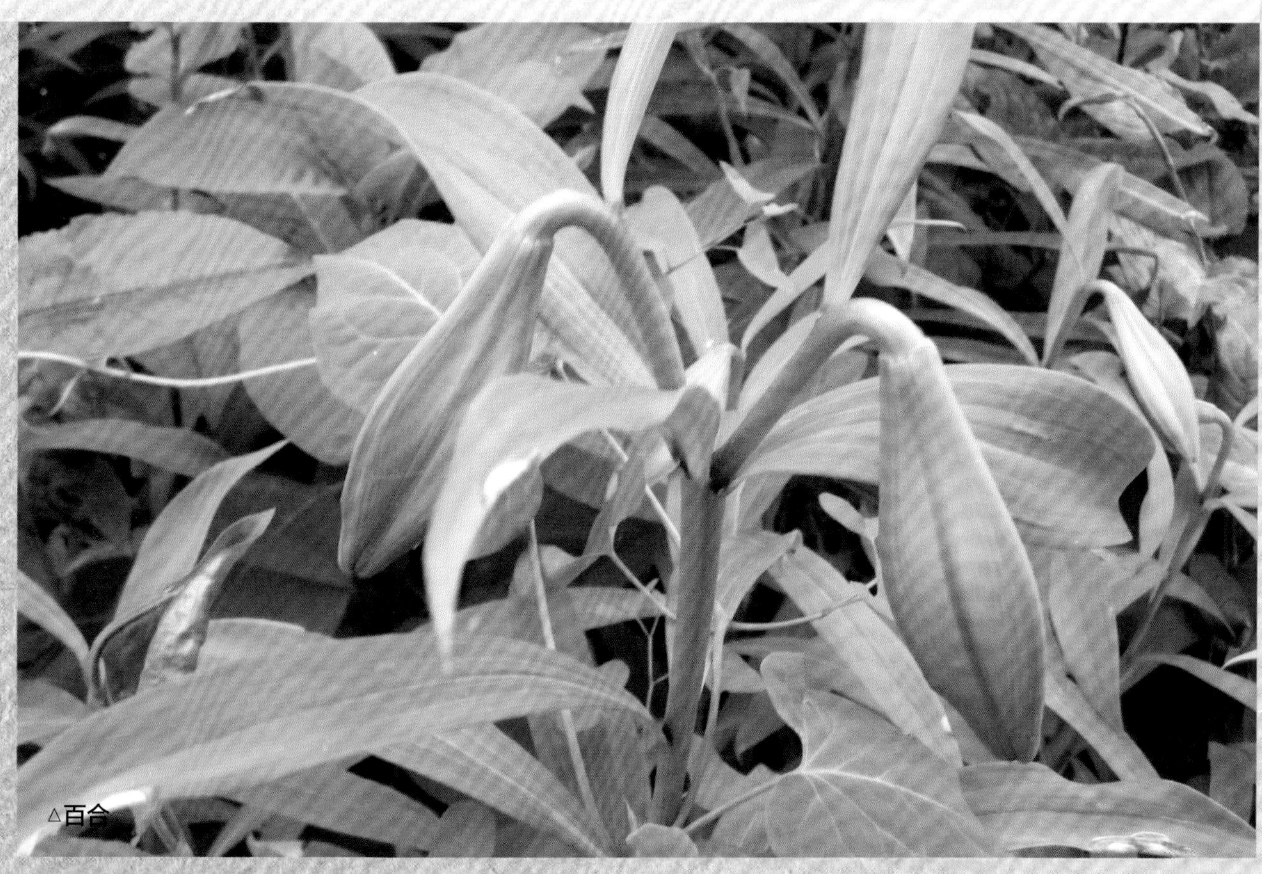
△百合

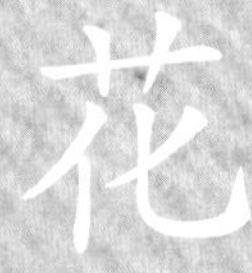

花

‖ **主治** ‖

小儿天泡湿疮，暴干研末，菜子油涂，良。时珍。

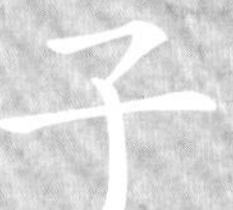

子

‖ **主治** ‖

酒炒微赤，研末汤服，治肠风下血。思邈。

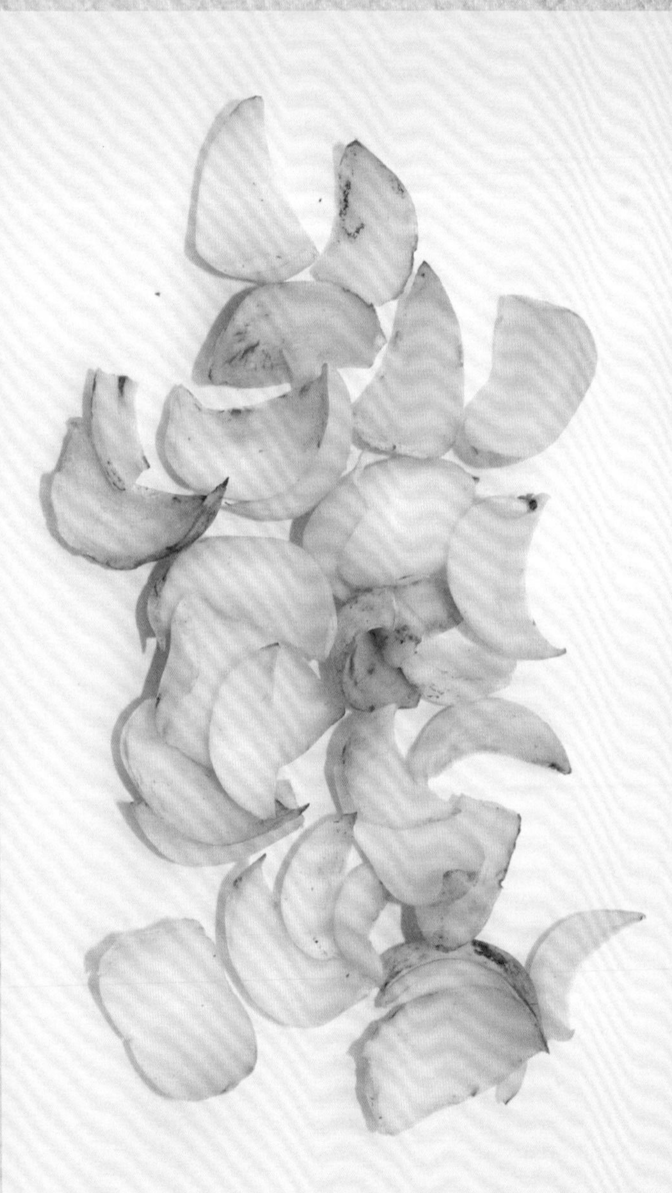

△百合药材

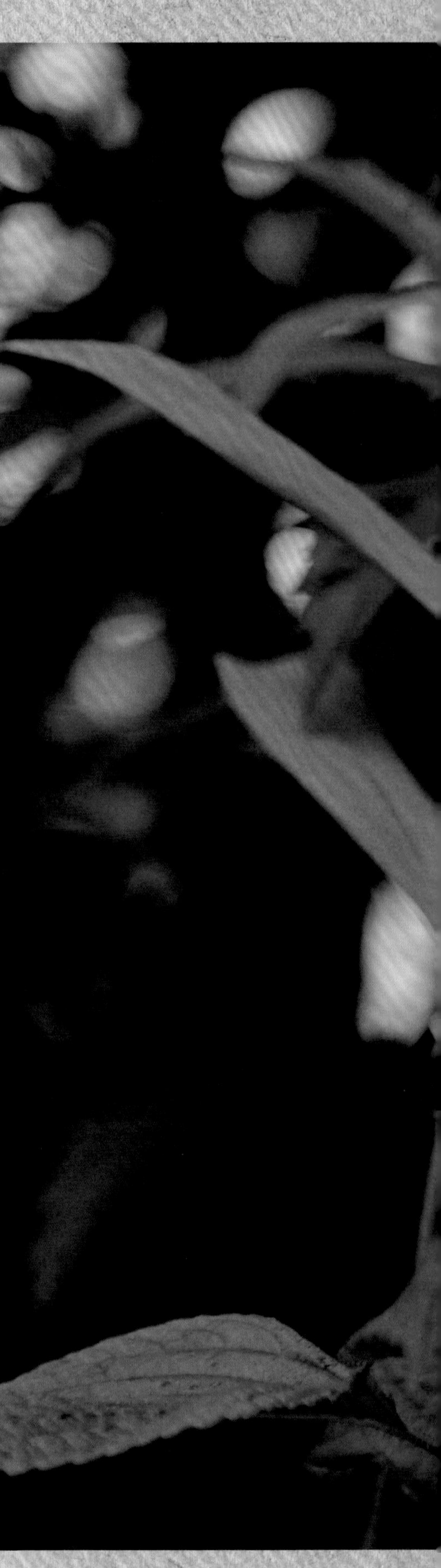

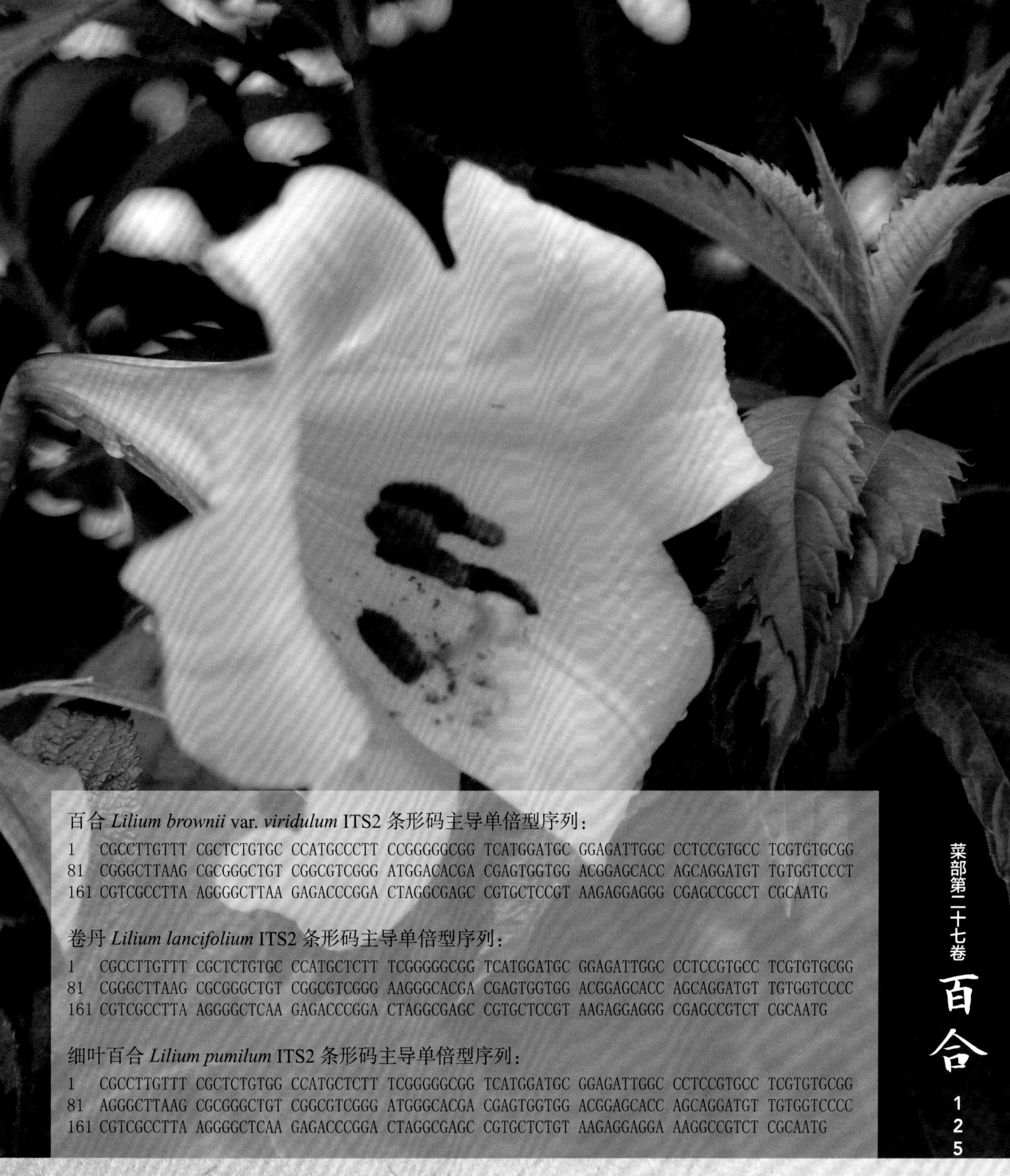

▽百合

百合 *Lilium brownii* var. *viridulum* ITS2 条形码主导单倍型序列：

1 CGCCTTGTTT CGCTCTGTGC CCATGCCCTT CCGGGGGCGG TCATGGATGC GGAGATTGGC CCTCCGTGCC TCGTGTGCGG
81 CGGGCTTAAG CGCGGGCTGT CGGCGTCGGG ATGGACACGA CGAGTGGTGG ACGGAGCACC AGCAGGATGT TGTGGTCCCT
161 CGTCGCCTTA AGGGGCTTAA GAGACCCGGA CTAGGCGAGC CGTGCTCCGT AAGAGGAGGG CGAGCCGCCT CGCAATG

卷丹 *Lilium lancifolium* ITS2 条形码主导单倍型序列：

1 CGCCTTGTTT CGCTCTGTGC CCATGCTCTT TCGGGGGCGG TCATGGATGC GGAGATTGGC CCTCCGTGCC TCGTGTGCGG
81 CGGGCTTAAG CGCGGGCTGT CGGCGTCGGG AAGGGCACGA CGAGTGGTGG ACGGAGCACC AGCAGGATGT TGTGGTCCCC
161 CGTCGCCTTA AGGGGCTCAA GAGACCCGGA CTAGGCGAGC CGTGCTCCGT AAGAGGAGGG CGAGCCGTCT CGCAATG

细叶百合 *Lilium pumilum* ITS2 条形码主导单倍型序列：

1 CGCCTTGTTT CGCTCTGTGG CCATGCTCTT TCGGGGGCGG TCATGGATGC GGAGATTGGC CCTCCGTGCC TCGTGTGCGG
81 AGGGCTTAAG CGCGGGCTGT CGGCGTCGGG ATGGGCACGA CGAGTGGTGG ACGGAGCACC AGCAGGATGT TGTGGTCCCC
161 CGTCGCCTTA AGGGGCTCAA GAGACCCGGA CTAGGCGAGC CGTGCTCTGT AAGAGGAGGA AAGGCCGTCT CGCAATG

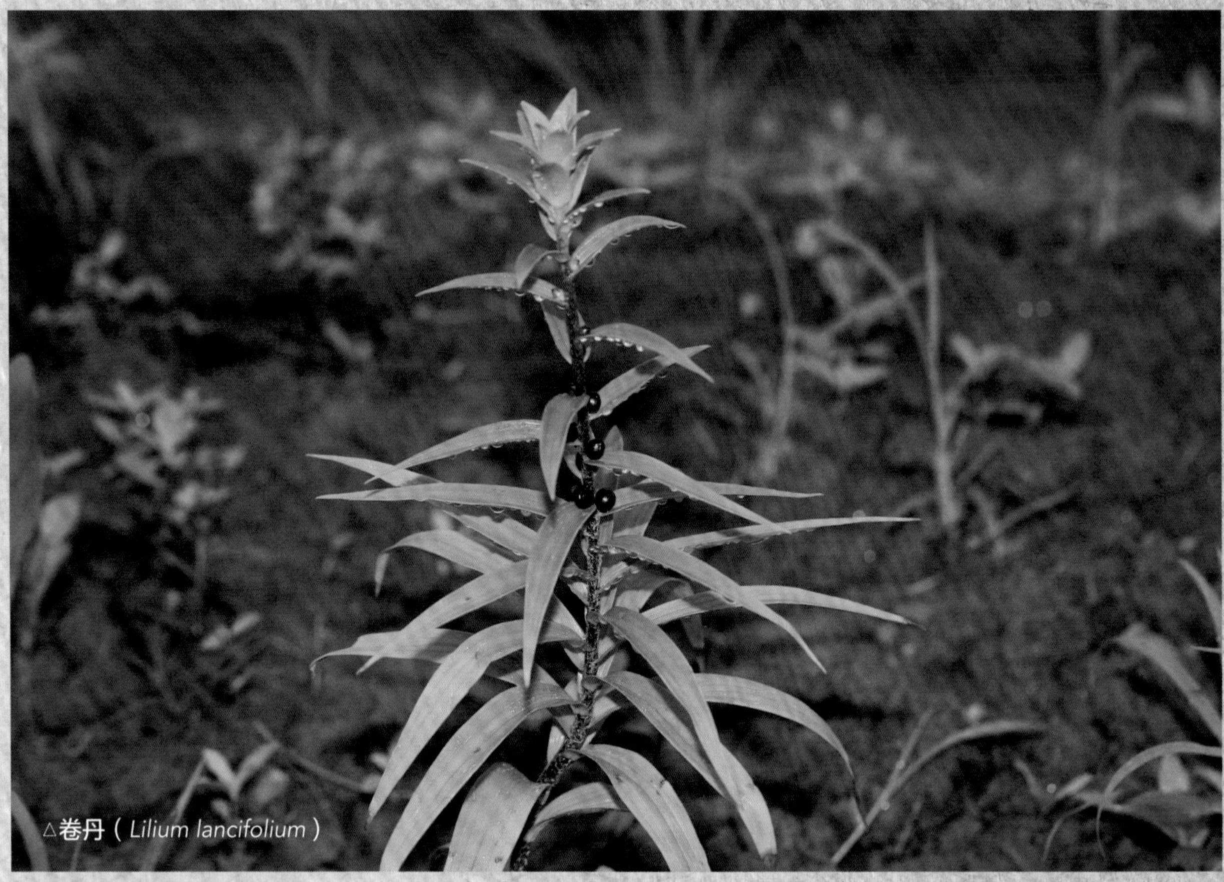
△卷丹（*Lilium lancifolium*）

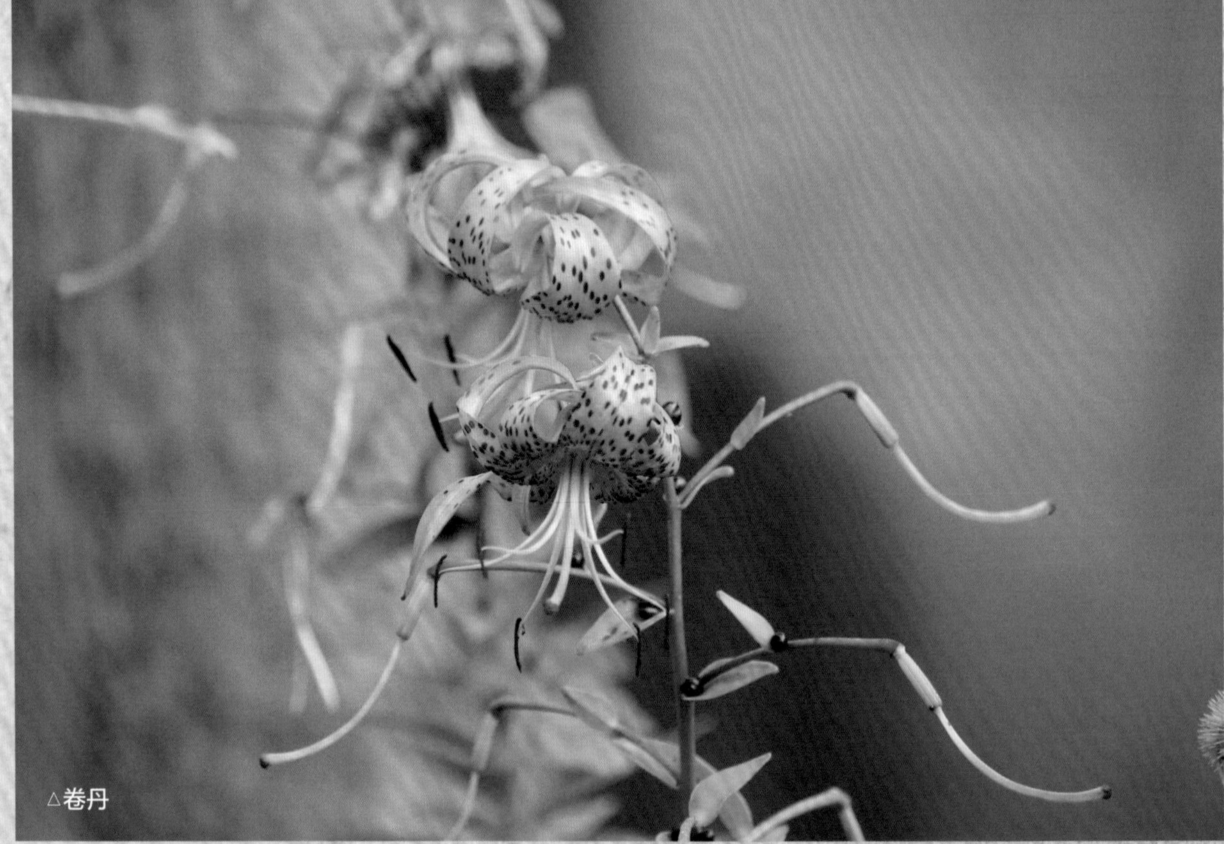
△卷丹

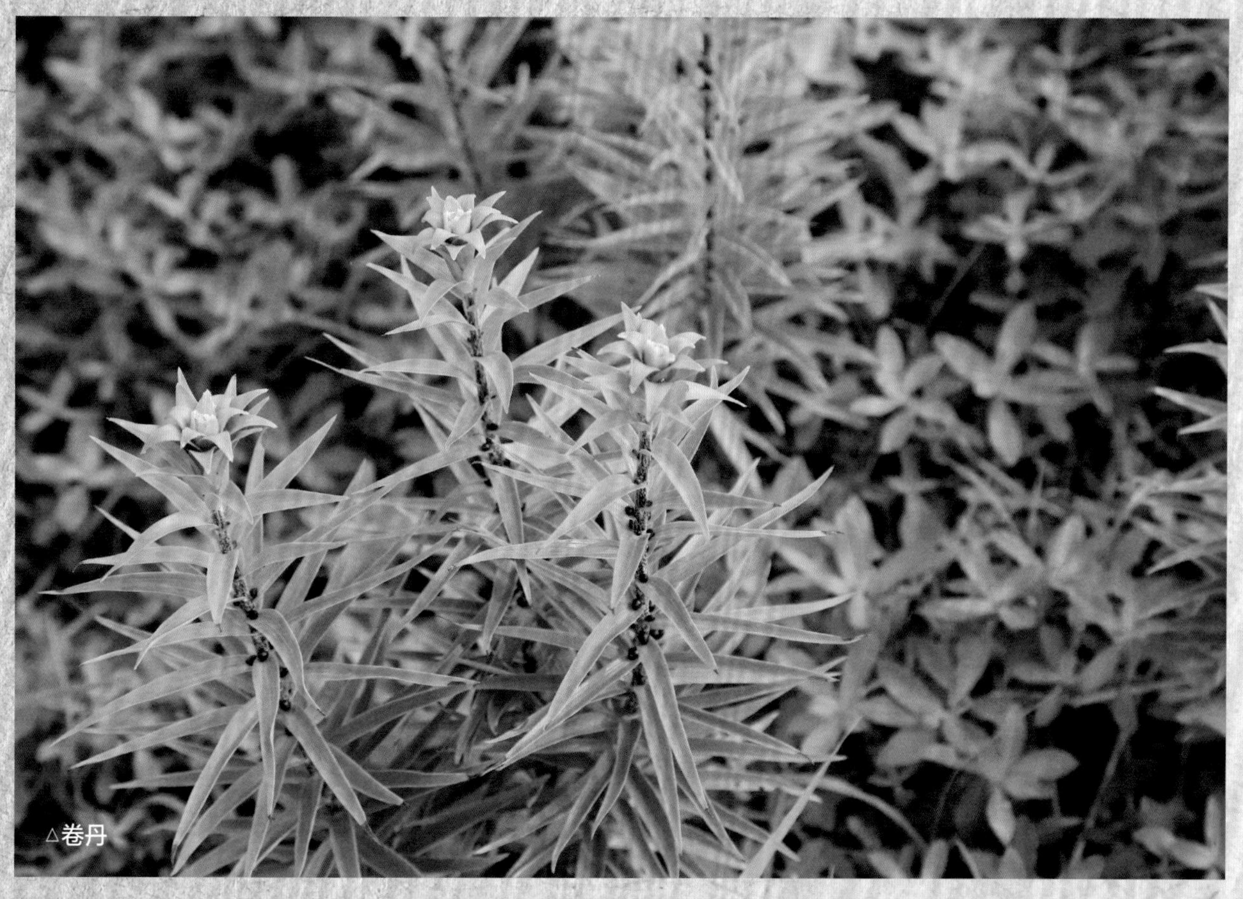
△卷丹

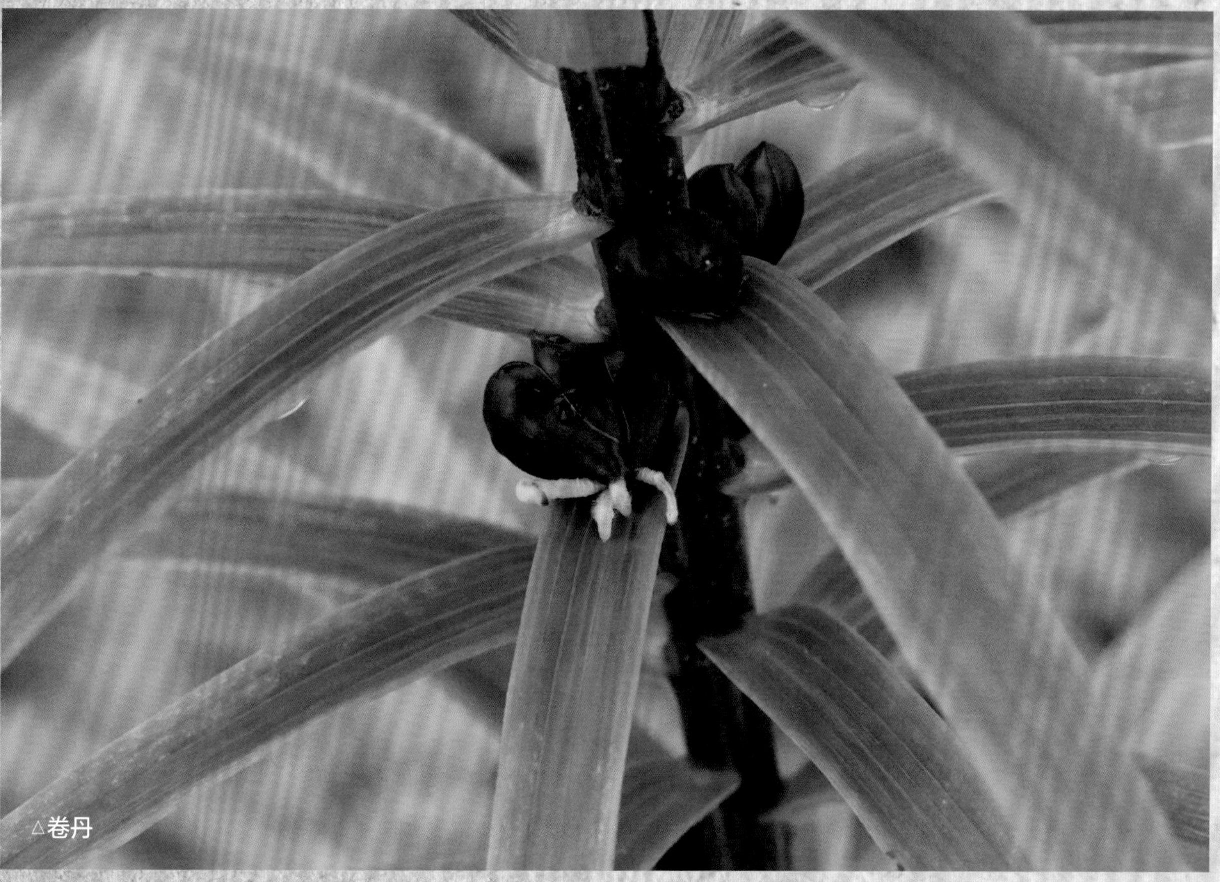
△卷丹

‖ **基原** ‖

《纲目图鉴》认为本品为百合科植物山丹 *Lilium concolor* Salisb.。分布于东北、华中、西南及内蒙古、河北、山东、江苏、陕西等地。《纲目彩图》认为本品为百合科植物细叶百合 *L. pumilum* DC.，分布参见本卷“百合”项下。

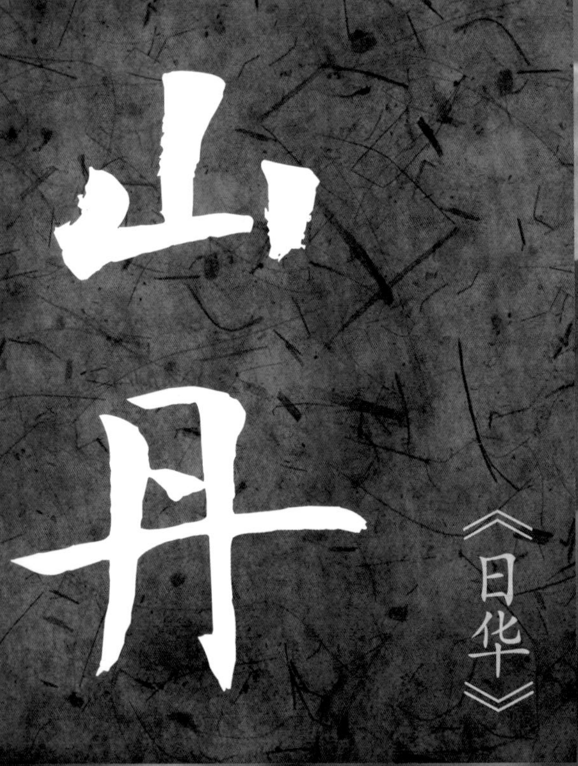

△山丹（*Lilium pumilum*）

‖ **释名** ‖

红百合日华**连珠**同**川强瞿**通志**红花菜**。

‖ **集解** ‖

[诜曰] 百合红花者名山丹。其根食之不甚良，不及白花者。[时珍曰] 山丹根似百合，小而瓣少，茎亦短小。其叶狭长而尖，颇似柳叶，与百合迥别。四月开红花，六瓣不四垂，亦结小子。燕、齐人采其花跗未开者，干而货之，名红花菜。卷丹茎叶虽同而稍长大。其花六瓣四垂，大于山丹。四月结子在枝叶间，入秋开花在颠顶，诚一异也。其根有瓣似百合，不堪食，别一种也。

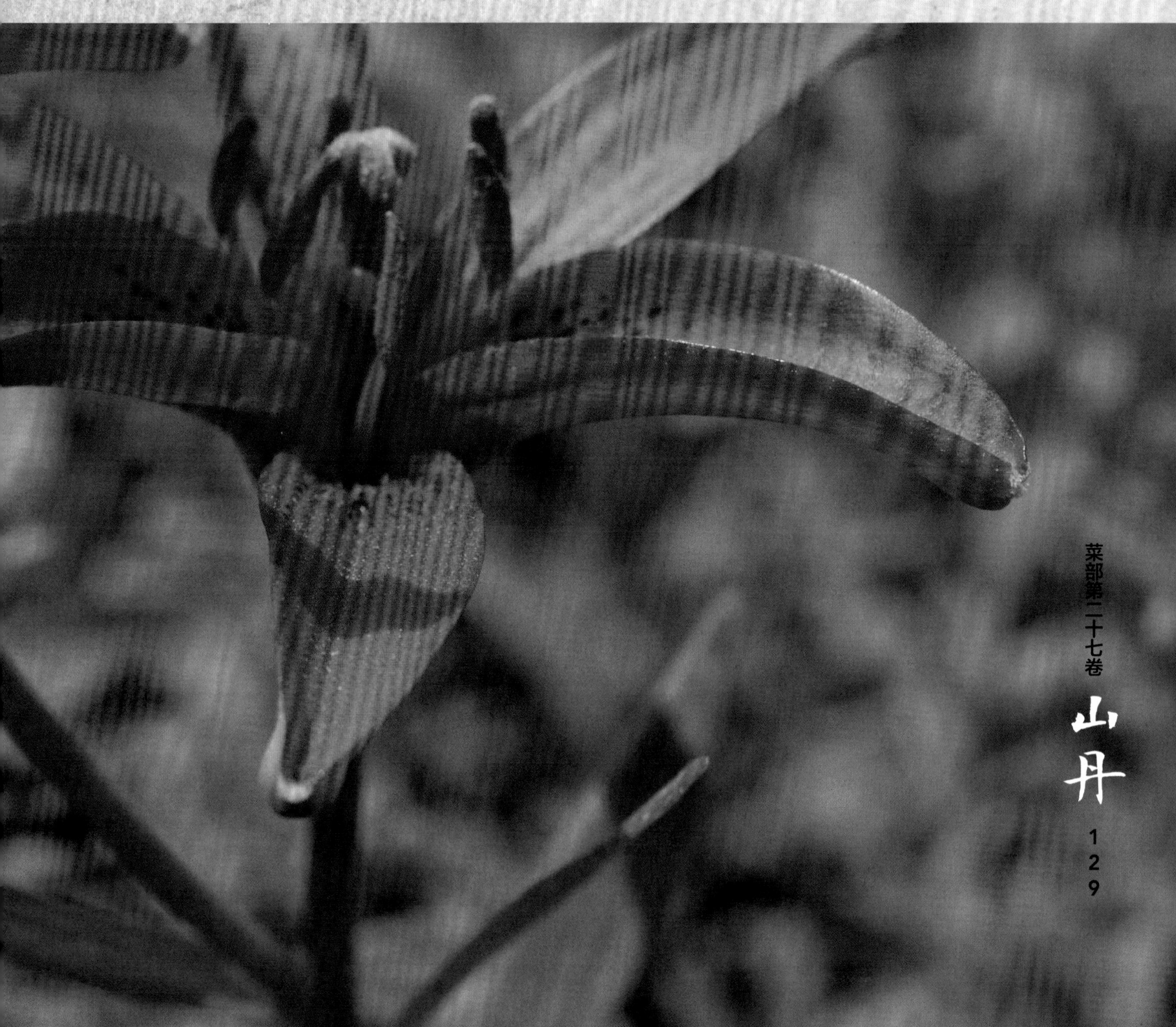

根

‖ **气味** ‖

甘，凉，无毒。正要云：平。

‖ **主治** ‖

疮肿、惊邪。大明。**女人崩中。**时珍。

花

‖ **气味** ‖

同根。

‖ **主治** ‖

活血。其蕊，傅疔疮恶肿。时珍。

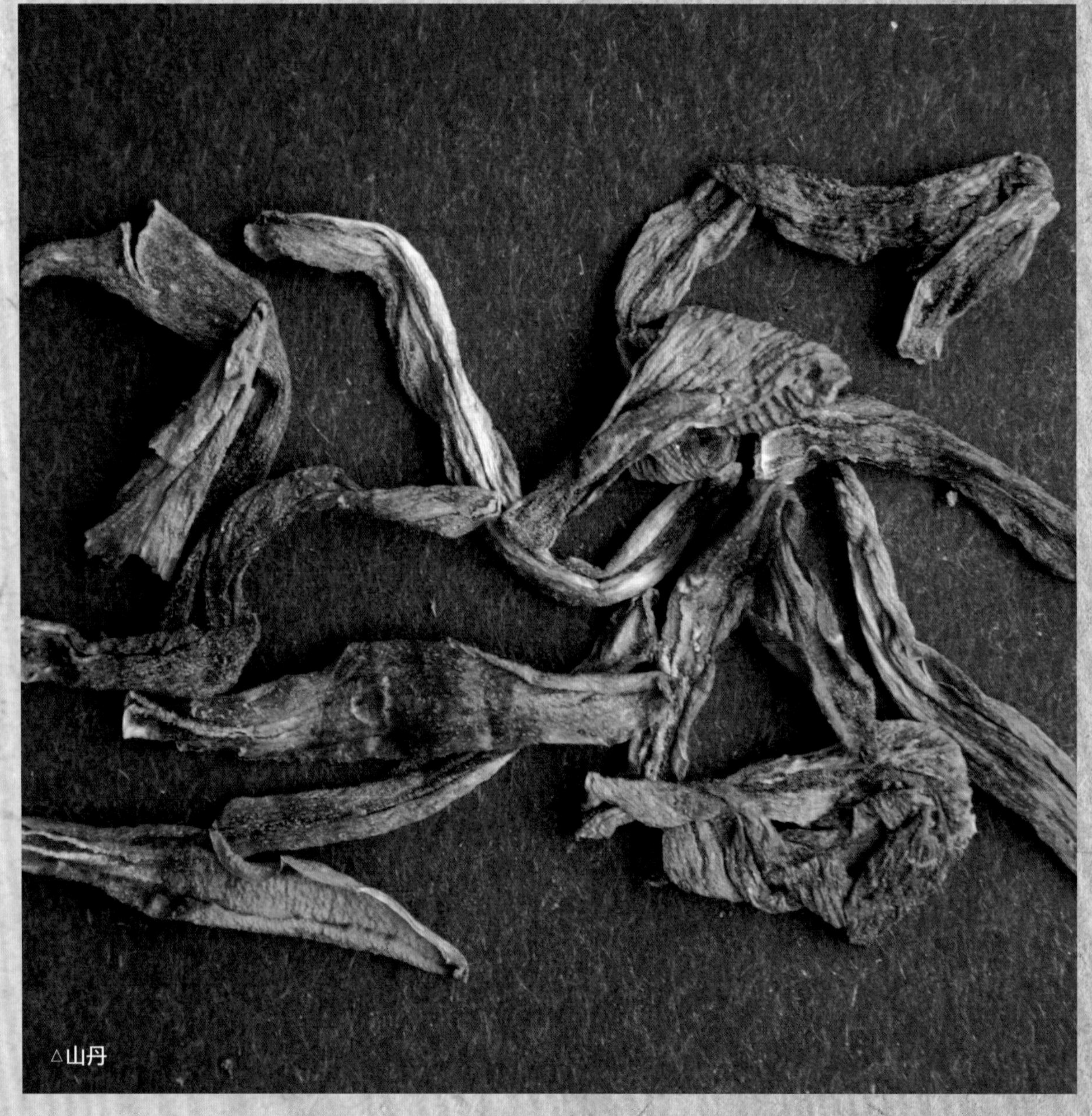

△山丹

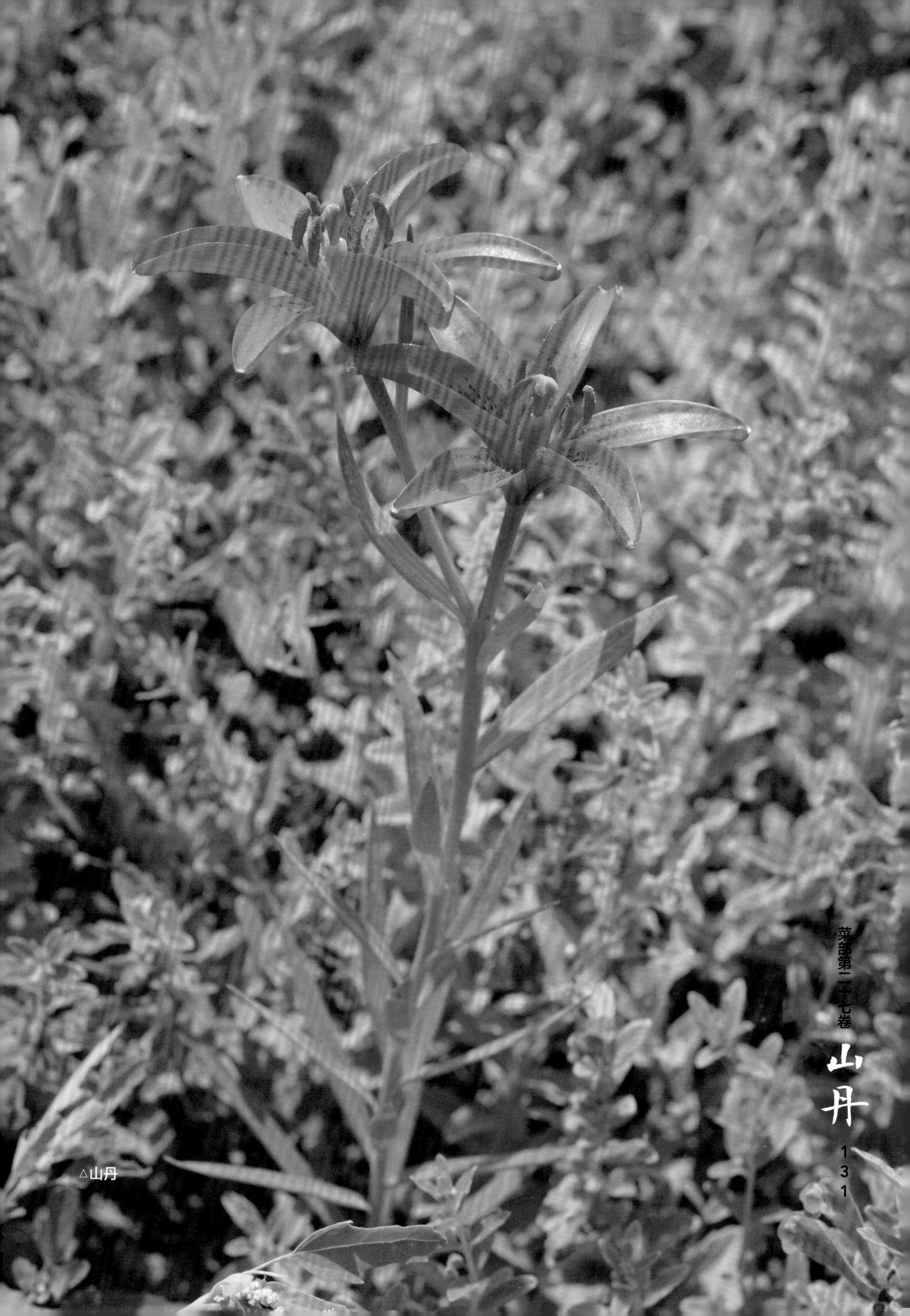
△山丹

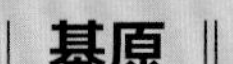

‖ **基原** ‖

据《纲目彩图》《纲目图鉴》《中华本草》《汇编》等综合分析考证，本品为唇形科植物甘露子 *Stachys sieboldii* Miq.。分布于西北、华东、西南及河北、山西、江西、湖南等地。

草石蚕

《拾遗》

△甘露子（*Stachys sieboldii*）

校正：自草部移入此。

‖ **释名** ‖

地蚕日用**土蛹**余冬录**甘露子**食物**滴露**纲目**地瓜儿**。[时珍曰] 蚕蛹皆以根形而名，甘露以根味而名。或言叶上滴露则生，珍常莳之，无此说也。其根长大者，救荒本草谓之地瓜儿。

‖ **集解** ‖

[藏器曰] 陶氏注虫部石蚕云：今俗用草根黑色。按草石蚕生高山石上，根如簪，上有毛，节如蚕，叶似卷柏。山人取食之。[颂曰] 草根之似蚕者，亦名石蚕。出福州及信州山石上，四时常有。其苗青，亦有节。三月采根用。[机曰] 草石蚕徽州甚多，土人呼为地蚕。肥白而促节，大如三眠蚕。生下湿地及沙碛间。秋时耕犁，遍地皆是。收取以醋淹作菹食。冬月亦掘取之。[颖曰] 地蚕生郊野麦地中。叶如薄荷，少狭而尖，文微皱，欠光泽。根白色，状如蚕。四月采根，水瀹和盐为菜茹之。[时珍曰] 草石蚕即今甘露子也。荆湘、江淮以南野中有之，人亦栽莳。二月生苗，长者近尺，方茎对节，狭叶有齿，并如鸡苏，但叶邹有毛耳。四月开小花成穗，一如紫苏花穗。结子如荆芥子。其根连珠，状如老蚕。五月掘根蒸煮食之，味如百合。或以萝卜卤及盐菹水收之，则不黑。亦可酱渍、密藏。既可为菜，又可充果。陈藏器言石蚕叶似卷柏者，若与此不同也。

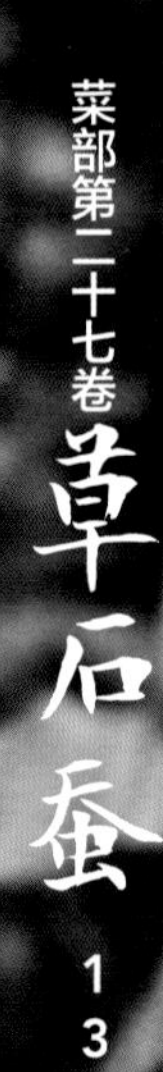

根

‖ **气味** ‖

甘，平，无毒。[时珍曰] 不宜生食及多食，生寸白虫。与诸鱼同食，令人吐。

‖ **主治** ‖

浸酒，除风破血。煮食，治溪毒。藏器。**焙干，主走注风，散血止痛。其节亦可捣末酒服。**苏颂。**和五脏，下气清神。**正要。

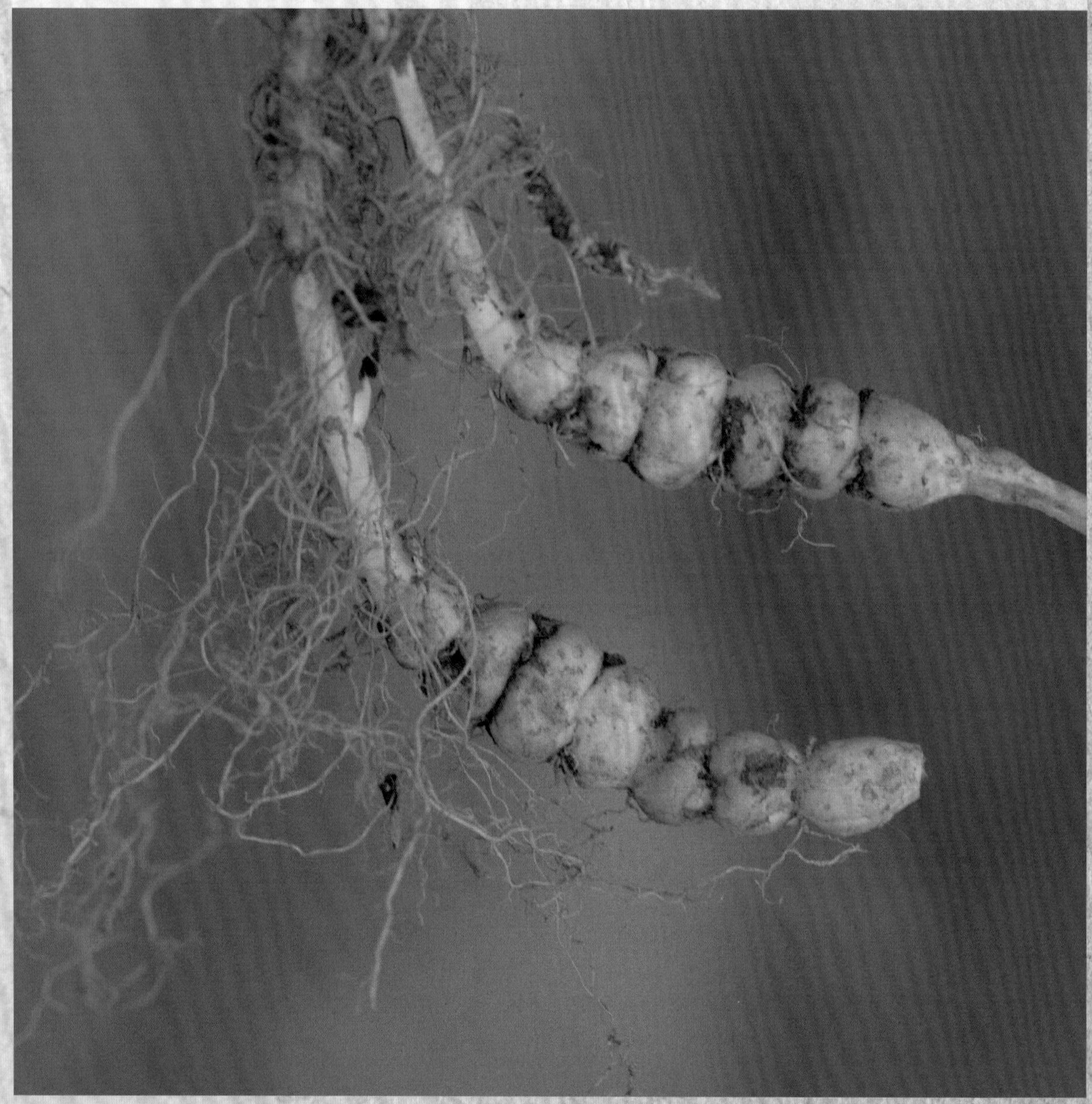

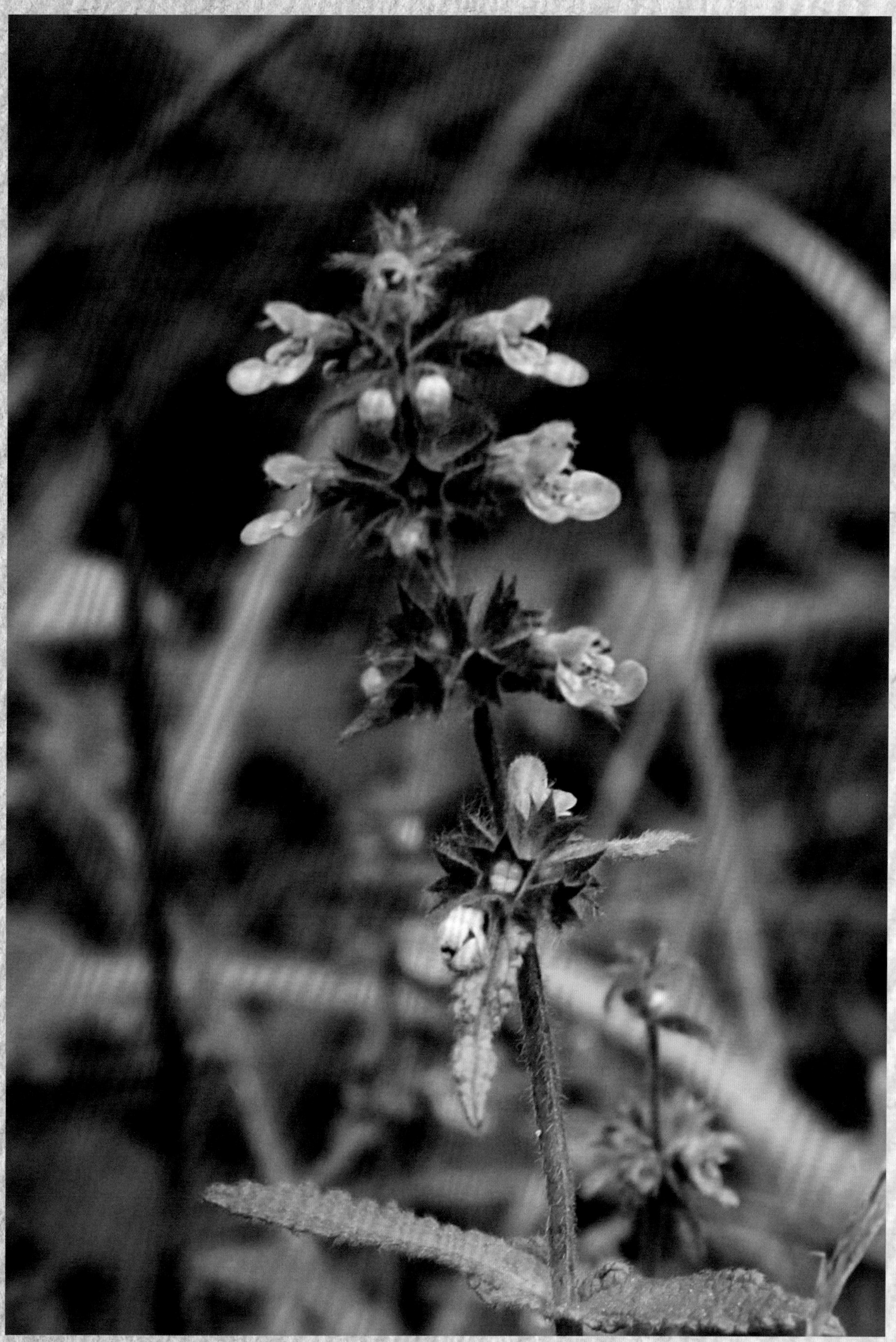

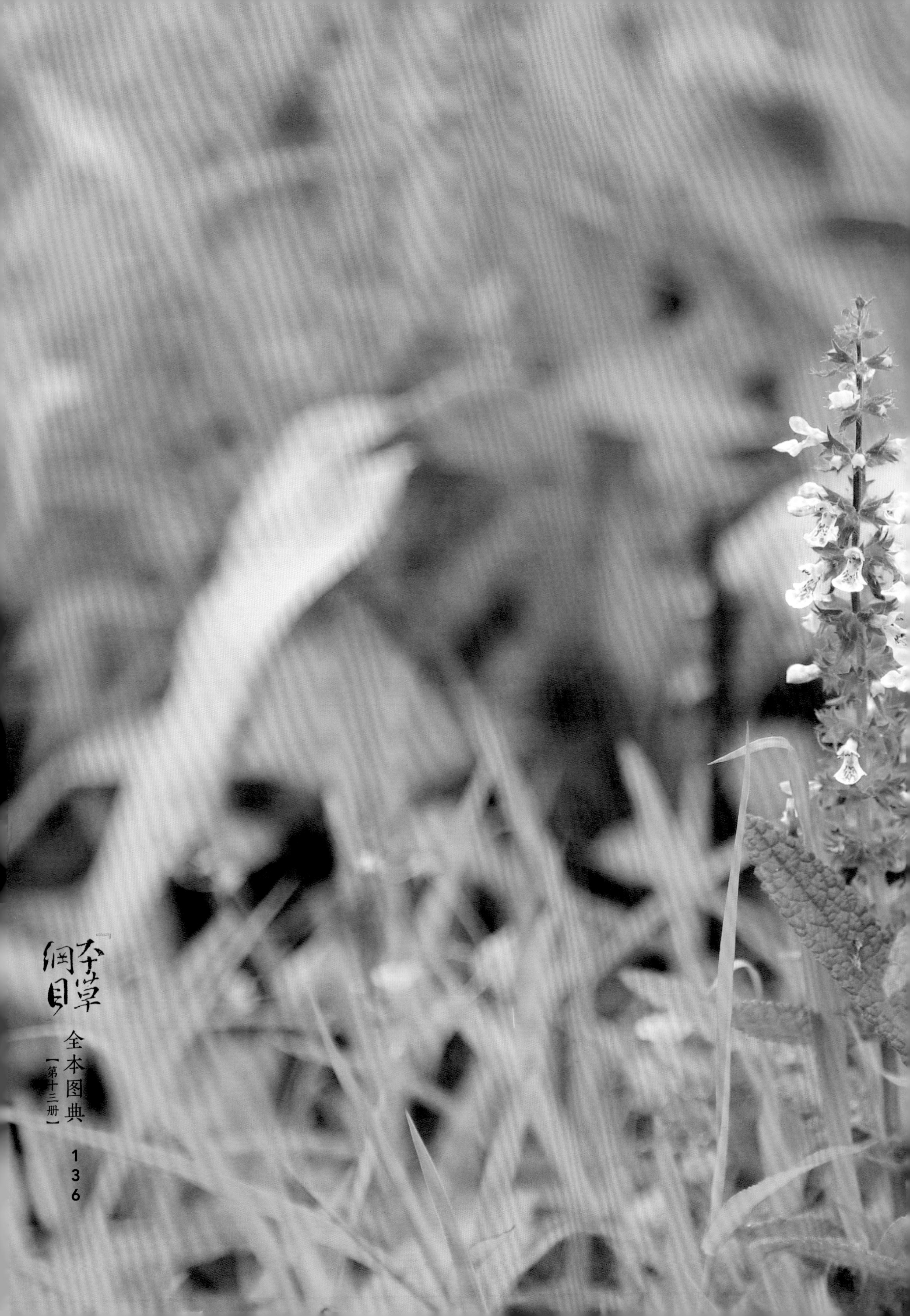

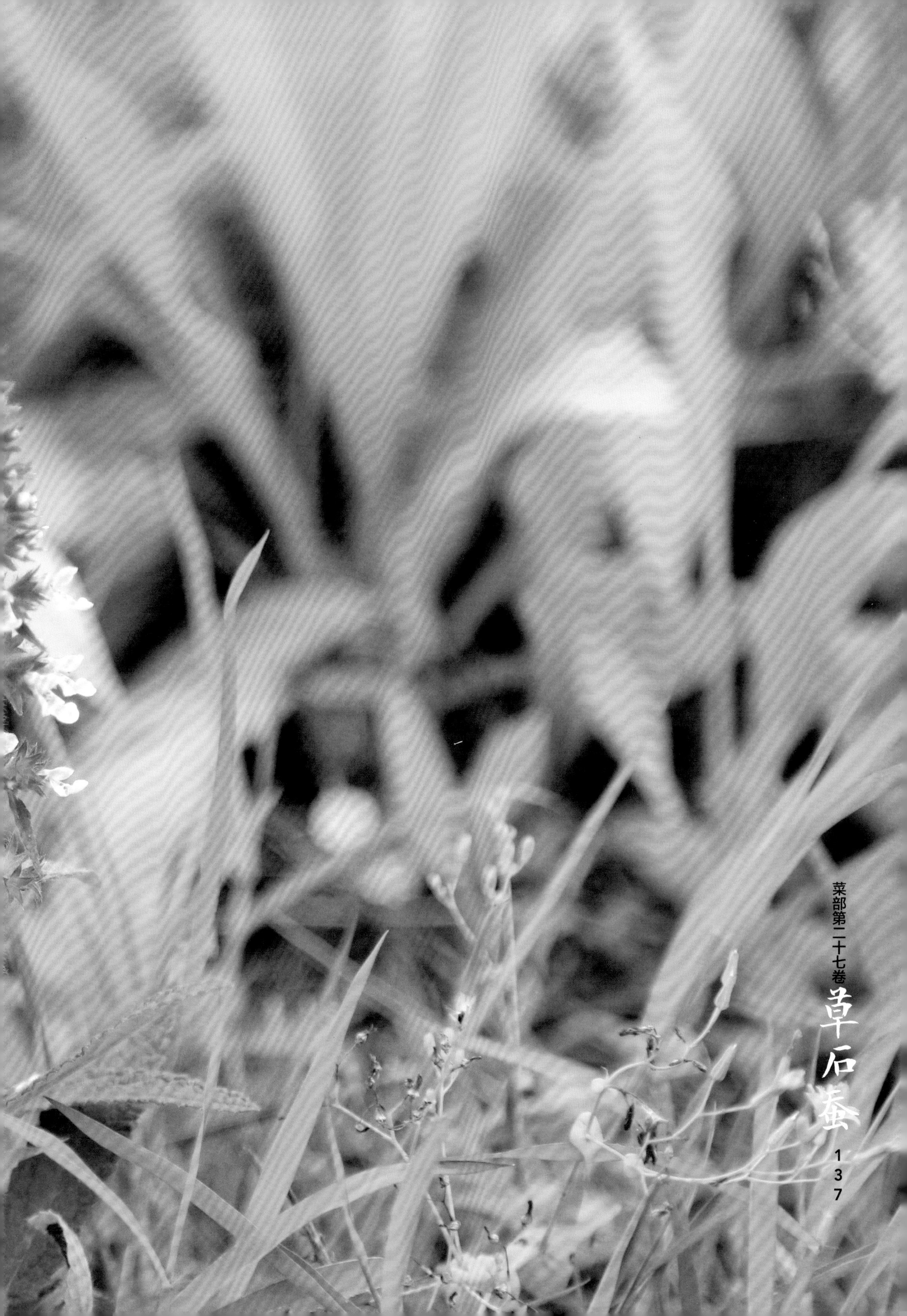

菜部第二十七卷

草石蚕

‖ **基原** ‖

据《纲目图鉴》《中华本草》《大辞典》等综合分析考证，本品为禾本科植物苦竹 *Pleioblastus amarus* (Keng) Keng f.、淡竹 *Phyllostachys nigra* (Lodd.) Munro var. *henonis* (Mitf.) Stapf ex Rendle、车筒竹 *Bambusa sinospinosa* McClure 等的嫩苗或嫩芽，分别称“苦竹笋”“淡竹笋”“刺竹笋”等。苦竹分布于长江流域各省及陕西秦岭等地，淡竹分布于山东、河南及长江流域等地，车筒竹分布于华南、西南等地。参见第三十七卷“竹”“竹黄”项下。

竹笋

《蜀本草》

△苦竹（*Pleioblastus amarus*）

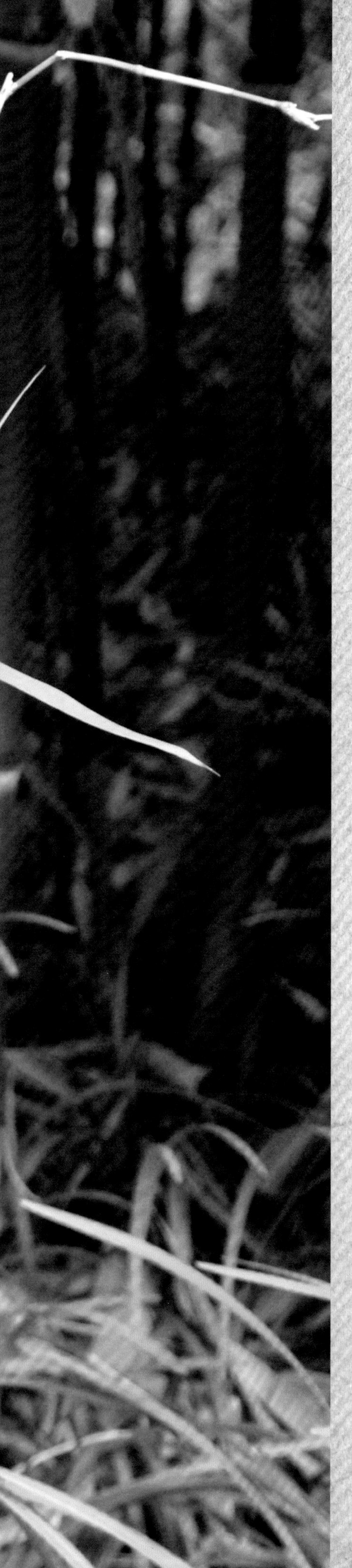

校正：并入木部拾遗桃竹筍。

‖释名‖

竹萌尔雅**竹芽**筍谱**竹胎**说文**竹**子神异经。[时珍曰] 筍从竹、旬，谐声也。陆佃云：旬内为筍，旬外为竹，故字从旬。今谓竹为妒母草，谓筍生旬有六日而齐母也。僧赞宁筍谱云：筍一名萌，一名箬，一名虇，一名茁，一名初篁。皆会意也。俗作笋者，非。

‖集解‖

[弘景曰] 竹类甚多。笋以实中竹、篁竹者为佳。于药无用。[颂曰] 竹笋，诸家惟以苦竹笋为最贵。然苦竹有二种：一种出江西者，本极粗大，笋味殊苦，不可啖；一种出江浙及近道者，肉厚而叶长阔，笋味微苦，俗呼甜苦笋，食品所宜，亦不闻入药用也。[时珍曰] 晋·武昌戴凯之、宋·僧赞宁皆著竹谱，凡六十余种。其所产之地，发笋之时，各各不同。详见木部竹下。其笋亦有可食、不可食者。大抵北土鲜竹，惟秦、蜀、吴、楚以南则多有之。竹有雌雄，但看根上第一枝双生者，必雌也，乃有笋。土人于竹根行鞭时掘取嫩者，谓之鞭笋。江南、湖南人冬月掘大竹根下未出土者为冬笋，东观汉记谓之苞笋。并可鲜食，为珍品。其他则南人淡干者为玉版笋、明笋、火笋，盐曝者为盐笋，并可为蔬食也。按赞宁云：凡食笋者譬如治药，得法则益人，反是则有损。采之宜避风日，见风则本坚，入水则肉硬，脱壳煮则失味，生着刃则失柔。煮之宜久，生必损人。苦笋宜久煮，干笋宜取汁为羹茹。蒸之最美，煨之亦佳。味莶者戟人咽，先以灰汤煮过，再煮乃良。或以薄荷数片同煮，亦去莶味。诗云：其蔌伊何，惟笋及蒲。礼云：加豆之实，笋菹鱼醢。则笋之为蔬，尚之久矣。

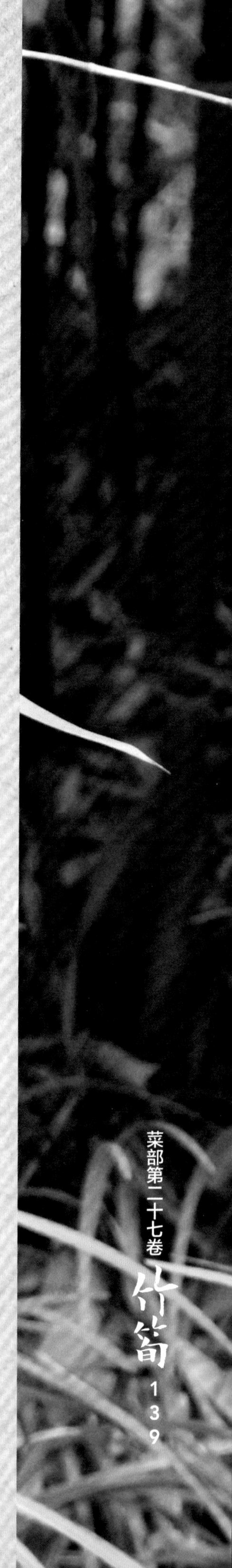

诸竹笋

‖ **气味** ‖

甘，微寒，无毒。[藏器曰] 诸笋皆发冷血及气。[瑞曰] 笋同羊肝食，令人目盲。

‖ **主治** ‖

消渴，利水道，益气，可久食。别录。**利膈下气，化热消痰爽胃。**宁原。

苦竹笋

‖ **气味** ‖

苦、甘，寒。

‖ **主治** ‖

不睡，去面目并舌上热黄，消渴，明目，解酒毒，除热气，健人。藏器。**理心烦闷，益气力，利水道，下气化痰，理风热脚气，并蒸煮食之。**心镜。**治出汗中风失音。**汪颖。**干者烧研入盐，擦牙疳。**时珍。

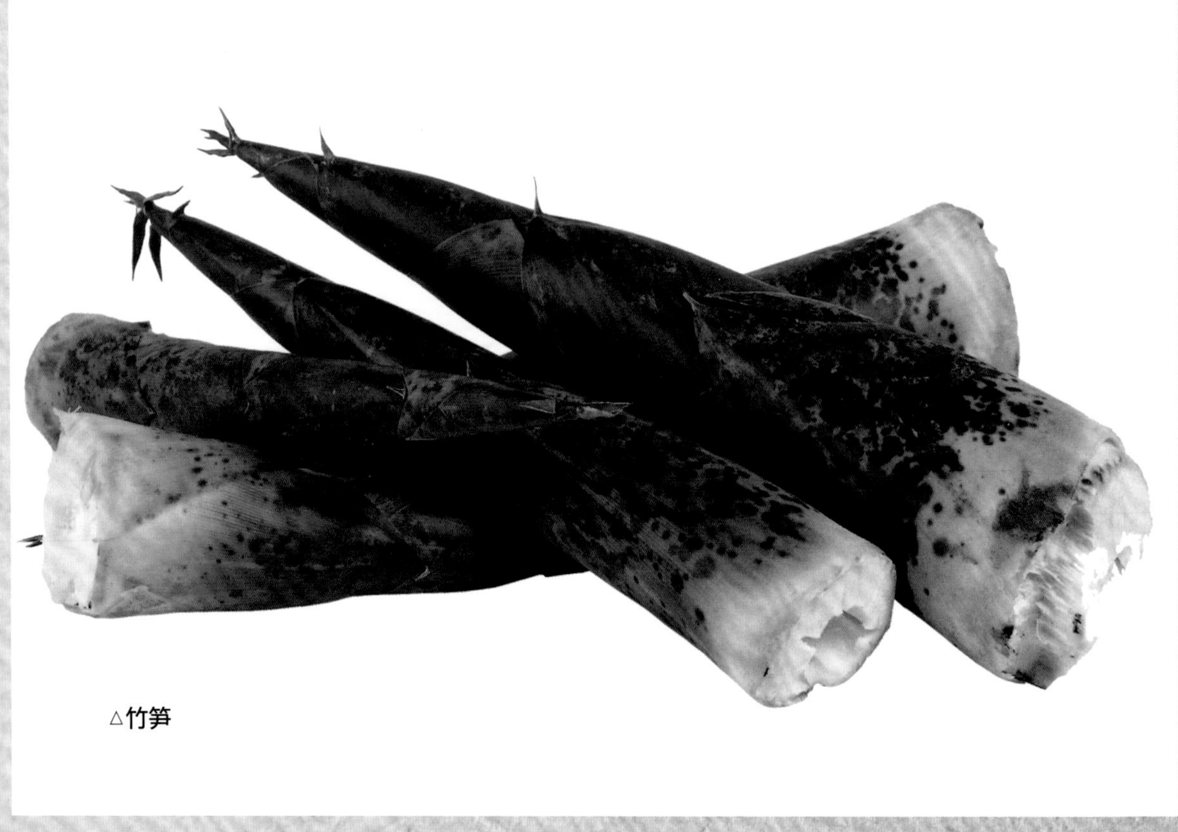

△竹笋

‖ **发明** ‖

[时珍曰] 四川·叙州·宜宾、长宁所出苦笋，彼人重之。宋·黄山谷有苦笋赋云：僰道苦笋，冠冕两川。甘脆惬当，小苦而成味；温润缜密，多啖而不痡。食肴以之启迪，酒客为之流涎。其许之也如此。

篁竹笋

‖ **主治** ‖

消渴风热，益气力，消腹胀，蒸、煮、炒食皆宜。宁原。

淡竹笋

‖ **气味** ‖

甘，寒。

‖ **主治** ‖

消痰，除热狂壮热，头痛头风，并妊妇头旋，颠仆惊悸，温疫迷闷，小儿惊痫天吊。汪颖。

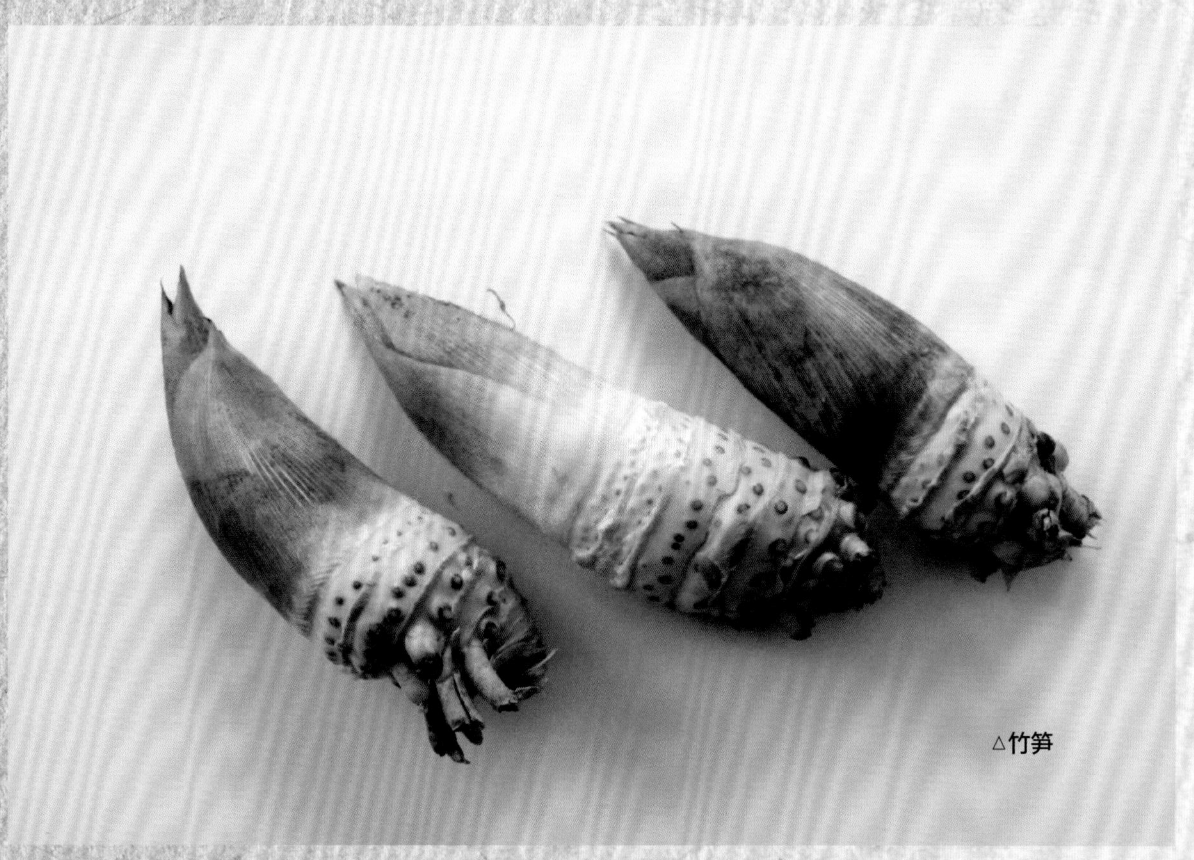

△竹笋

冬笋 筀笋

‖**气味**‖

甘，寒。

‖**主治**‖

小儿痘疹不出，煮粥食之，解毒，有发生之义。汪颖。

‖**发明**‖

[诜曰] 淡竹笋及中母笋虽美，然发背闷脚气。箭竹笋新者可食，陈者不宜。诸竹笋多食皆动气发冷癥，惟苦竹笋主逆气，不发疾。[颖曰] 笋与竹沥功近。有人素患痰病，食笋而愈也。[瑞曰] 淡笋、甘笋、苦笋、冬笋、鞭笋皆可久食。其他杂竹笋性味不一，不宜多食。[宗奭曰] 笋难化，不益人，脾病不宜食之。一小儿食干笋三寸许，噎于喉中，壮热喘粗如惊。服惊药不效，后吐出笋，诸证乃定。其难化也如此。[时珍曰] 赞宁笋谱云：笋虽甘美，而滑利大肠，无益于脾，俗谓之刮肠篦。惟生姜及麻油能杀其毒。人以麻滓沃竹丛，则次年凋疏，可验矣。其蕲州丛竹、毛斑竹、匡庐扁竹、沣州方竹、岭南篃竹、筹竹、月竹诸笋，皆苦韧不堪食也。时珍常见俗医治痘，往往劝饮笋汤，云能发痘。盖不知痘疮不宜大肠滑利，而笋有刮肠之名，则暗受其害者，不知若干人也。戒之哉，戒之哉。

桃竹笋 拾遗

[藏器曰] 南人谓之黄笋。灰汁煮之可食，不尔戟人喉。其竹丛生，丑类非一。[时珍曰] 桃枝竹出川、广中。皮滑而黄，犀纹瘦骨，四寸有节，可以为席。

‖**气味**‖

苦，有小毒。

‖**主治**‖

六畜疮中蛆，捣碎纳之，蛆尽出。藏器。

刺竹笋

[时珍曰] 生交广中。丛生，大者围二尺，枝节皆有刺。夷人种以为城，伐竹为弓。根大如车辐。一名芭竹。

‖**气味**‖

甘、苦，有小毒。食之落人发。竹谱。

淡竹 *Phyllostachys nigra* var. *henonis psbA-trnH* 条形码主导单倍型序列：

```
1   GGCTTTTCTG CTAACATATA GCAATTTTTG AAGGAAGGAA AGCCAGAAAT ACCCAATATC TTGTTCCAGC AAGATATTGG
81  GTATTTCTTT GTTTTTTTTT TATTTTGAAT CTTTCTATTC TGAATTCAGT TAACGACGAG ATTTAGTATC TTTTCTTGCA
161 CTTTCATAAC TCGTGAAATG CCGAGTAGGC ACGAATTCCC CCAATTTGCG ACCTACCATA GGATTTGTTA TGTAAATAGG
241 TATATGTTCC TTTCCATTAT GAATCGCGAT TGTATGGCCA ACCATTGCGG GTAGAATGCT AGATGCCCGG GACCACGTTA
321 CTATTGTTTC TTTCTCCTCC TTCATATTGA CCTTTTCGAT TTTTGCCAAT AAATGATGAG CTACAAAAGG ATTCGTTTTT
401 TTTCGTGTCA CAGCTGATTA CTCCTTTTTT CCATTTTAAA GAGTGGCATT CTATGTCCAA TATCTCGATC GAAGTATGGA
481 GGTCAGAATA
```

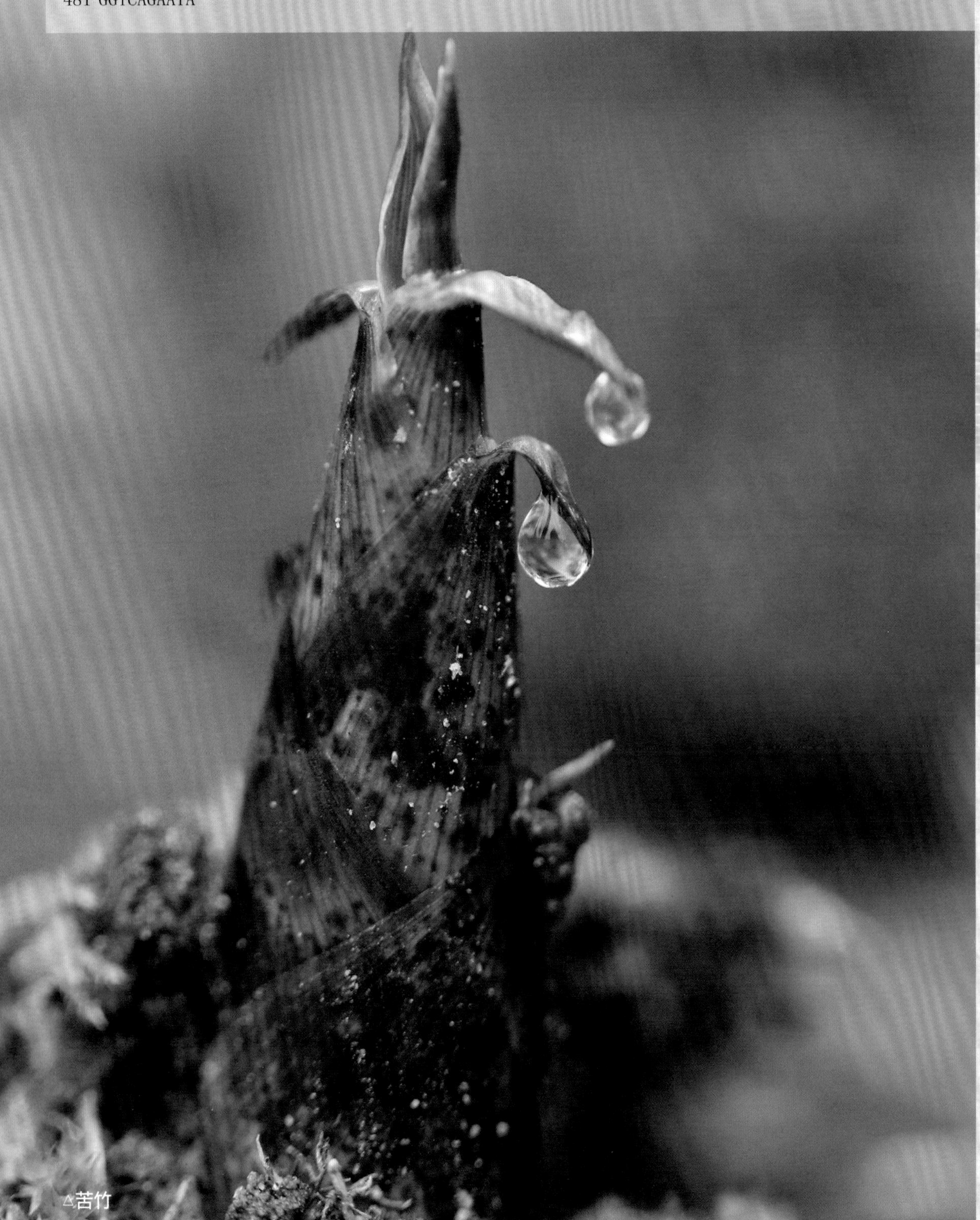

△苦竹

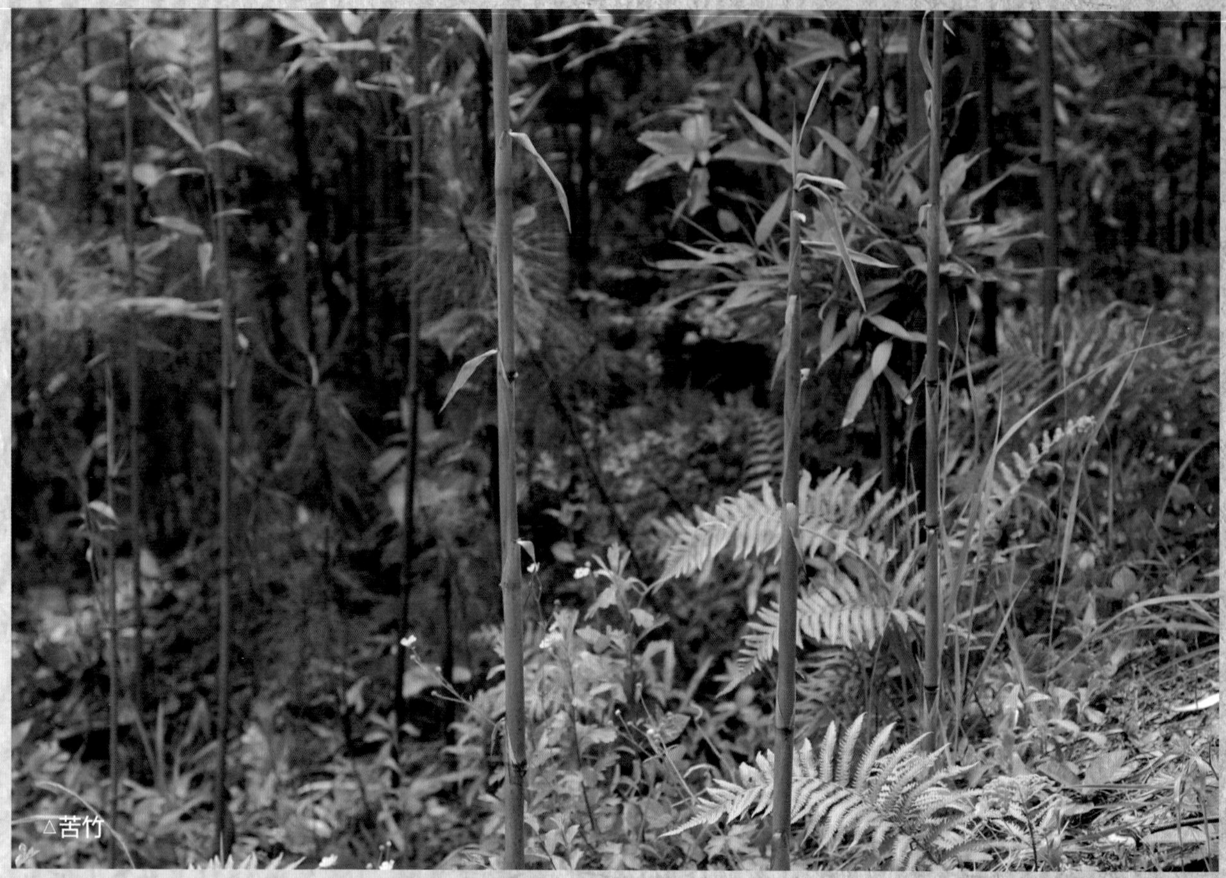

△苦竹

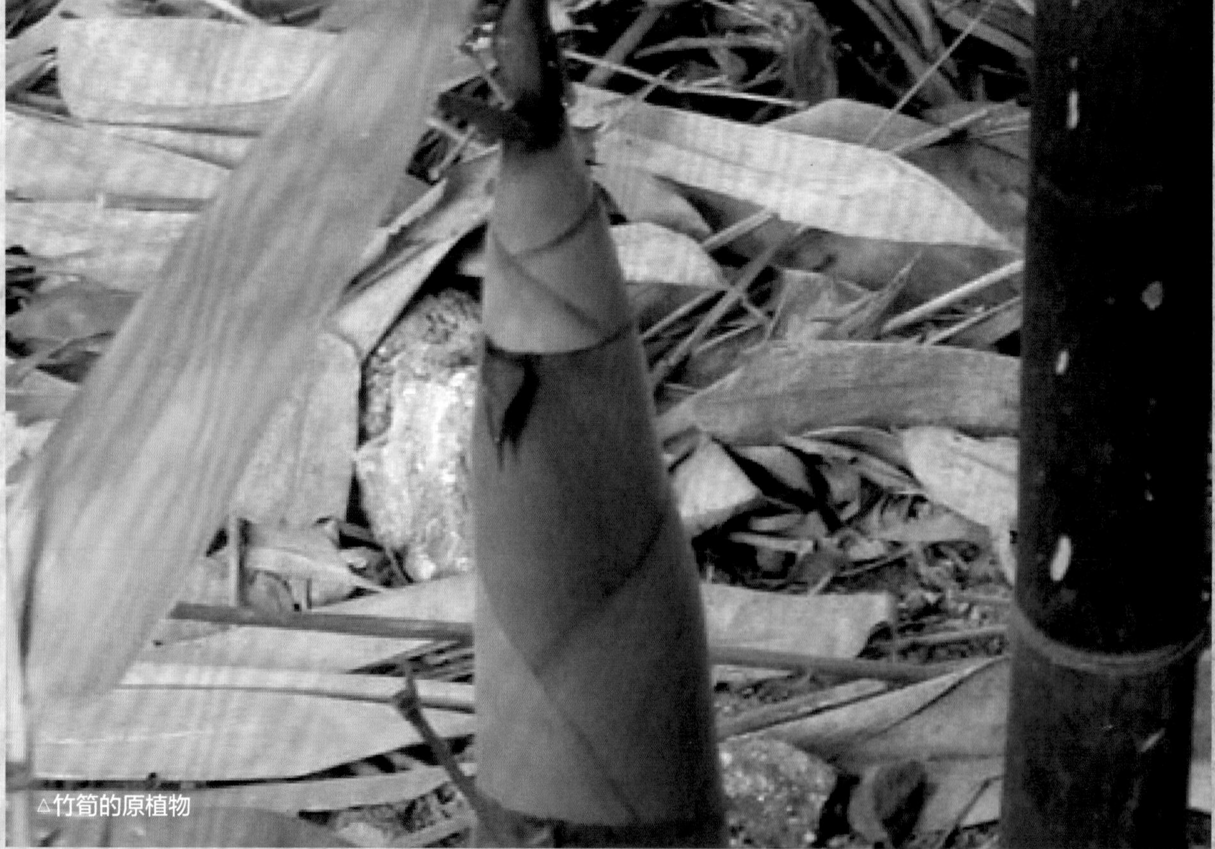

△竹笋的原植物

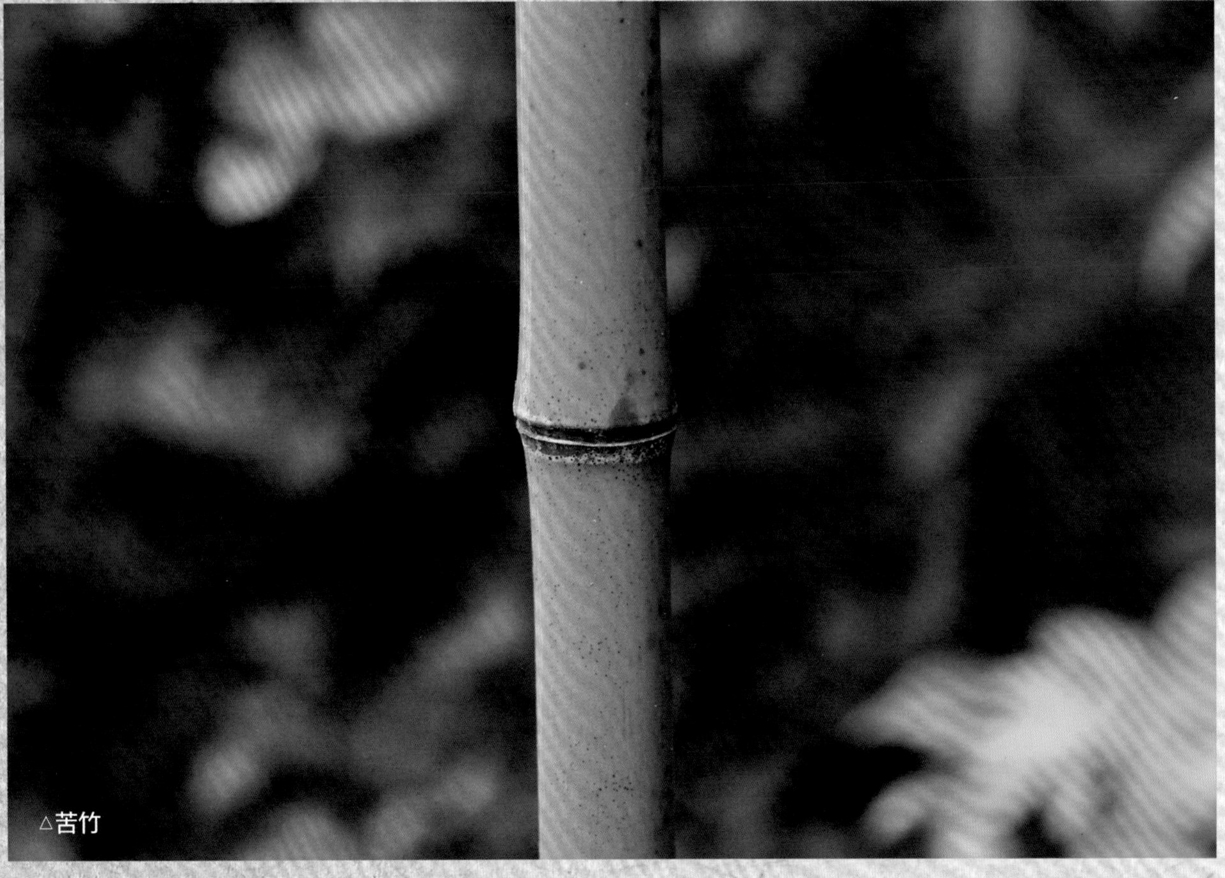
△苦竹

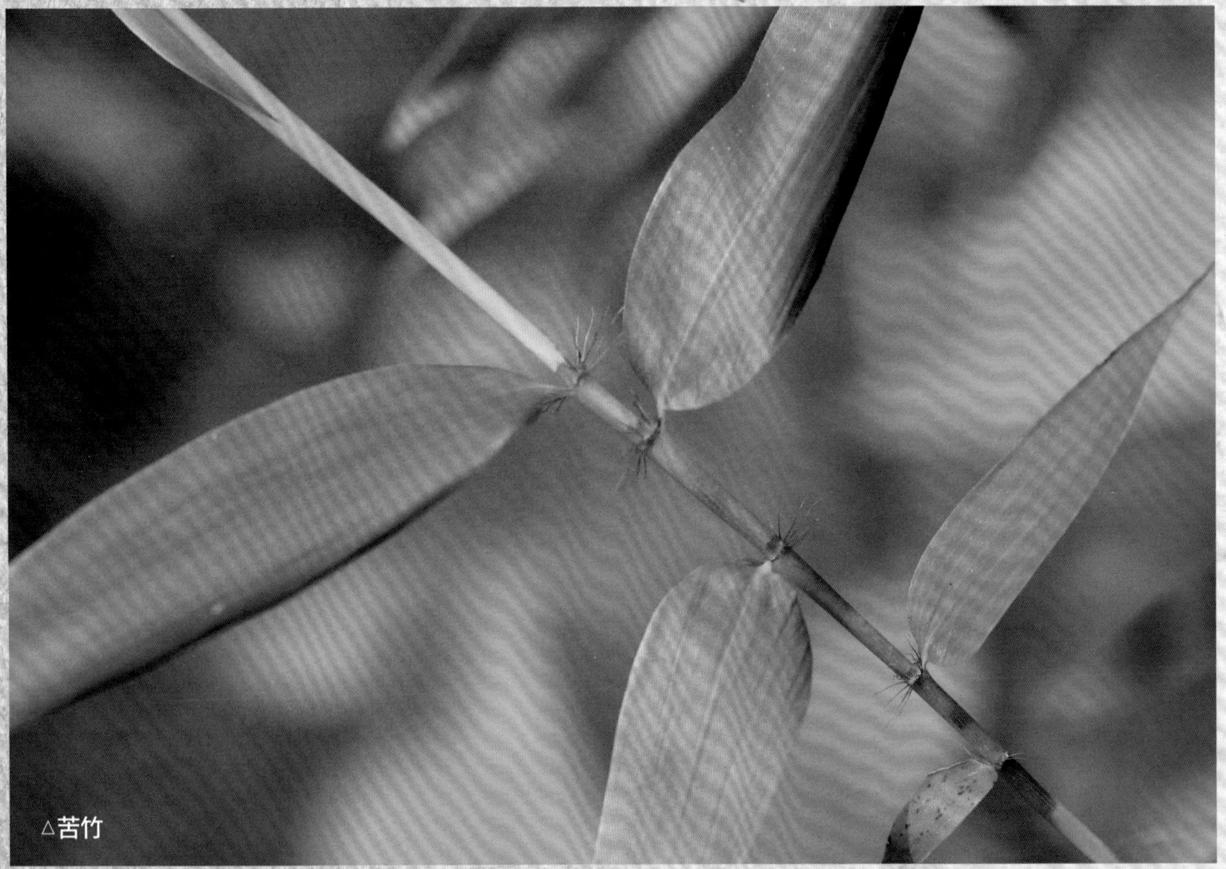
△苦竹

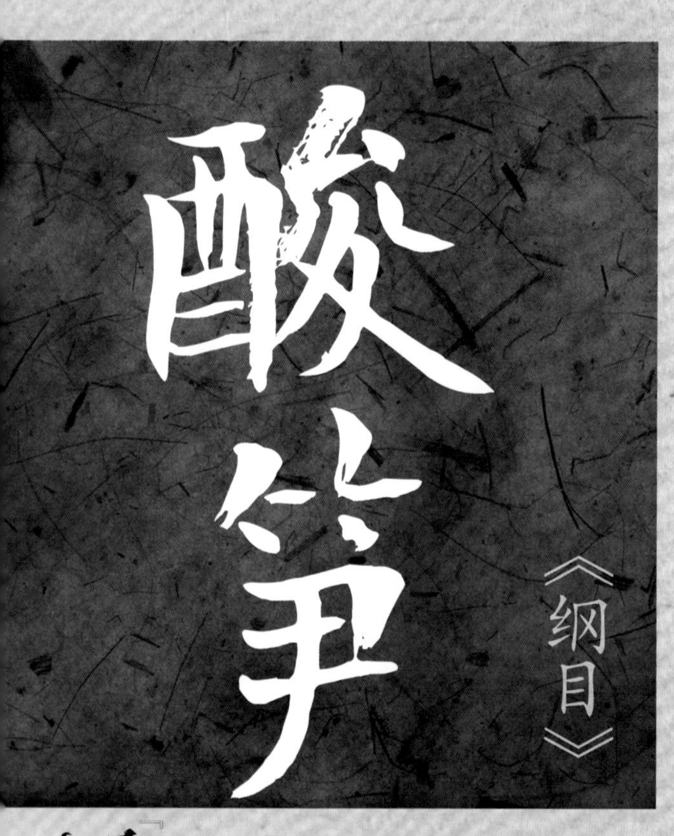

‖**集解**‖

[时珍曰] 酸笋出粤南。顾玠海槎录云：笋大如臂。摘至用沸汤泡去苦水，投冷井水中，浸二三日取出，缕如丝绳，醋煮可食。好事者携入中州，成罕物云。

‖**气味**‖

酸，凉，无毒。

‖**主治**‖

作汤食，止渴解酲。利膈。时珍。

本草纲目

菜部第二十八卷

菜之三蓏菜类一十一种

茄

音伽。宋《开宝》

‖ **基原** ‖

据《纲目彩图》《纲目图鉴》《大辞典》《中华本草》等综合分析考证，本品为茄科植物茄 *Solanum melongena* L. 的果实及根茎。我国各地均有栽培。《药典》四部收载茄根药材为茄科植物茄的根和茎。

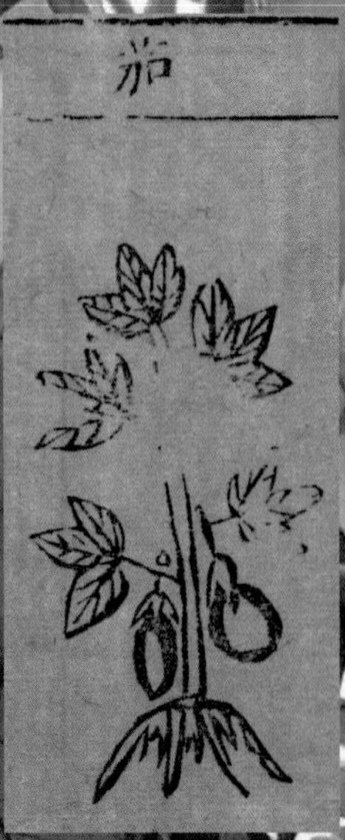

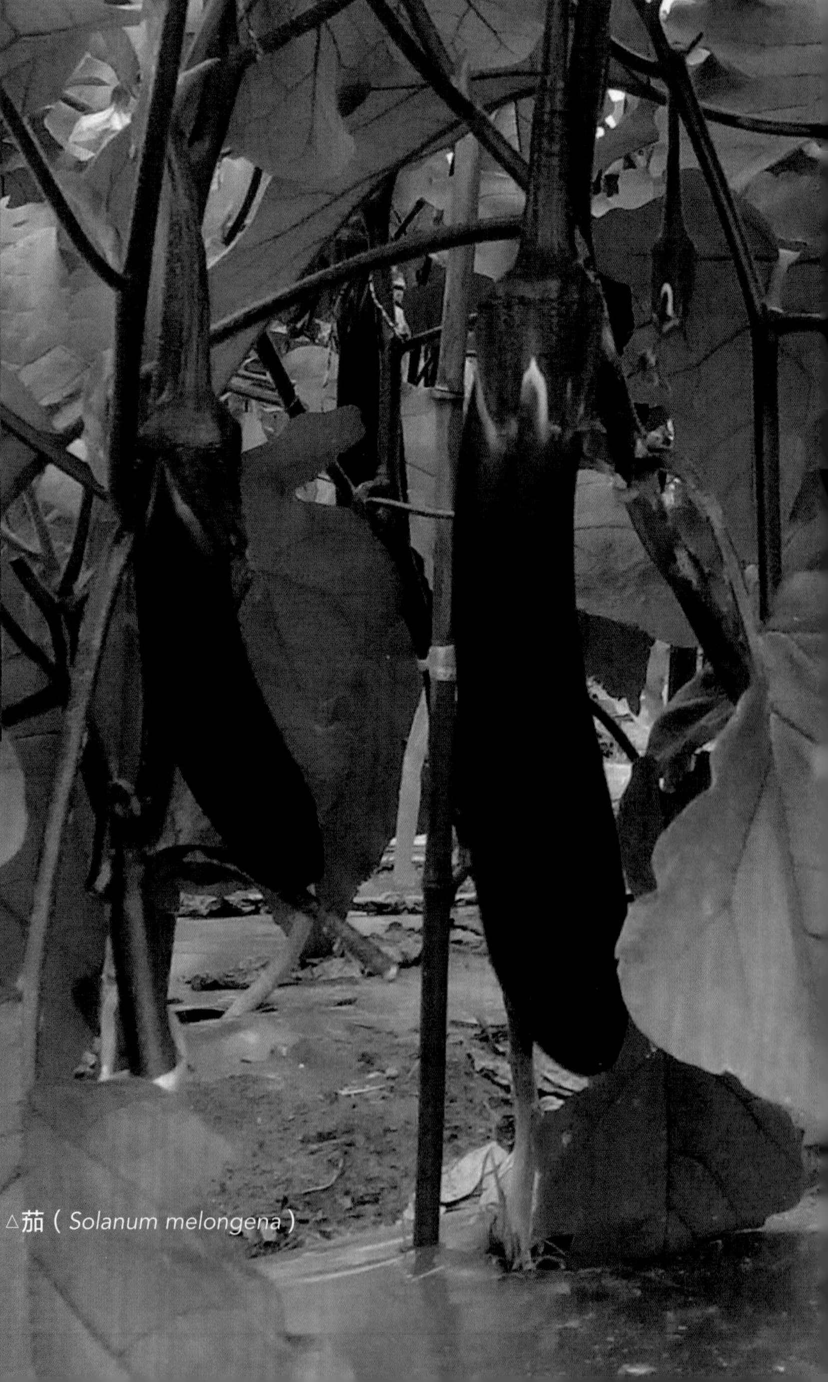

△茄（*Solanum melongena*）

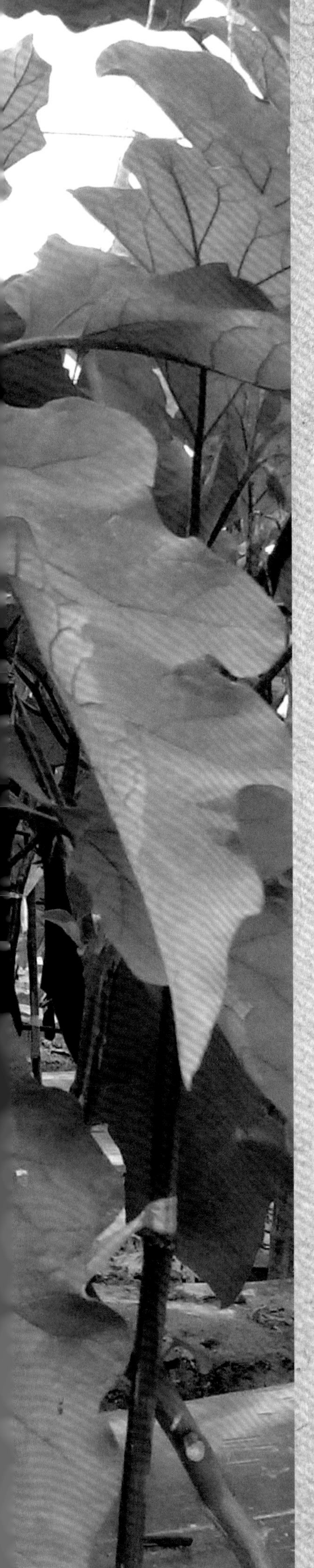

‖释名‖

落苏拾遗**昆仑瓜**御览**草鳖甲**。[颂曰]按段成式云：茄音加，乃莲茎之名。今呼茄菜，其音若伽，未知所自也。[时珍曰]陈藏器本草云：茄一名落苏。名义未详。按五代贻子录作酪酥，盖以其味如酥酪也，于义似通。杜宝拾遗录云：隋炀帝改茄曰昆仑紫瓜。又王隐君养生主论治疟方用干茄，讳名草鳖甲。盖以鳖甲能治寒热，茄亦能治寒热故尔。

‖集解‖

[颂曰]茄子处处有之。其类有数种：紫茄、黄茄，南北通有；白茄、青水茄，惟北土有之。入药多用黄茄，其余惟可作菜茹尔。江南一种藤茄，作蔓生，皮薄似壶卢，亦不闻中药。[宗奭曰]新罗国出一种茄，形如鸡子，淡光微紫色，蒂长味甘。今中国已遍有之。[时珍曰]茄种宜于九月黄熟时收取，洗净曝干，至二月下种移栽。株高二三尺，叶大如掌。自夏至秋，开紫花，五瓣相连，五棱如缕，黄蕊绿蒂，蒂包其茄。茄中有瓤，瓤中有子，子如脂麻。其茄有团如栝楼者，长四五寸者。有青茄、紫茄、白茄。白茄亦名银茄，更胜青者。诸茄至老皆黄，苏颂以黄茄为一种，似未深究也。王祯农书云：一种渤海茄，白色而坚实。一种番茄，白而扁，甘脆不涩，生熟可食。一种紫茄，形紫，蒂长味甘。一种水茄，形长味甘，可以止渴。洪容斋随笔云：浙西常茄皆皮紫，其白者为水茄；江西常茄皆皮白，其紫者为水茄。亦一异也。刘恂岭表录云：交岭茄树，经冬不凋，有二三年渐成大树者，其实如瓜也。茄叶摘布路上，以灰围之，则子必繁，谓之嫁茄。

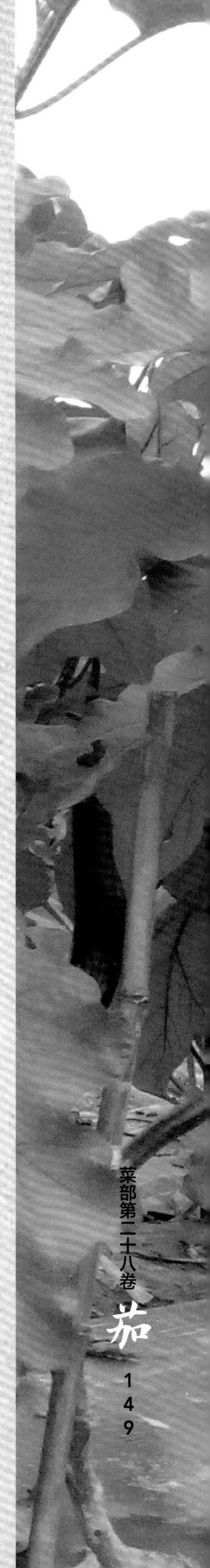

茄子

‖ **气味** ‖

甘，寒，无毒。[志曰] 凡久冷人不可多食，损人动气，发疮及痼疾。[李鹏飞曰] 秋后食，多损目。[时珍曰] 按生生编云：茄性寒利，多食必腹痛下利，女人能伤子宫也。

‖ **主治** ‖

寒热，五脏劳。孟诜。**治温疾传尸劳气。醋摩，傅肿毒。**大明。**老裂者烧灰，治乳裂。**震亨。**散血止痛，消肿宽肠。**时珍。

‖ **发明** ‖

[宗奭曰] 蔬圃中惟此无益。开宝本草并无主治，止说损人。后人虽有处治之法，终与正文相失。圃人又下于暖处，厚加粪壤，遂于小满前后求贵价以售。既不以时，损人益多。不时不食，乌可忽也。[震亨曰] 茄属土，故甘而喜降，大肠易动者忌之。老实治乳头裂，茄根煮汤渍冻疮，折蒂烧灰治口疮，俱获奇效，皆甘以缓火之意也。[时珍曰] 段成式酉阳杂俎言茄厚肠胃，动气发疾。盖不知茄之性滑，不厚肠胃也。

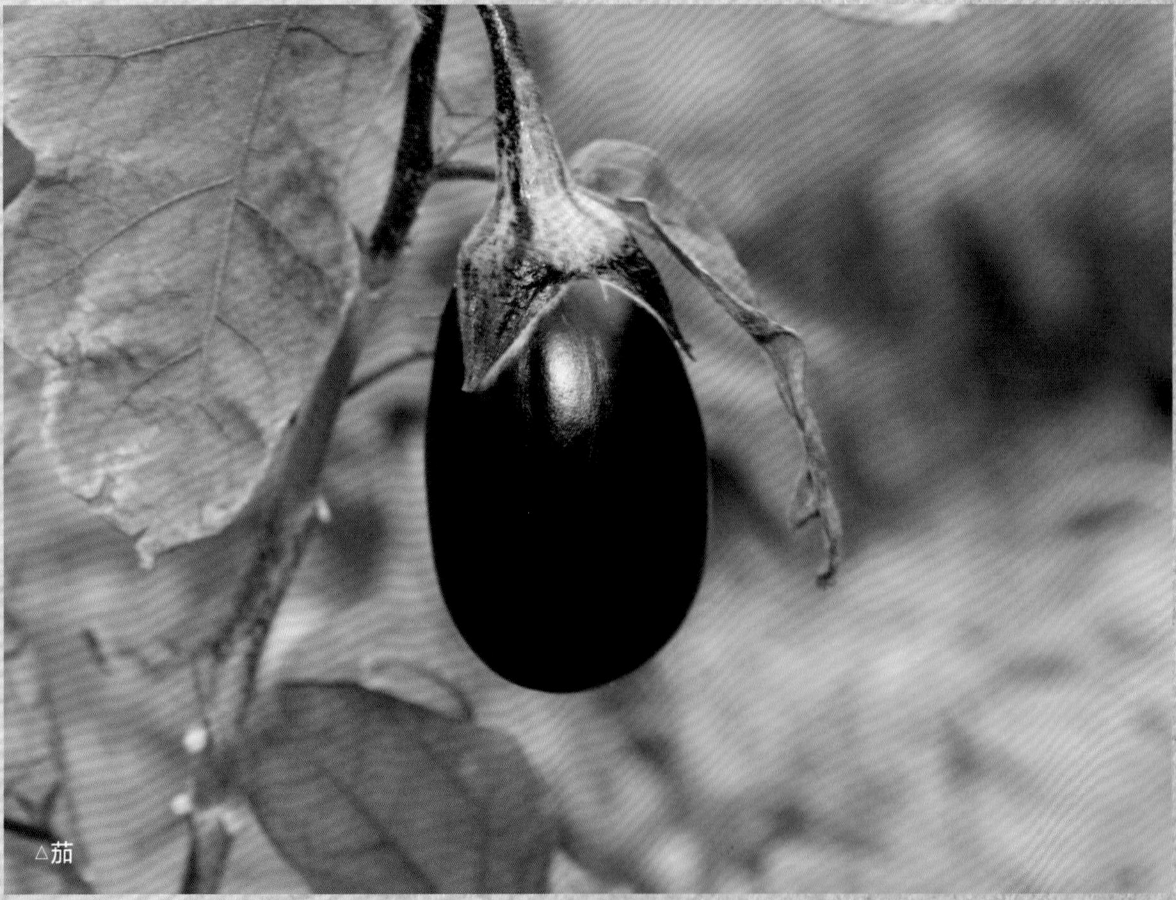

△茄

‖ **附方** ‖

旧五，新十。**妇人血黄**黄茄子竹刀切，阴干为末。每服二钱，温酒调下。摘玄方。**肠风下血**经霜茄连蒂烧存性为末，每日空心温酒服二钱匕。灵苑方。**久患下血**大茄种三枚，每用一枚，湿纸包煨熟，安瓶内，以无灰酒一升半沃之，蜡纸封闭三日，去茄暖饮。普济方。**腹内鳖癥**陈酱茄儿烧存性，入麝香、轻粉少许，脂调贴之。寿域方。**卵㿉偏坠**用双蒂茄子悬于房门上，出入用眼视之。茄蔫所患亦蔫，茄干亦干矣。又法：用双茄悬门上，每日抱儿视之，二三次钉针于上，十余日消矣。刘松石保寿堂方。**大风热痰**用黄老茄子大者不计多少，以新瓶盛，埋土中，经一年尽化为水，取出入苦参末，同丸梧子大。食已及卧时酒下三十丸，甚效。此方出江南人传。苏颂图经本草。**腰脚拘挛**腰脚风血积冷，筋急拘挛疼痛者。取茄子五十斤切洗，以水五斗煮取浓汁，滤去滓，更入小铛中，煎至一升以来，即入生粟粉同煎，令稀稠得所，取出搜和，更入麝香、朱砂末，同丸如梧子大。每旦用秫米酒送下三十丸，近暮再服，一月乃瘥。男子、女人通用皆验。图经本草。**磕扑青肿**老黄茄极大者，切片如一指厚，新瓦焙研为末。欲卧时温

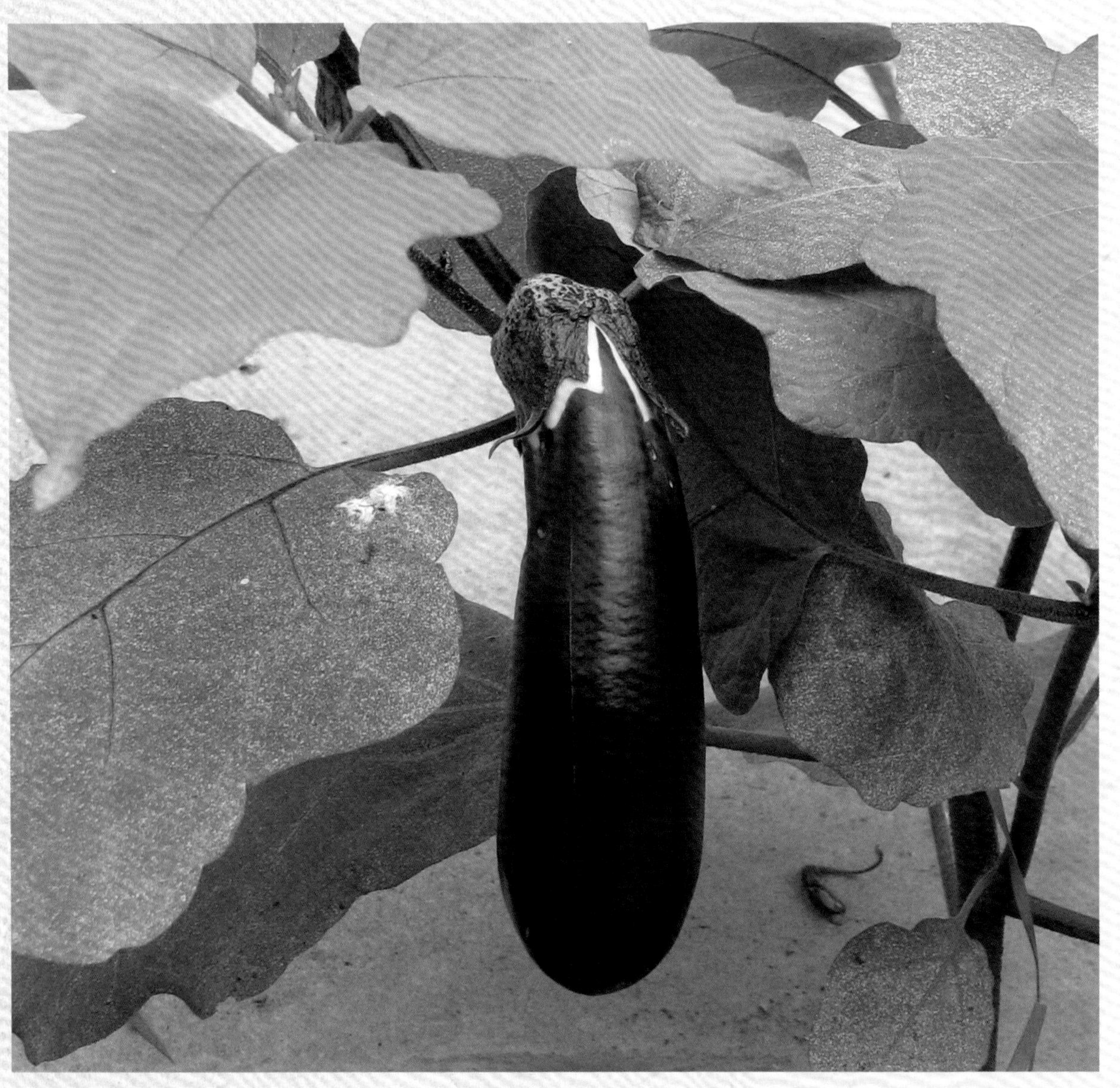

酒调服二钱匕，一夜消尽，无痕迹也。胜金。**坠损跌扑**散血止痛。重阳日收老茄子百枚，去蒂四破切之，消石十二两捣碎，以不津器先铺茄子一重，乃下消石一重，如此间铺令尽，以纸数层密封，安置净处，上下以新砖承覆，勿犯地气。至正月后取出，去纸两重，日中曝之。逐日如此，至二三月，度茄已烂，开瓶倾出，滤去滓，别入新器中，以薄绵盖头，又曝，至成膏乃可用。每以酒调半匙，空腹饮之，日再，恶血散则痛止而愈矣。若膏久干硬，即以饭饮化动用之。图经本草。**发背恶疮**用上方以酒服半匙，更以膏涂疮口四围，觉冷如冰雪，疮干便瘥。其有根本在肤腠者，亦可内消。同上。**热毒疮肿**生茄子一枚，割去二分，去瓤二分，似罐子形，合于疮上即消也。如已出脓，再用取瘥。圣济总录。**牙齿肿痛**隔年糟茄，烧灰频频干擦，立效。海上名方。**虫牙疼痛**黄茄种烧灰擦之，效。摘玄方。**喉痹肿痛**糟茄或酱茄，细嚼咽汁。德生堂方。**妇人乳裂**秋月冷茄子裂开者，阴干烧存性研末，水调涂。补遗方。

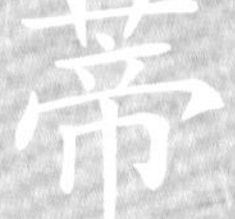

蒂

‖主治‖

烧灰，米饮服二钱，治肠风下血不止及血痔。吴瑞。**烧灰，治口齿疮䘌。生切，擦癜风。**时珍。

‖发明‖

[时珍曰] 治癜风，用茄蒂蘸硫、附末掺之，取其散血也。白癜用白茄蒂，紫癜用紫茄蒂，亦各从其类耳。

‖附方‖

新一。**风蛀牙痛**茄蒂烧灰掺之。或加细辛末等分，日用之。仁存方。

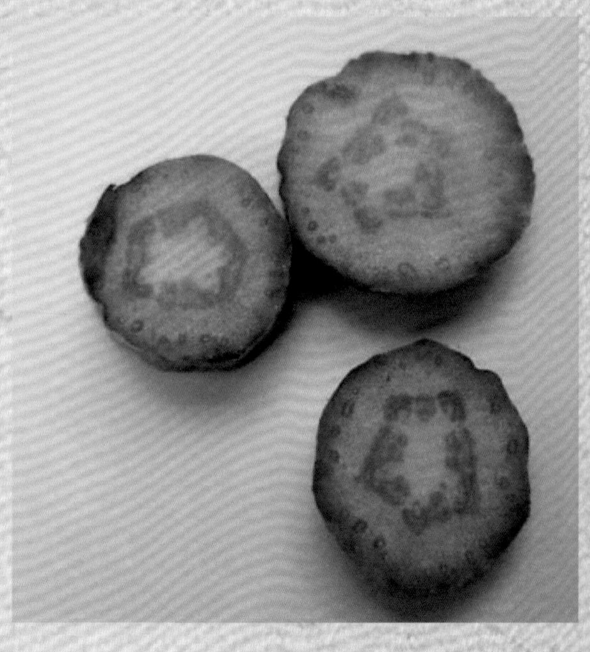

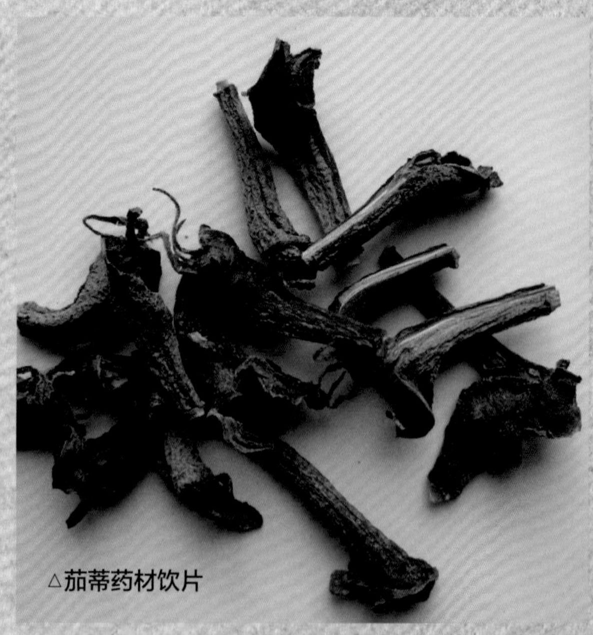

△茄蒂药材饮片

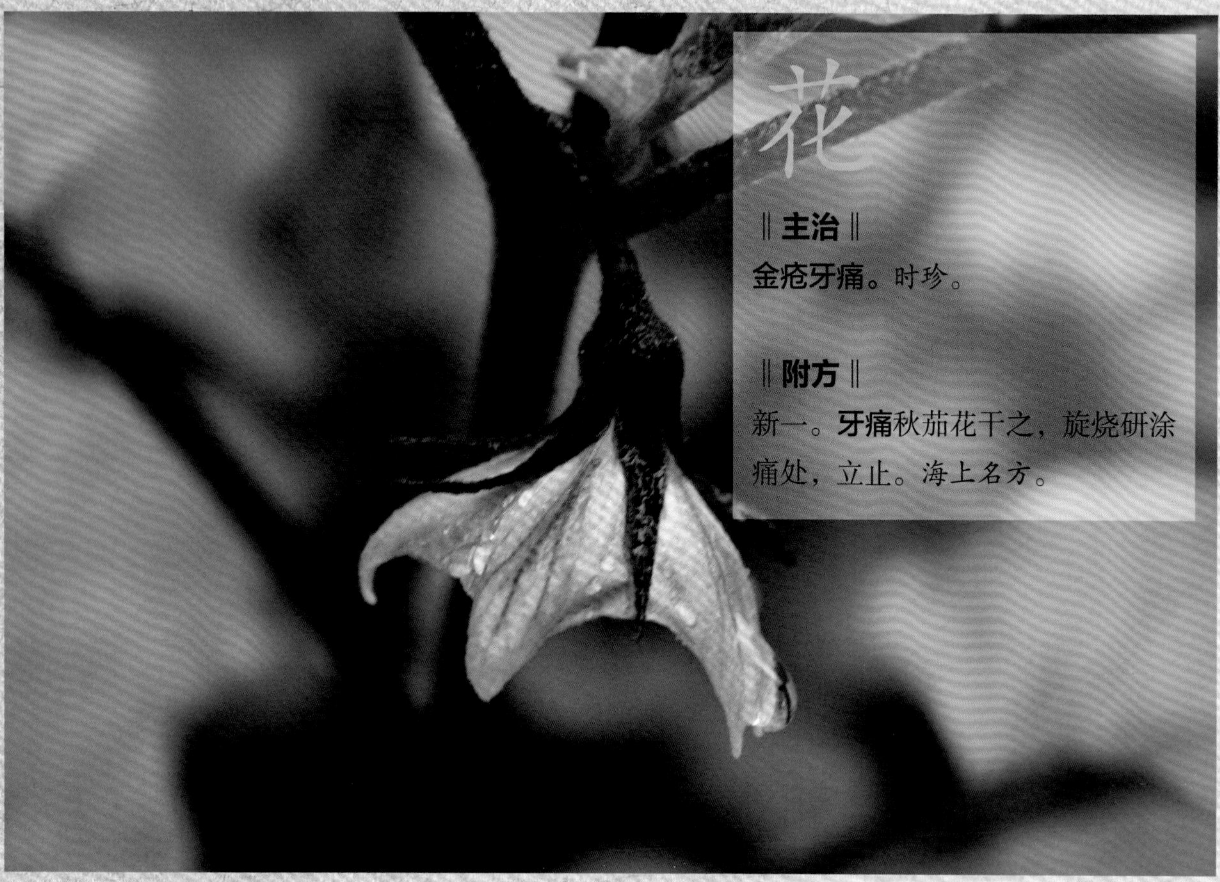

花

‖ **主治** ‖

金疮牙痛。时珍。

‖ **附方** ‖

新一。**牙痛**秋茄花干之，旋烧研涂痛处，立止。海上名方。

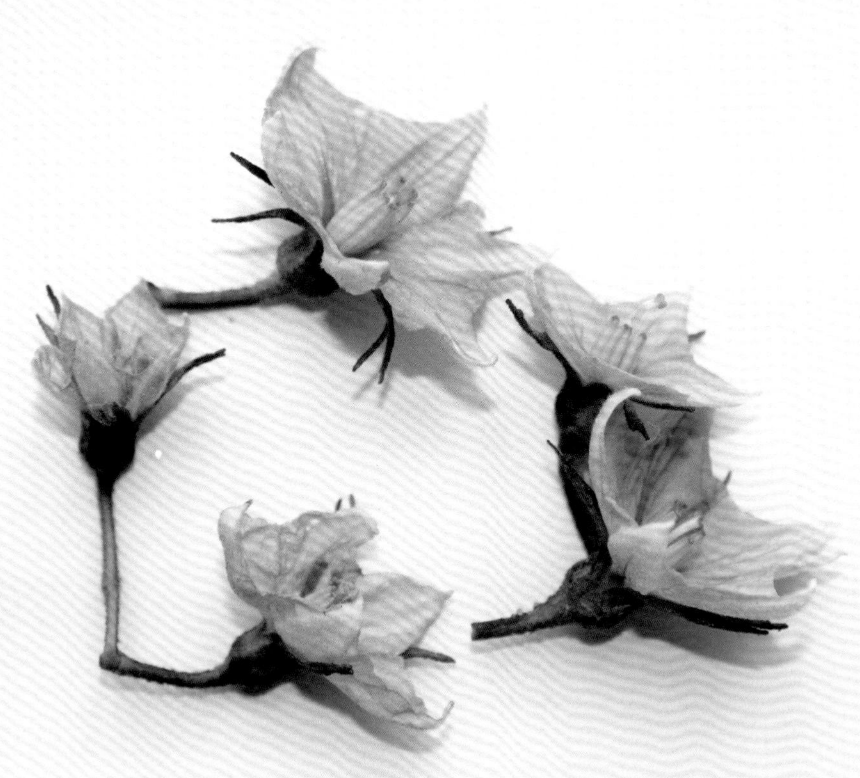

根及枯茎叶

‖ **主治** ‖

冻疮皴裂，煮汤渍之良。开宝。**散血消肿，治血淋下血，血痢阴挺，齿䘌口蕈。**时珍。

‖ **附方** ‖

新八。**血淋疼痛**茄叶熏干为末，每服二钱，温酒或盐汤下。隔年者尤佳。经验良方。**肠风下血**方同上，米饮下。**久痢不止**茄根烧灰、石榴皮等分为末，以沙糖水服之。简便单方。**女阴挺出**茄根烧存性，为末。油调在纸上，卷筒安入内。一日一上。乾坤生意。**口中生蕈**用醋漱口，以茄母烧灰、飞盐等分，米醋调稀，时时擦之。摘玄方。**牙齿䘌痛**茄根捣汁，频涂之。陈茄树烧灰傅之。先以露蜂房煎汤漱过。海上名方。**牙痛取牙**茄科以马尿浸三日，晒炒为末。每用点牙即落，真妙。鲍氏方。**夏月趾肿**不能行走者。九月收茄根悬檐下，逐日煎汤洗之。简便。

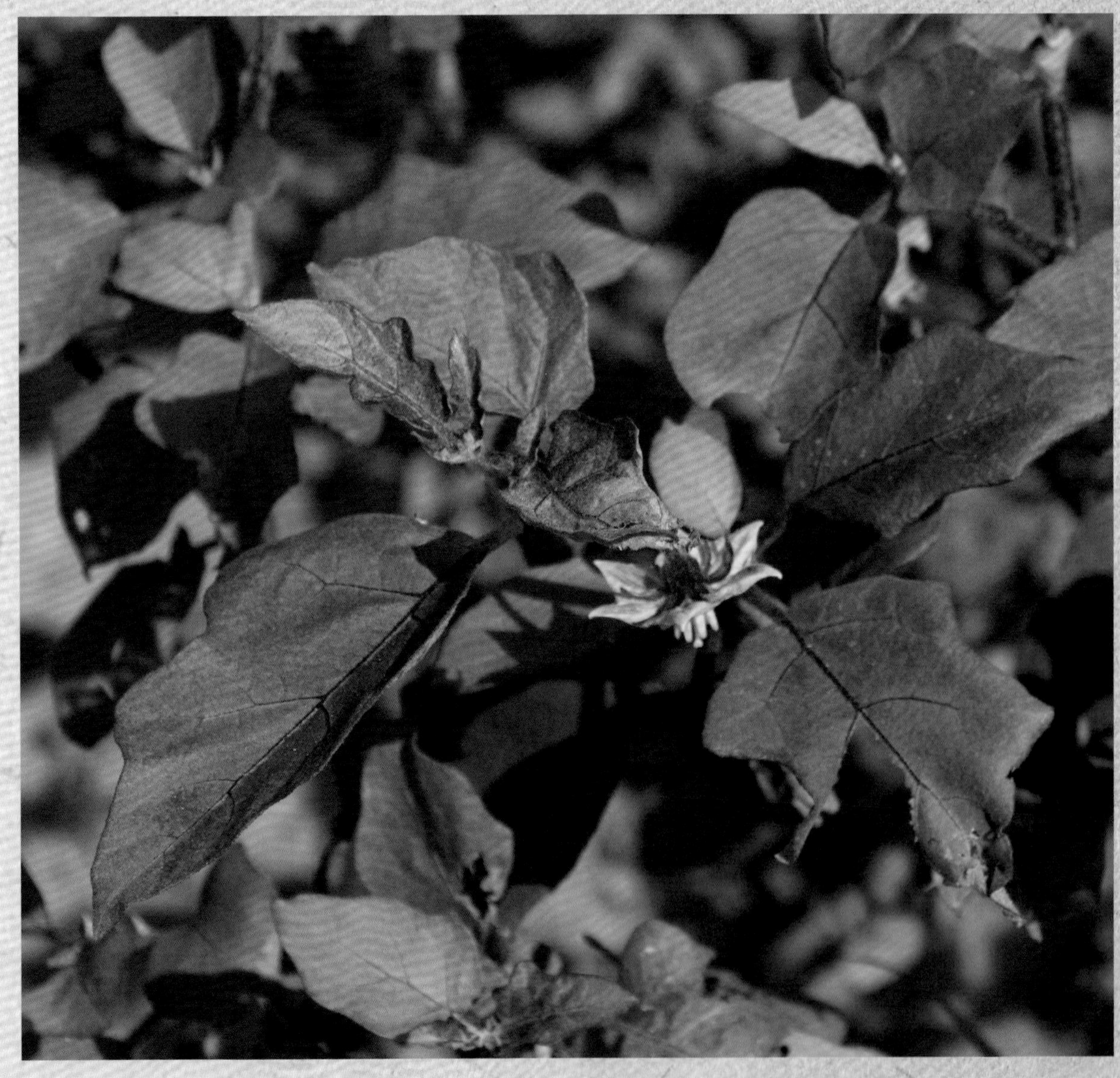

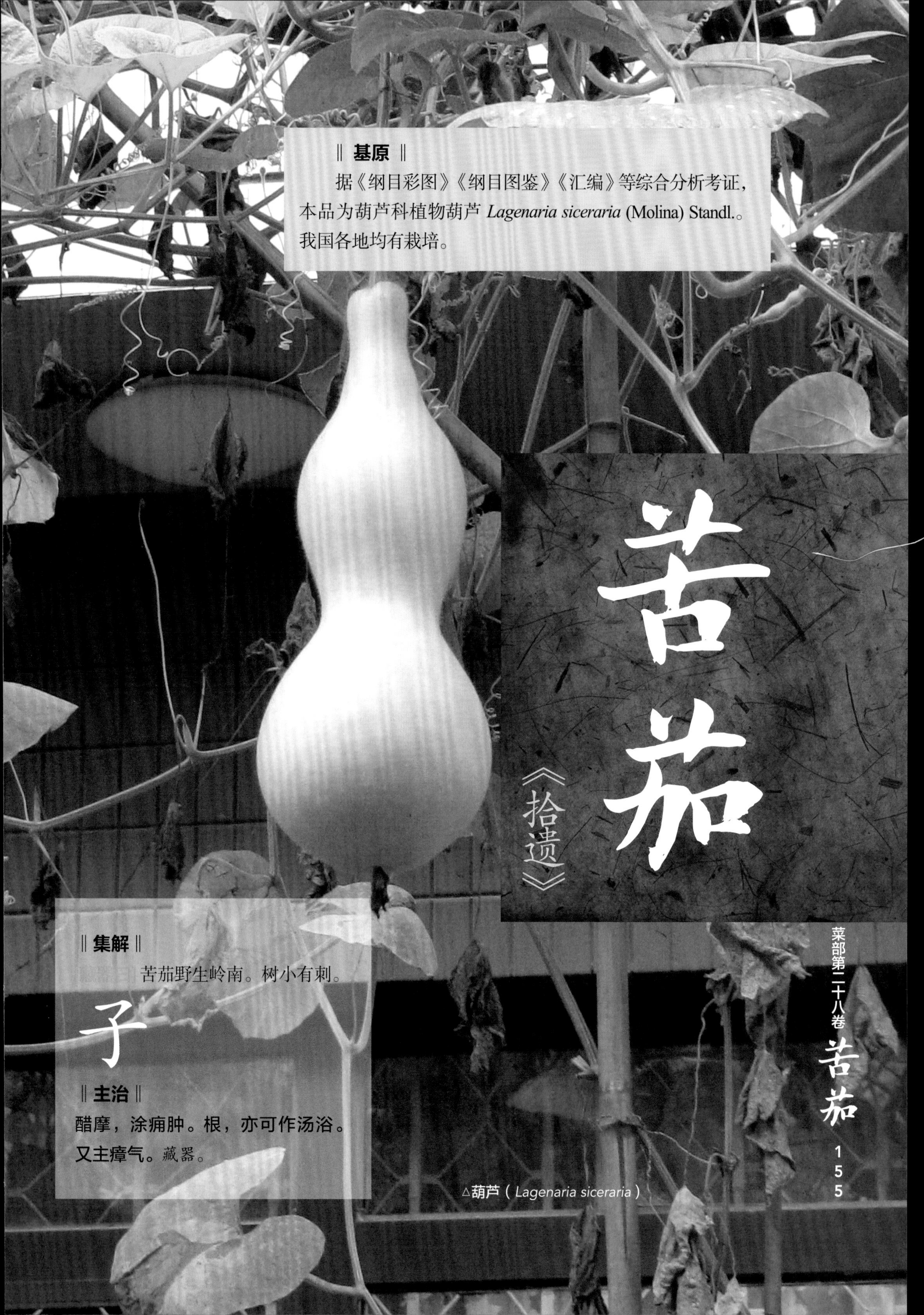

苦茄《拾遗》

‖ **基原** ‖

据《纲目彩图》《纲目图鉴》《汇编》等综合分析考证，本品为葫芦科植物葫芦 *Lagenaria siceraria* (Molina) Standl.。我国各地均有栽培。

‖ **集解** ‖

苦茄野生岭南。树小有刺。

子

‖ **主治** ‖

醋摩，涂痈肿。根，亦可作汤浴。又主瘴气。藏器。

△葫芦（*Lagenaria siceraria*）

‖ **基原** ‖

据《纲目彩图》《纲目图鉴》《汇编》等综合分析考证，本品为葫芦科植物葫芦 *Lagenaria siceraria* (Molina) Standl.。我国各地均有栽培。

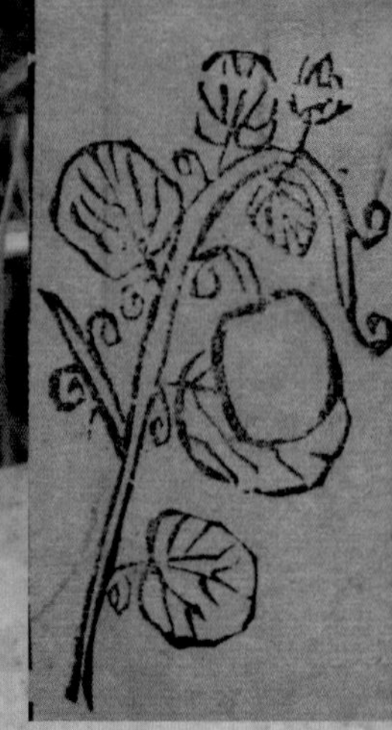

壶卢

《日华》

‖ **释名** ‖

瓠瓜说文**匏瓜**论语。[时珍曰] 壶，酒器也。卢，饭器也。此物各象其形，又可为酒饭之器，因以名之。俗作葫芦者，非矣。葫乃蒜名，芦乃苇属也。其圆者曰匏，亦曰瓢，因其可以浮水如泡、如漂也。凡蓏属皆得称瓜，故曰瓠瓜、匏瓜。古人壶、瓠、匏三名皆可通称，初无分别。故孙愐唐韵云：瓠音壶，又音护。瓠䙐，瓢也。陶隐居本草作瓠瓠，云是瓠类也。许慎说文云：瓠，匏也。又云：瓢，瓠也。匏，大腹瓠也。陆玑诗疏云：壶，瓠也。又云：匏，瓠也。庄子云：有五石之瓠。诸书所言，其字皆当与壶同音。而后世以长如越瓜首尾如一者为瓠，音护；瓠之一头有腹长柄者为悬瓠，无柄而圆大形扁者为匏，匏之有短柄大腹者为壶，壶之细腰者为蒲芦，各分名色，迥异于古。以今参详，其形状虽各不同，则苗、叶、皮、子性味则一，故兹不复分条焉。悬瓠，今人所谓茶酒瓢者是也。蒲芦，今之药壶卢是也。郭义恭广志谓之约腹壶，以其腹有约束也。亦有大、小二种也。

△葫芦（*Lagenaria siceraria*）

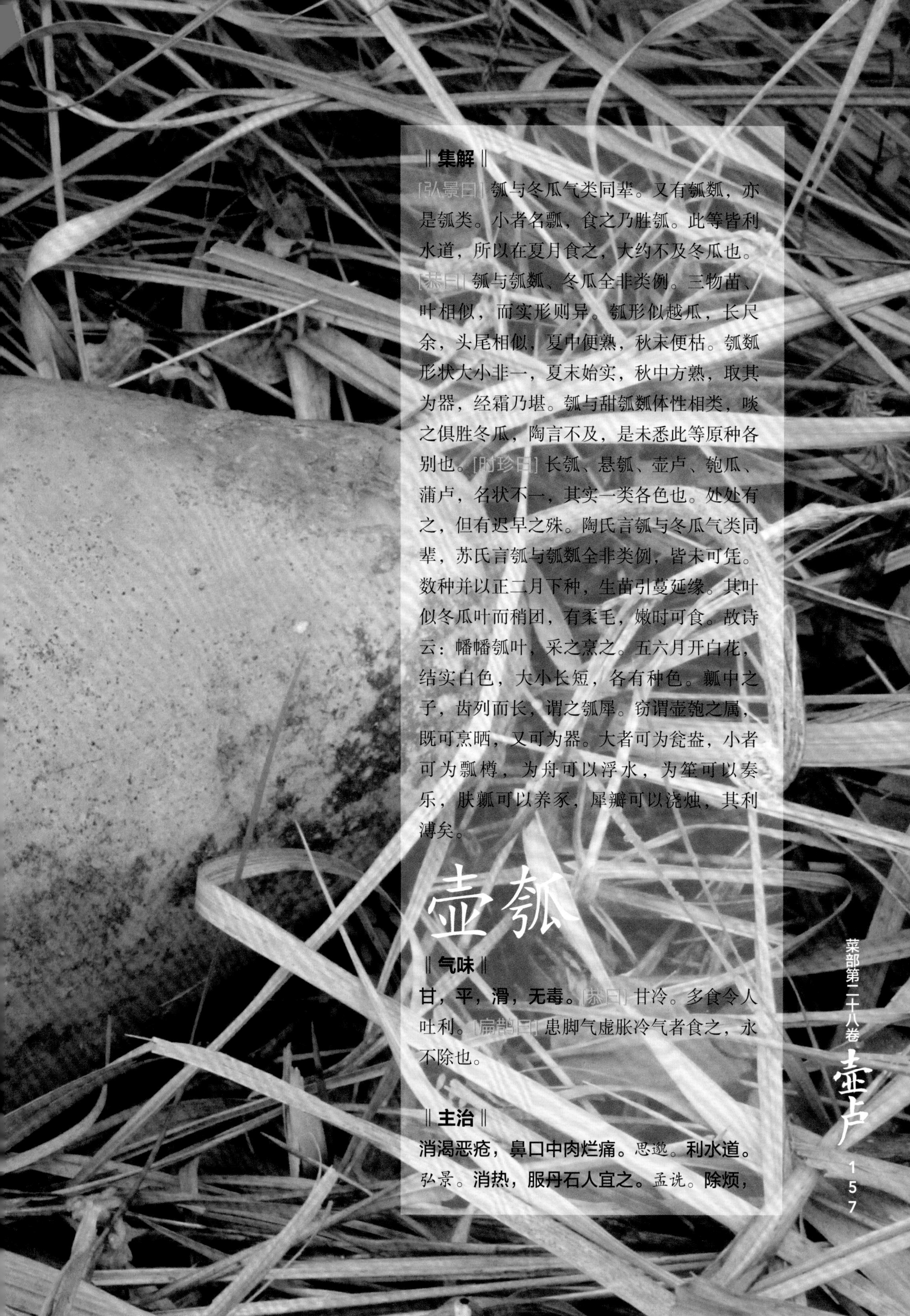

‖ **集解** ‖

[弘景曰] 瓠与冬瓜气类同辈。又有瓠瓢，亦是瓠类。小者名瓢，食之乃胜瓠。此等皆利水道，所以在夏月食之，大约不及冬瓜也。[恭曰] 瓠与瓠瓢、冬瓜全非类例。三物苗、叶相似，而实形则异。瓠形似越瓜，长尺余，头尾相似，夏中便熟，秋末便枯。瓠瓢形状大小非一，夏末始实，秋中方熟，取其为器，经霜乃堪。瓠与甜瓠瓢体性相类，啖之俱胜冬瓜，陶言不及，是未悉此等原种各别也。[时珍曰] 长瓠、悬瓠、壶卢、匏瓜、蒲卢，名状不一，其实一类各色也。处处有之，但有迟早之殊。陶氏言瓠与冬瓜气类同辈，苏氏言瓠与瓠瓢全非类例，皆未可凭。数种并以正二月下种，生苗引蔓延缘。其叶似冬瓜叶而稍团，有柔毛，嫩时可食。故诗云：幡幡瓠叶，采之烹之。五六月开白花，结实白色，大小长短，各有种色。瓤中之子，齿列而长，谓之瓠犀。窃谓壶匏之属，既可烹晒，又可为器。大者可为瓮盎，小者可为瓢樽，为舟可以浮水，为笙可以奏乐，肤瓤可以养豕，犀瓣可以浇烛，其利溥矣。

壶瓠

‖ **气味** ‖

甘，平，滑，无毒。[恭曰] 甘冷。多食令人吐利。[扁鹊曰] 患脚气虚胀冷气者食之，永不除也。

‖ **主治** ‖

消渴恶疮，鼻口中肉烂痛。思邈。**利水道。**弘景。**消热，服丹石人宜之。**孟诜。**除烦，**

治心热，利小肠，润心肺，治石淋。大明。

‖ **发明** ‖

[时珍曰] 按名医录云：浙人食匏瓜，多吐泻，谓之发暴。盖此物以暑月壅成故也。惟与香菜同食则可免。

‖ **附方** ‖

新一。**腹胀黄肿**用亚腰壶卢连子烧存性，每服一个，食前温酒下。不饮酒者，白汤下。十余日见效。简便方。

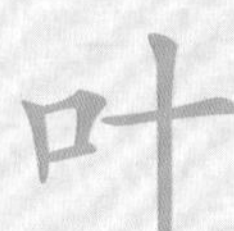

‖ **气味** ‖

甘，平，无毒。

‖ **主治** ‖

为茹耐饥。思邈。

蔓须花

‖ **主治** ‖

解毒。时珍。

‖ **附方** ‖

新一。**预解胎毒**七八月，或三伏日，或中秋日，剪壶卢须如环子脚者，阴干，于除夜煎汤浴小儿，则可免出痘。唐瑶经验方。

子

‖ **主治** ‖

齿断或肿或露，齿摇疼痛，用八两同牛膝四两，每服五钱，煎水含漱，日三四次。御药院方。

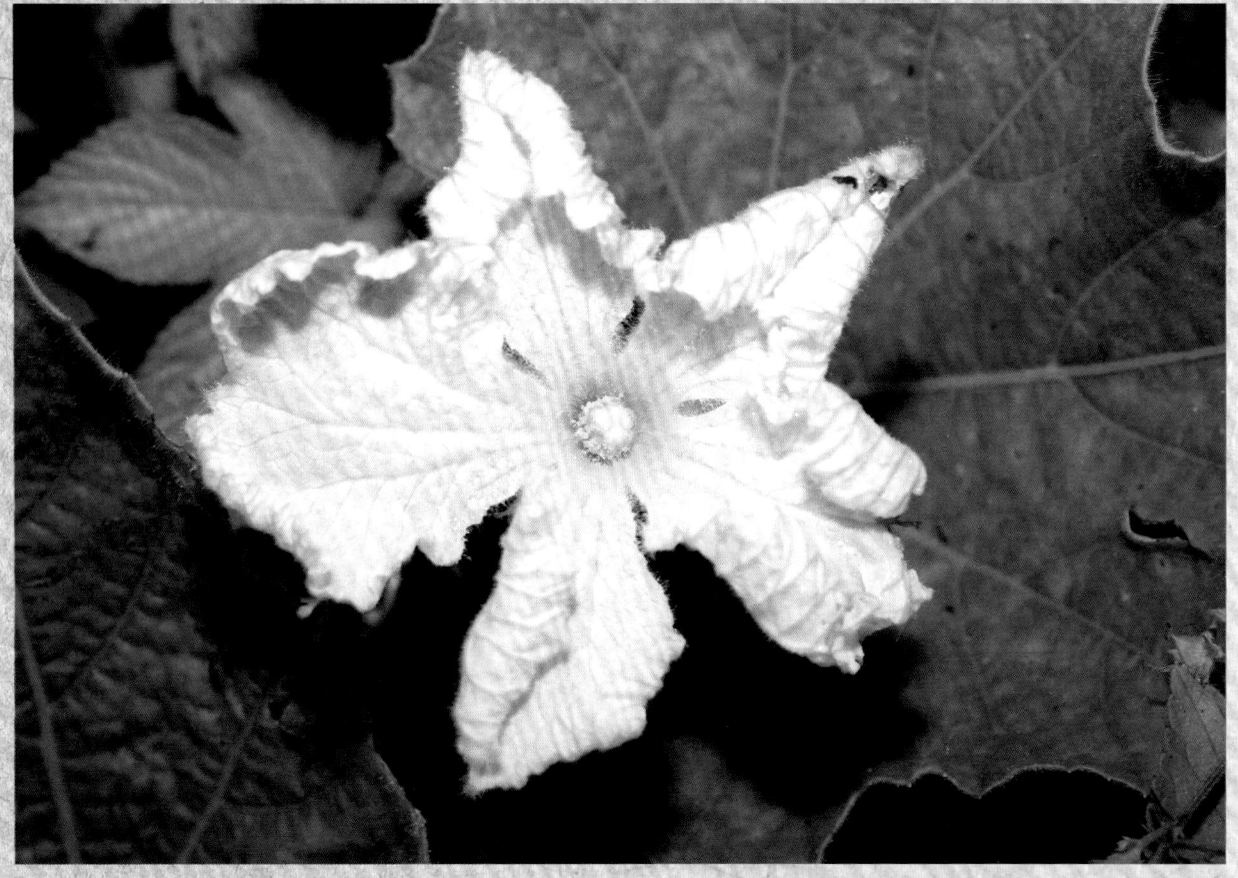

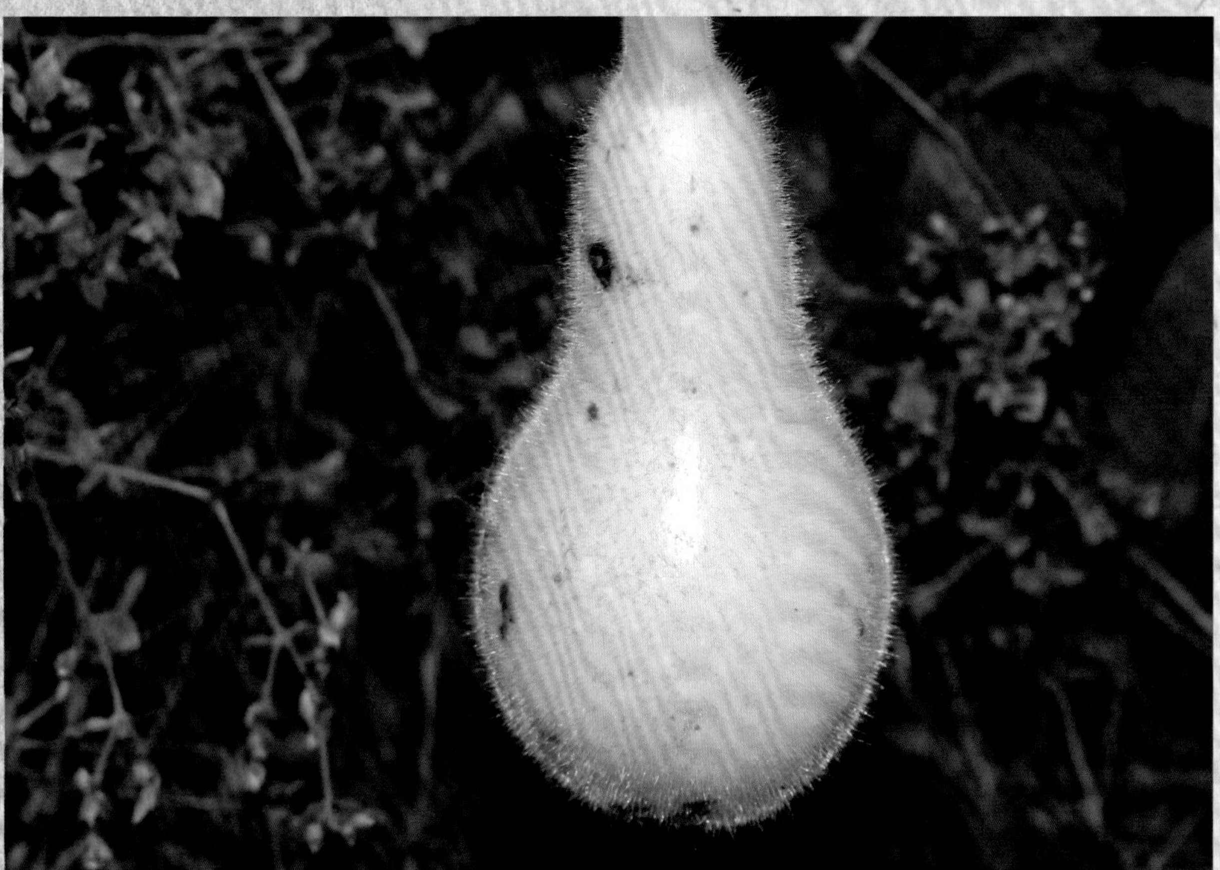

‖ **基原** ‖

《纲目图鉴》认为本品为葫芦科植物葫芦 *Lagenaria siceraria* (Molina) Standl. 之味苦者。分布参见本卷“壶卢”项下。

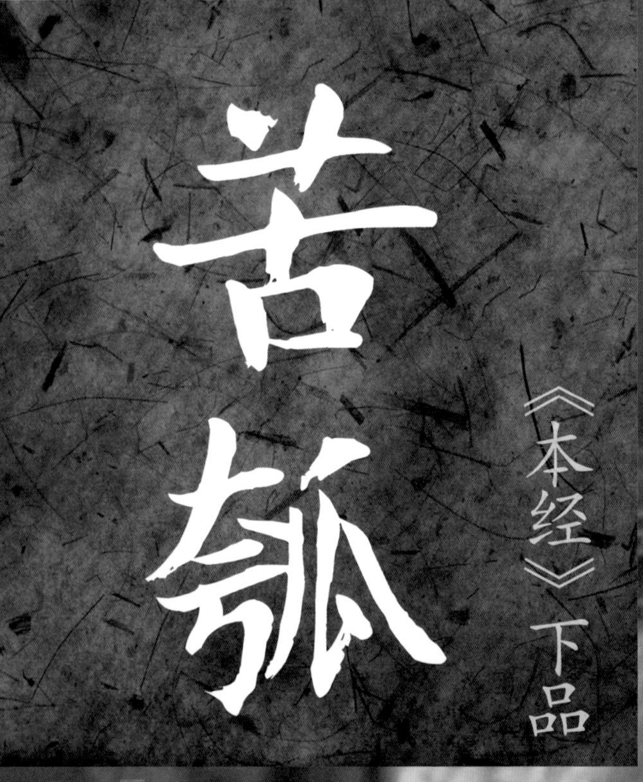

苦瓠

《本经》下品

‖ **释名** ‖

苦匏国语**苦壶卢**。

‖ **集解** ‖

[别录曰] 苦瓠生晋地。[弘景曰] 今瓠忽有苦者，如胆不可食，非别生一种也。又有瓠瓤，亦是瓠类。[恭曰] 本经所论，都是苦瓠瓤尔。陶谓瓠中苦者，大误矣。瓠中时有苦者，不入药用，无所主疗，亦不堪啖。瓠与瓠瓤，原种各别，非甘者变为苦也。[保升曰] 瓠即匏也。有甘、苦二种：甘者大，苦者小。[机曰] 瓠壶有原种是甘，忽变为苦者。俗谓以鸡粪壅之，或牛马踏践则变为苦。陶说亦有所

△葫芦（*Lagenaria siceraria*）

见，未可尽非也。[时珍曰] 诗云：匏有苦叶。国语云：苦匏不材，于人共济而已。皆指苦壶而言，即苦瓠也。瓠、壶同音，陶氏以瓠作护音释之，所以不稳也。应劭风俗通云：烧穰可以杀瓠。或云畜瓠之家不烧穰，种瓜之家不焚漆。物性相畏也。苏恭言，服苦瓠过分，吐利不止者，以黍穰灰汁解之。盖取乎此。凡用苦瓠，须细理莹净无黡翳者乃佳，不尔有毒。

瓤及子

‖ **气味** ‖

苦，寒，有毒。

‖ **主治** ‖

大水，面目四肢浮肿，下水，令人吐。本经。**利石淋，吐呀嗽囊结，疰蛊痰饮。又煮汁渍阴，疗小便不通。**苏恭。**煎汁滴鼻中，出黄水，去伤冷鼻塞，黄疸。**藏器。**吐蛔虫。**大明。**治痈疽恶疮，疥癣龋齿有虫匶者。又可制汞。**时珍。

‖ **附方** ‖

旧八，新十七。**急黄病**苦瓠一枚，开孔，以水煮之，搅取汁，滴入鼻中。去黄水。陈藏器。**黄疸肿满**苦壶卢瓤如大枣许，以童子小便二合，浸之一时，取两酸枣大，纳两鼻中，深吸气，待黄水出良。又方：用瓠瓤熬黄为末，每服半钱，日一服，十日愈。然有吐者当详之。伤寒类要。**大水胀满**头面洪大。用莹净好苦瓠白瓤，捻如豆粒，以面裹煮一夜，空心服七枚。至午当出水一斗。二日水自出不止，大瘦乃瘥。二年内忌咸物。圣惠用苦壶卢瓤一两，微炒为末，每日粥饮服一钱。**通身水肿**苦瓠膜炒二两，苦葶苈五分，捣合丸小豆大。每服五丸，日三，水下止。又用苦瓠膜五分，大枣七枚，捣丸。一服三丸，如人行十里许，又服三丸，水出更服一丸，即止。并千金方。**石水腹肿**四肢皆瘦削。用苦瓠膜炒一两，杏仁半两炒去皮尖，为末，糊丸小豆大。每饮下十丸，日三，水下止。圣济总录。**水蛊洪肿**苦瓠瓤一枚，水二升，煮至一升，煎至可丸，如小豆大，每米饮下十丸。待小便利，作小豆羹食。勿饮水。**小便不通**胀急者。用苦瓠子三十枚炒，蝼蛄三个焙，为末，每冷水服一钱。并圣济总录。**小儿闪癖**取苦瓠未破者，煮令热，解开熨之。陈藏器本草。**风痰头痛**苦瓠膜取汁，以苇管灌入鼻中，其气上冲脑门，须臾恶涎流下，其病立愈除根，勿以昏运为疑。干者浸汁亦效，其子为末吹入亦效。年久头风皆愈。普济方。**鼻窒气塞**苦壶卢子为末，醇酒浸之，夏一日，冬七日。日日少少点之。圣惠方。**眼目昏暗**七月七日，取苦瓠白瓤绞汁一合，以酢二升，古钱七文，同以微火煎减半。每日取沫纳眦中，神效。千金。**弩肉血翳**秋间取小柄壶卢，或小药壶卢，阴干，于紧小处锯断，内空一小孔如眼孔大。遇有此病，将眼皮上下用手挣开，将壶卢孔合定。初虽甚痛苦，然瘀肉、血翳皆渐下，不伤睛也。刘松石经验方。**齿䘌口臭**苦瓠子为末，蜜丸半枣大。每旦漱口了，含一丸，仍涂齿龂上，涎出，吐去妙。圣惠方。**风虫牙痛**壶卢子半升，水五升，煎三升，含漱之。茎叶亦可。不过三度。圣惠方。**恶疮癣癞**十年不瘥者。苦瓠一枚，煮汁搽之，日三度。肘后方。**九瘘有孔**苦瓠四枚，大如盏者，各穿一孔如指大，汤煮十数沸，取一竹筒长一尺，一头插瓠孔中，一头注疮孔上，冷则易之，用遍乃止。千金方。**痔疮肿痛**苦壶卢、苦荬菜煎汤，先熏后洗，乃贴熊胆、密陀僧、胆矾、片脑末，良。摘玄方。**下部悬痛**择人神不在日，空心用井华水调百药煎末一碗服之。微利后，却

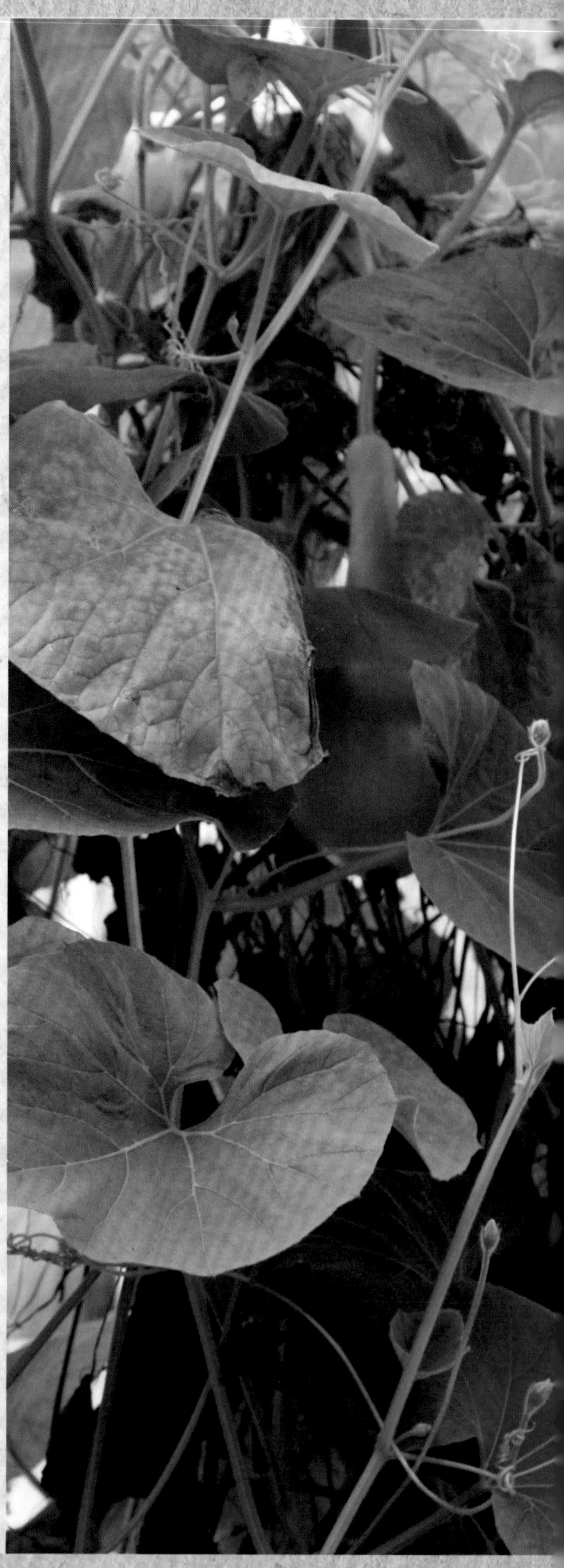

用秋壶卢，一名苦不老，生在架上而苦者，切片置疮上，炙二七壮。萧端式病此连年，一炙遂愈。永类钤方。**卒中蛊毒**或吐血，或下血，皆如烂肝者。苦瓠一枚，水二升，煮一升服，立吐即愈。又方，用苦酒一升煮令消，服之取吐，神验。肘后方。**死胎不下**苦壶卢烧存性，研末，每服一钱，空心热酒下。海上名方。**聤耳出脓**干瓠子一分，黄连半钱，为末。以绵先缴净，吹入半字，日二次。圣惠方。**鼻中息肉**苦壶卢子、苦丁香等分，入麝香少许，为末，纸捻点之。圣惠方。

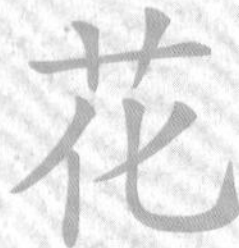

‖**主治**‖

一切瘘疮，霜后收曝，研末傅之。时珍。

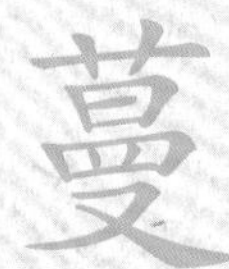

‖**主治**‖

麻疮，煎汤浴之即愈。时珍。出仇远稗史。

‖**附方**‖

新一。**小儿白秃**瓠藤同裹盐荷叶煎浓汁洗，三五次愈。总录。

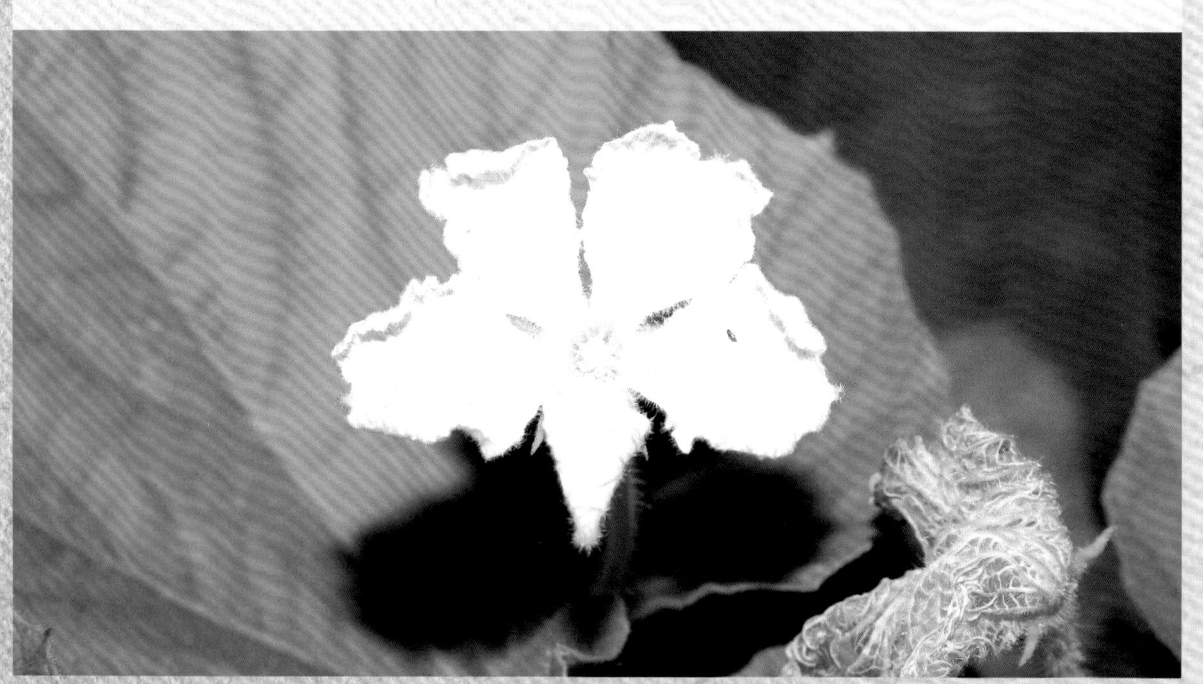

‖ **基原** ‖

《纲目图鉴》认为本品为葫芦科植物葫芦 *Lagenaria siceraria* (Molina) Standl. 之果实贮藏年久者。分布参见本卷“壶卢”项下。

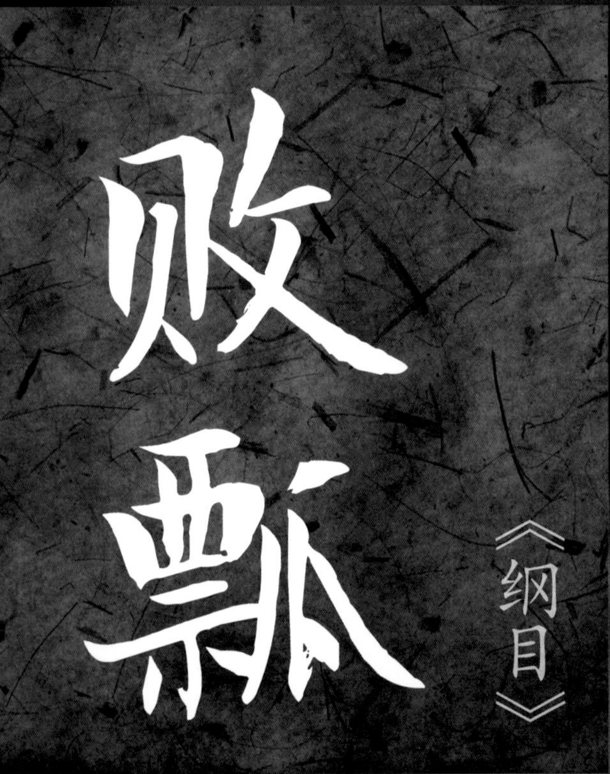

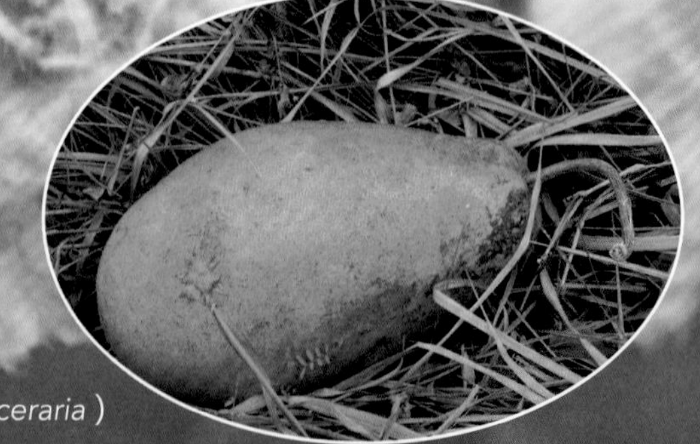

△葫芦（*Lagenaria siceraria*）

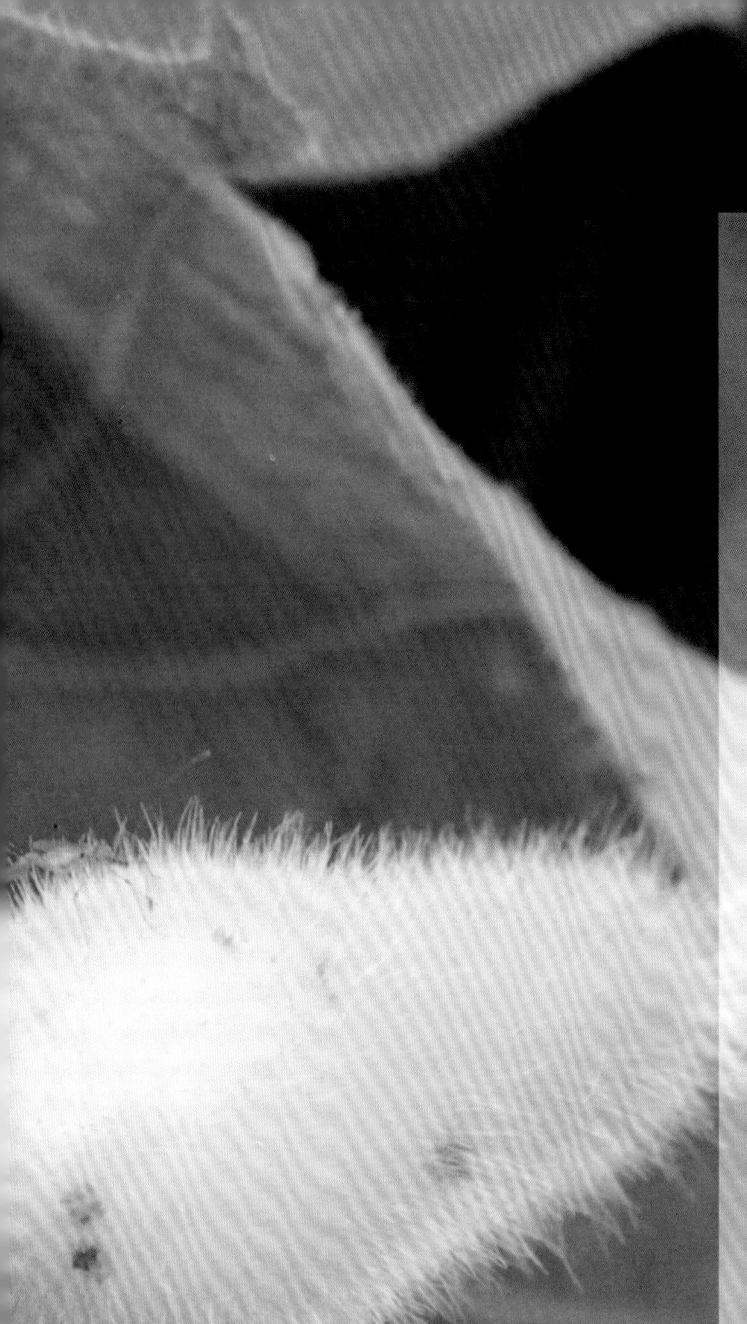

‖**集解**‖

[时珍曰] 瓢乃匏壶破开为之者，近世方药亦时用之，当以苦瓠者为佳，年久者尤妙。

‖**气味**‖

苦，平，无毒。

‖**主治**‖

消胀杀虫，治痔漏下血，崩中带下赤白。时珍。

‖**附方**‖

新六。**中满鼓胀**用三五年陈壶卢瓢一个，以糯米一斗作酒，待熟，以瓢于炭火上炙热，入酒浸之，如此三五次，将瓢烧存性，研末，每服三钱，酒下，神效。余居士选奇方。**大便下血**败瓢烧存性、黄连等分研末，每空心温酒服二钱。简便方。**赤白崩中**旧壶卢瓢炒存性，莲房煅存性，等分研末。每服二钱，热水调服。三服，有汗为度，即止。甚者五服止，最妙。忌房事、发物、生冷。海上方。**脑漏流脓**破瓢、白鸡冠花、白螺蛳壳各烧存性，等分，血竭、麝香各五分，为末。以好酒洒湿熟艾，连药揉成饼，贴在顶门上，以熨斗熨之，以愈为度。孙氏集效方。**腋下瘤瘿**用长柄茶壶卢烧存性，研末搽之，以消为度。一府校老妪右腋生一瘤，渐长至尺许，其状如长瓠子，久而溃烂。一方士教以此法用之，遂出水，消尽而愈。濒湖集简方。**汤火伤灼**旧壶卢瓢烧灰傅之。同上。

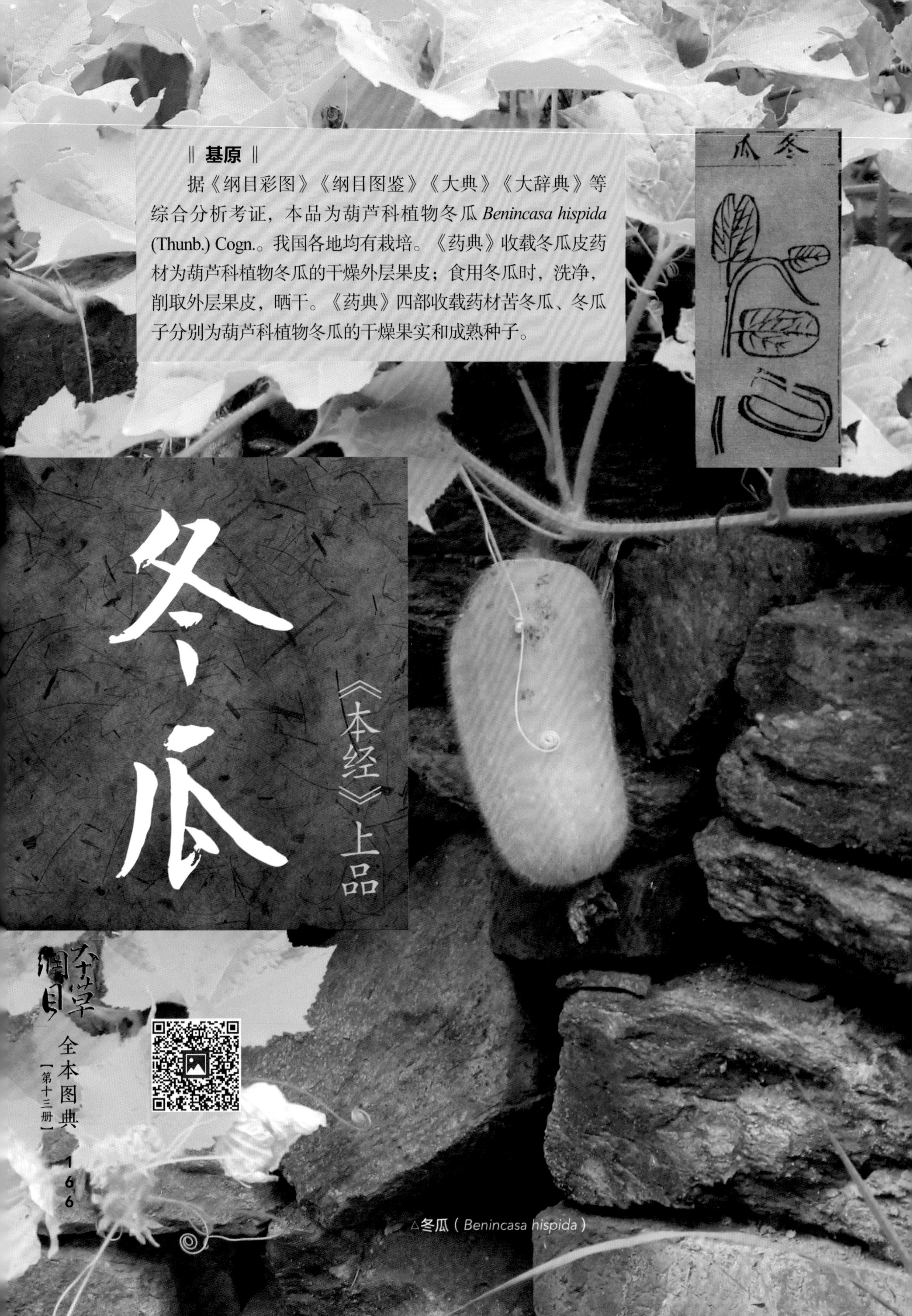

‖ 基原 ‖

据《纲目彩图》《纲目图鉴》《大典》《大辞典》等综合分析考证，本品为葫芦科植物冬瓜 *Benincasa hispida* (Thunb.) Cogn.。我国各地均有栽培。《药典》收载冬瓜皮药材为葫芦科植物冬瓜的干燥外层果皮；食用冬瓜时，洗净，削取外层果皮，晒干。《药典》四部收载药材苦冬瓜、冬瓜子分别为葫芦科植物冬瓜的干燥果实和成熟种子。

△冬瓜（*Benincasa hispida*）

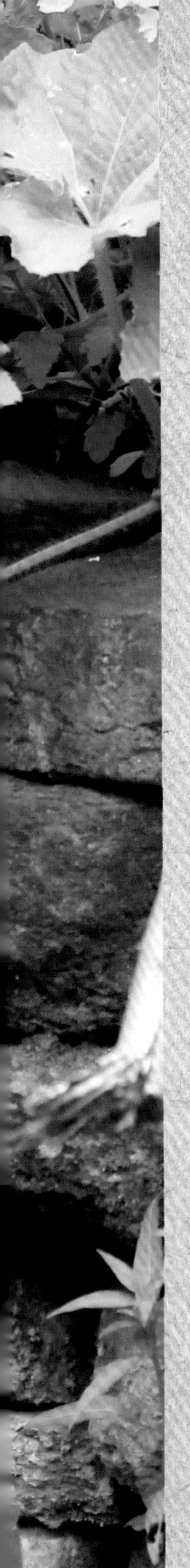

校正：今并入白瓜子。

‖ **释名** ‖

白瓜本经**水芝**同上**地芝**广雅。[志曰] 冬瓜经霜后，皮上白如粉涂，其子亦白，故名白冬瓜，而子云白瓜子也。[时珍曰] 冬瓜，以其冬熟也。又贾思勰云：冬瓜正二三月种之。若十月种者，结瓜肥好，乃胜春种。则冬瓜之名或又以此也。别录白冬瓜原附于本经瓜子之下。宋开宝本草加作白瓜子，复分白冬瓜为别录一种。遂致诸注辩说纷纷。今并为一。

‖ **集解** ‖

[别录曰] 白瓜子生嵩高平泽，冬瓜仁也。八月采之。[颂曰] 今处处园圃莳之。其实生苗蔓下，大者如斗而更长，皮厚而有毛，初生正青绿，经霜则白粉。人家多藏蓄弥年，作菜果，入药须霜后取，置之经年，破出核洗，燥乃擂取仁用之。亦堪单作服饵。[时珍曰] 冬瓜三月生苗引蔓，大叶团而有尖，茎叶皆有刺毛。六七月开黄花，结实大者径尺余，长三四尺，嫩时绿色有毛，老则苍色有粉，其皮坚厚，其肉肥白。其瓤谓之瓜练，白虚如絮，可以浣练衣服。其子谓之瓜犀，在瓤中成列。霜后取之，其肉可煮为茹，可蜜为果。其子仁亦可食。盖兼蔬、果之用。凡收瓜忌酒、漆、麝香及糯米，触之必烂。

白冬瓜

‖ **气味** ‖

甘，微寒，无毒。[弘景曰] 冷利。

‖ **主治** ‖

小腹水胀，利小便，止渴。别录。**捣汁服，止消渴烦闷，解毒。**弘景。**益气耐老，除心胸满，去头面热。**孟诜。**消热毒痈肿。切片摩痱子，甚良。**大明。**利大小肠，压丹石毒。**苏颂。

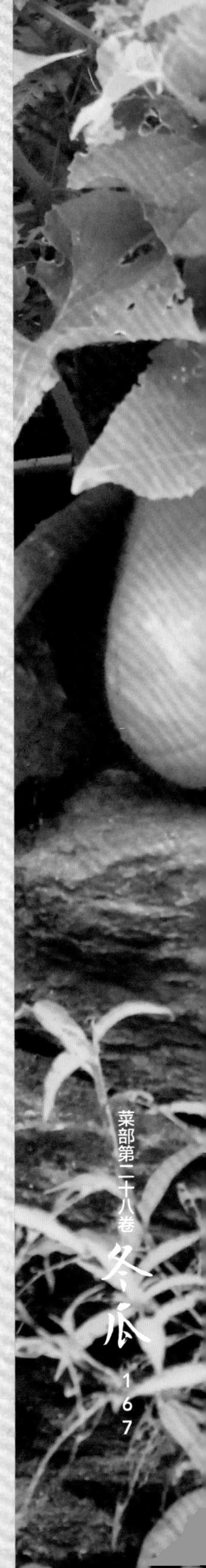

‖ **发明** ‖

[诜曰] 热者食之佳，冷者食之瘦人。煮食练五脏，为其下气故也。欲得体瘦轻健者，则可长食之；若要肥，则勿食也。[宗奭曰] 凡患发背及一切痈疽者，削一大块置疮上，热则易之，分散热毒气甚良。[震亨曰] 冬瓜性走而急。寇氏谓其分散热毒气，盖亦取其走而性急也。久病者、阴虚者忌之。孙真人言：九月勿食，令人反胃。须被霜食之乃佳。[诜曰] 取瓜一颗和桐叶与猪食之，一冬更不要与诸物食，自然不饥，长三四倍也。

‖ **附方** ‖

旧八，新六。**积热消渴**白瓜去皮，每食后吃三二两，五七度良。孟诜食疗。**消渴不止**冬瓜一枚削皮，埋湿地中，一月取出，破开取清水日饮之。或烧熟绞汁饮之。圣济总录。**消渴骨蒸**大冬瓜一枚去瓤，入黄连末填满，安瓮内，待瓜消尽，同研，丸梧子大。每服三四十丸，煎冬瓜汤下。经验。**产后痢渴**久病津液枯竭，四肢浮肿，口舌干燥。用冬瓜一枚，黄土泥厚五寸，煨熟绞汁饮。亦治伤寒痢渴。古今录验。**小儿渴利**冬瓜汁饮之。千金。**小儿鬾病**寒热如疳。用冬瓜、萹蓄各四两，水二升，煎汤浴之。千金方。**婴孩寒热**冬瓜炮熟，绞汁饮。子母秘录。**水病危急**冬瓜不拘多少，任意吃之，神效无比。兵部手集。**十种水气**浮肿喘满。用大冬瓜一枚，切盖去瓤，以赤小豆填满，盖合签定，以纸筋泥固济，日干，用糯糠两大箩，入瓜在内，煨至火尽，取出切片，同豆焙干为末，水糊丸梧子大。每服七十丸，煎冬瓜子汤下，日三服，小便利为度。杨氏家藏方。**发背欲死**冬瓜截去头，合疮上。瓜烂，截去更合之。瓜未尽，疮已小敛矣。乃用膏贴之。肘后方。**痔疮肿痛**冬瓜煎汤洗之。袖珍方。**马汗入疮**干冬瓜烧研，洗净傅之。**食鱼中毒**冬瓜汁饮之，良。小品方。**面黑令白**冬瓜一个，竹刀去皮切片，酒一升半，水一升，煮烂滤去滓，熬成膏，瓶收，每夜涂之。圣济总录。

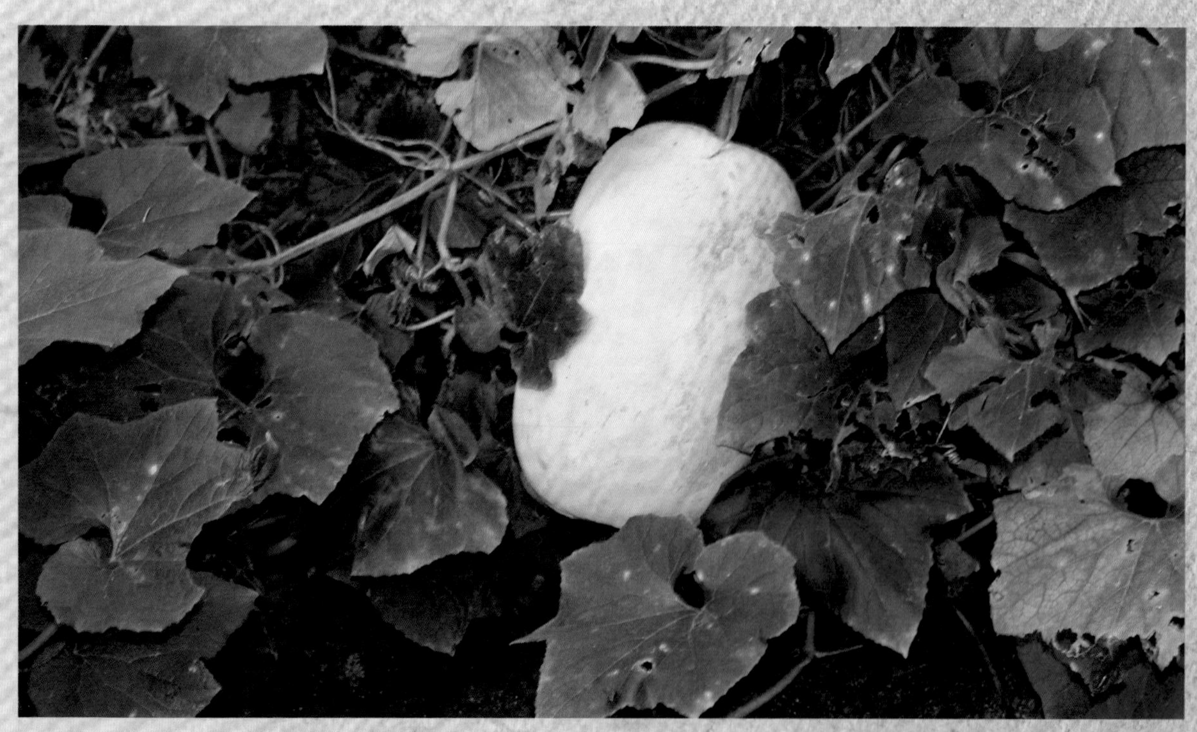

瓜练 瓤也。

‖ **气味** ‖

甘，平，无毒。

‖ **主治** ‖

绞汁服，止烦躁热渴，利小肠，治五淋，压丹石毒。甄权。**洗面澡身，去皯黵，令人悦泽白皙。**时珍。

‖ **附方** ‖

新二。**消渴烦乱**冬瓜瓤干者一两，水煎饮。圣惠方。**水肿烦渴**小便少者。冬瓜白瓤，水煮汁，淡饮之。圣济总录。

白瓜子 [别录曰] 冬瓜仁也。八月采之。

‖ **正误** ‖

[恭曰] 此甘瓜也。甘字似白字，后人误写耳。当改从甘字。[志曰] 本草注：白瓜子，冬瓜仁也。苏氏所言，殊为孟浪。且甘瓜即甜瓜，亦有青、白二种。其子色黄，主疗与冬瓜全异。但冬瓜经霜有白衣，其子亦白，白瓜之号因斯而得。况诸方惟用冬瓜子，

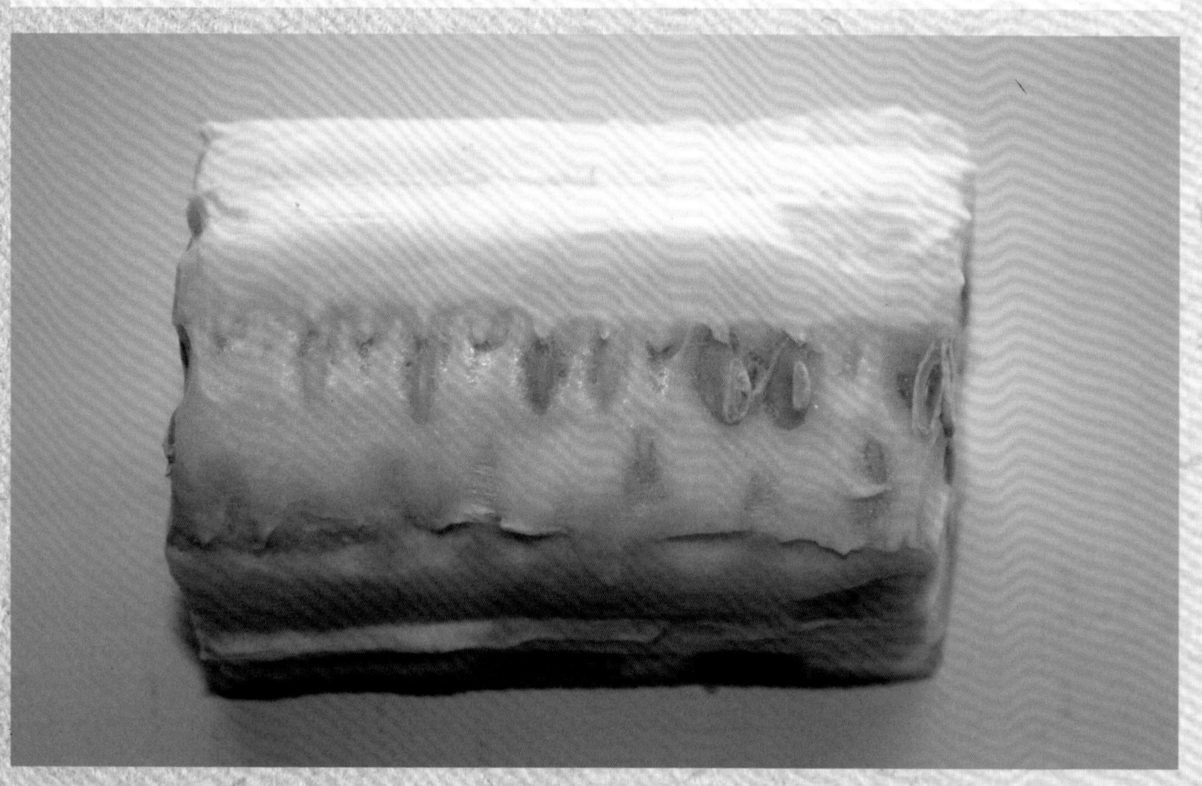

不见用甘瓜子者。苏说不可凭也。

‖ **气味** ‖

甘，平，无毒。[别录曰] 寒。久服寒中。

‖ **主治** ‖

令人悦泽好颜色，益气不饥。久服，轻身耐老。本经。**除烦满不乐。可作面脂。**别录。**去皮肤风及黑皯，润肌肤。**大明。**治肠痈。**时珍。

‖ **发明** ‖

[颂曰] 冬瓜仁，亦堪单作服饵。又研末作汤饮，及作面脂药，并令人好颜色光泽。宗懔荆楚岁时记云：七月，采瓜犀以为面脂。即瓜瓣也。亦堪作澡豆。[宗奭曰] 服食方亦稀用之。

‖ **附方** ‖

旧二，新五。**服食法**取冬瓜仁七升，以绢袋盛，投三沸汤中，须臾取曝干，如此三度，又与清苦酒渍之二宿，曝干为末，日服方寸匕。令人肥悦明目，延年不老。又法：取子三五升，去皮为丸，空心日服三十丸。令人白净如玉。孟诜食疗。**补肝明目**治男子五劳七伤，明目。用冬瓜仁，方同上。外台秘要。**悦泽面容**白瓜仁五两，桃花四两，白杨皮二两，为末。食后饮服方寸匕，日三服。欲白加瓜仁，欲红加桃花。三十日面白，五十日手足俱白。一方有橘皮，无杨皮。肘后方。**多年损伤**不瘥者。瓜子末，温酒服之。孙真人方。**消渴不止**小便多。用干冬瓜子、麦门冬、黄连各二两，水煎饮之。冬瓜苗叶俱治消渴，不拘新干。摘玄方。**男子白浊**陈冬瓜仁炒为末，每空心米饮服五钱。救急易方。**女子白带**方同上。

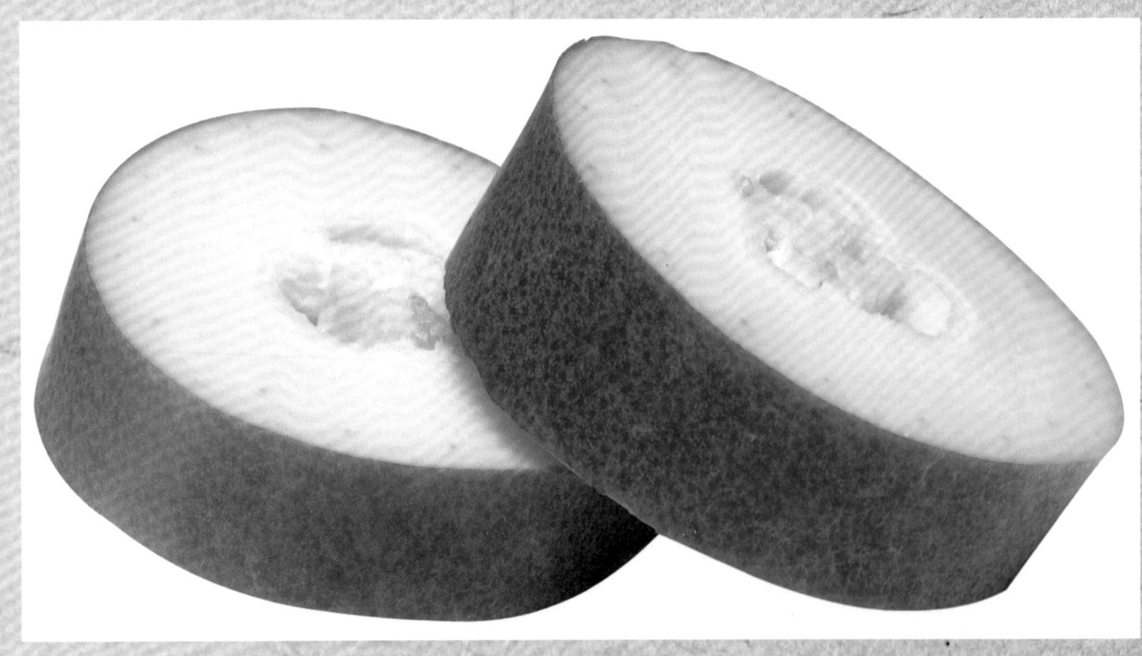

瓜皮

‖ **主治** ‖

可作丸服，亦入面脂。苏颂。**主驴马汗入疮肿痛，阴干为末涂之。又主折伤损痛。**时珍。

‖ **附方** ‖

新二。**跌扑伤损**用干冬瓜皮一两，真牛皮胶一两，剉入锅内炒存性，研末。每服五钱，好酒热服。仍饮酒一瓯，厚盖取微汗。其痛即止，一宿如初，极效。摘玄方。**损伤腰痛**冬瓜皮烧研，酒服一钱。生生编。

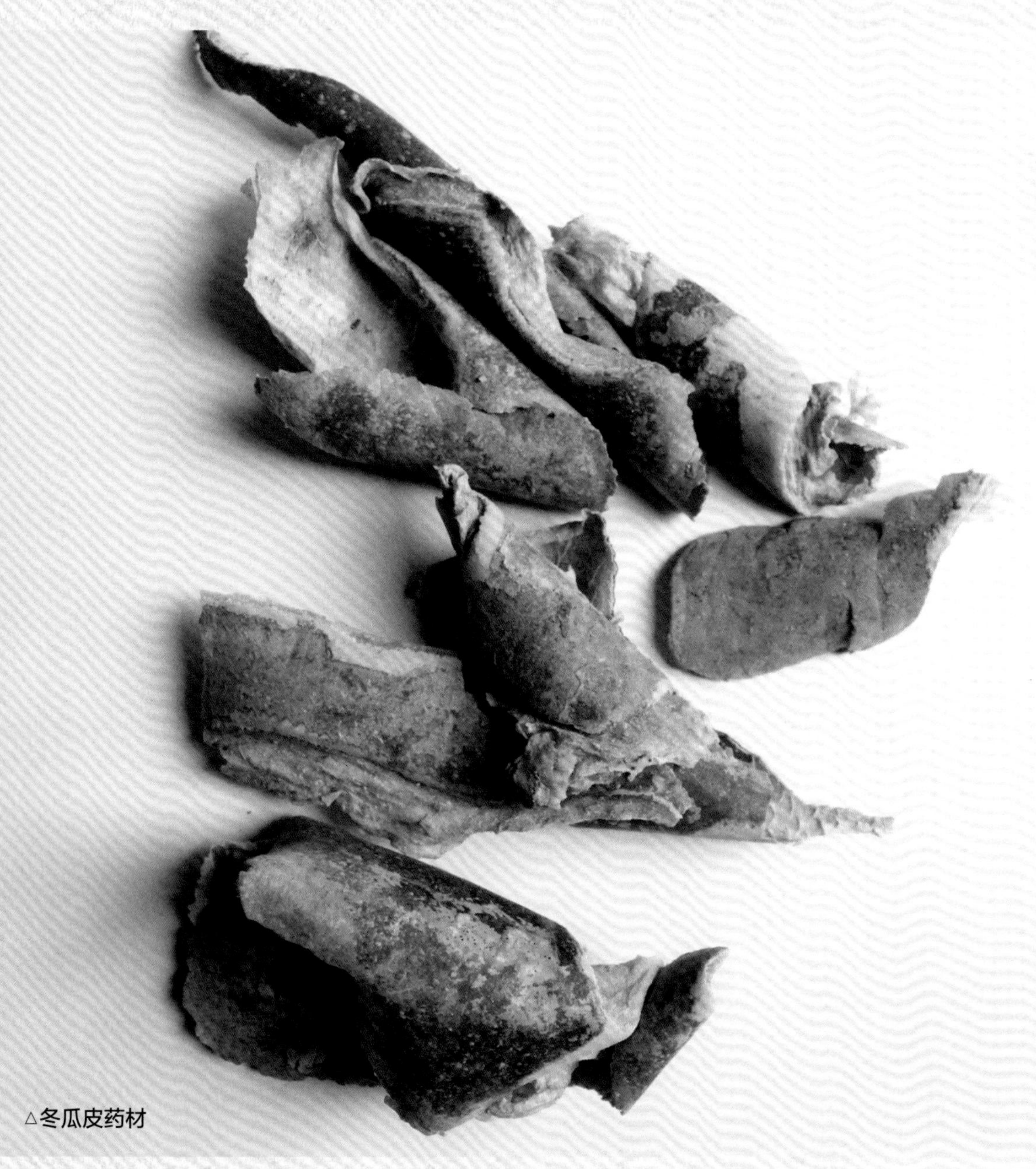

△冬瓜皮药材

叶

‖ **主治** ‖

治肿毒，杀蜂，疗蜂叮。大明。**主消渴，疟疾寒热。又焙研，傅多年恶疮。**时珍。

‖ **附方** ‖

新一。**积热泻痢**冬瓜叶嫩心，拖面煎饼食之。海上名方。

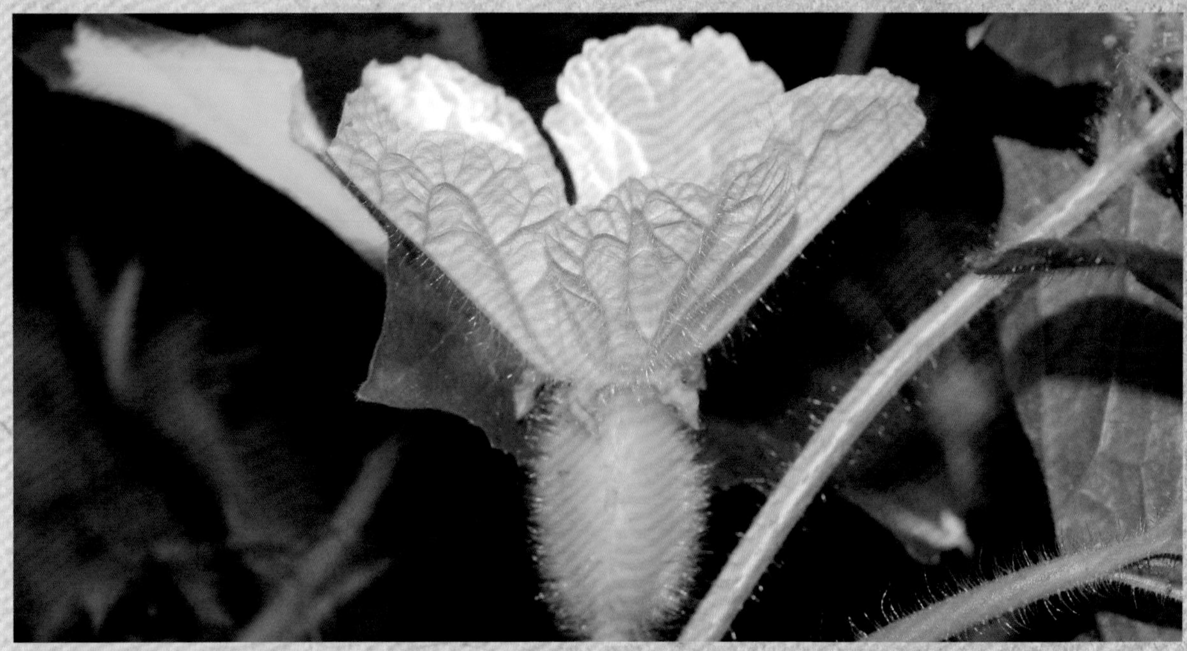

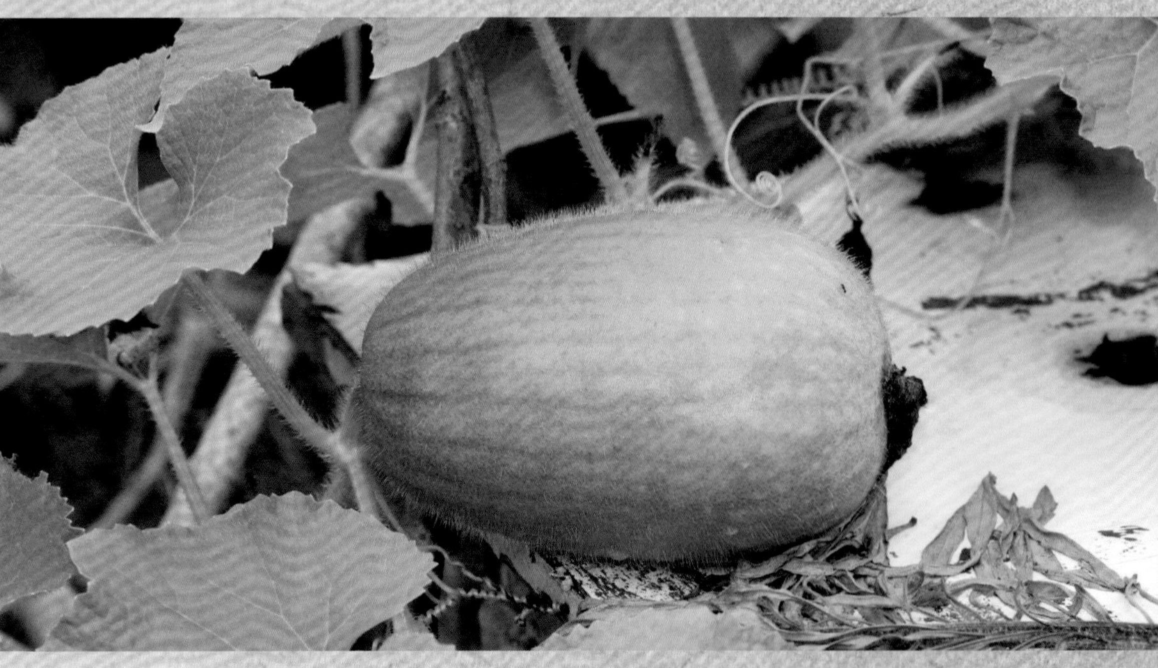

藤

‖**主治**‖

烧灰，可出绣黥。煎汤洗黑鼾并疮疥。大明。**捣汁服，解木耳毒。煎水，洗脱肛。烧灰，可淬铜、铁，伏砒石。**时珍。

冬瓜 *Benincasa hispida* ITS2 条形码主导单倍型序列：

```
1   CGCATCGCTG CCCCCCTCCA CACAACTCGT TGTGCAGGCG GGGGCACATG TTGGCCTCCC GTGCGCACCG TCGTGCGGAT
81  GGCTTAAATT CGAGTCCTCG GCGCACGTCG TCGCGACACT ACGGTGGTTG ATCCAACCTC AGTACCATGT CGCGGCCTCG
161 ACCCCGCCTC CACGGACTCA TGCATTGACC CTCTGAGCGT TGTACCCGAA AGGATGGCGC TCTCGACG
```

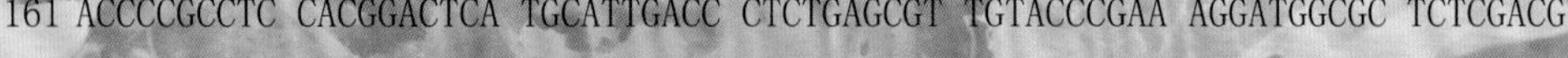

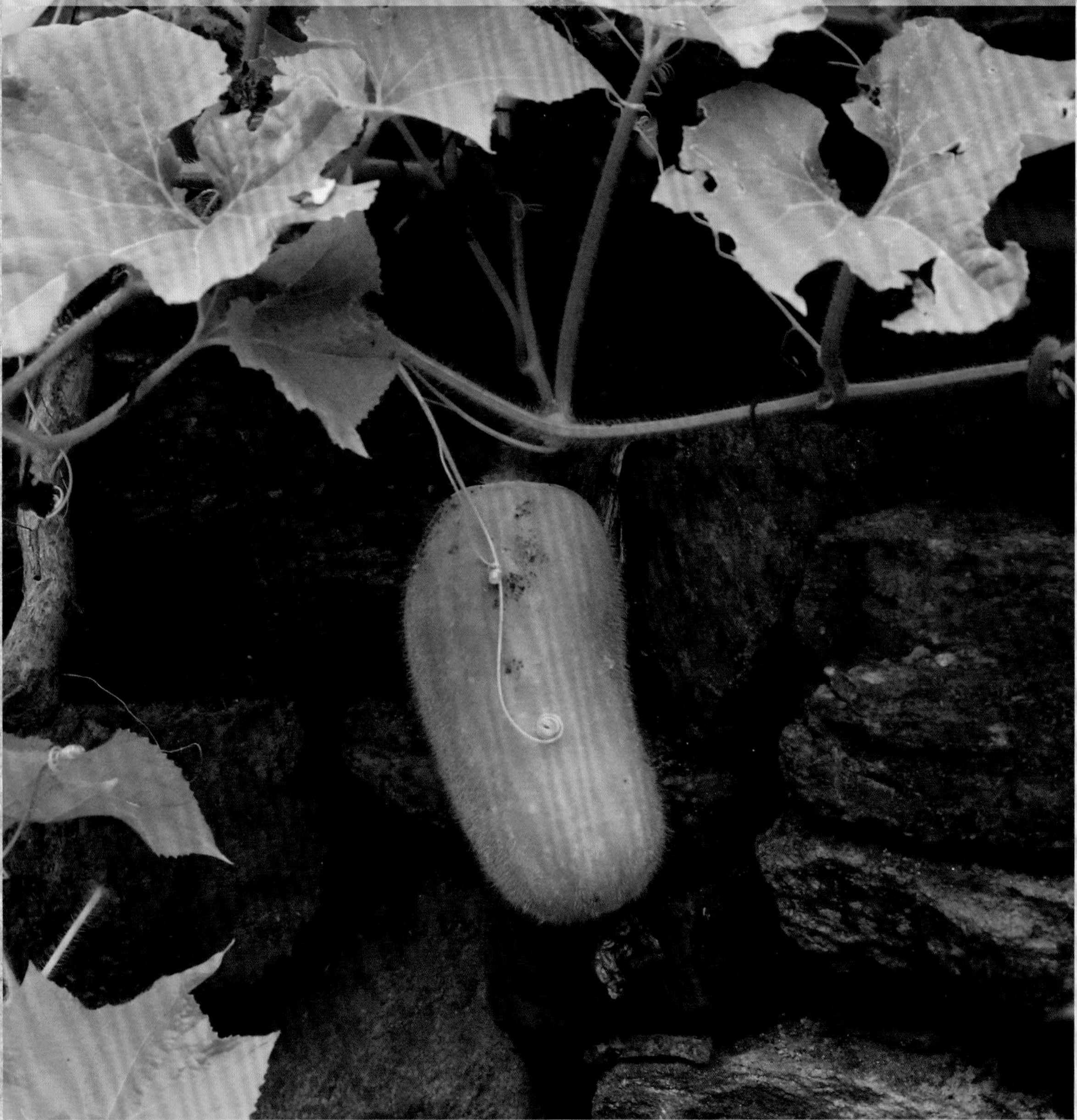

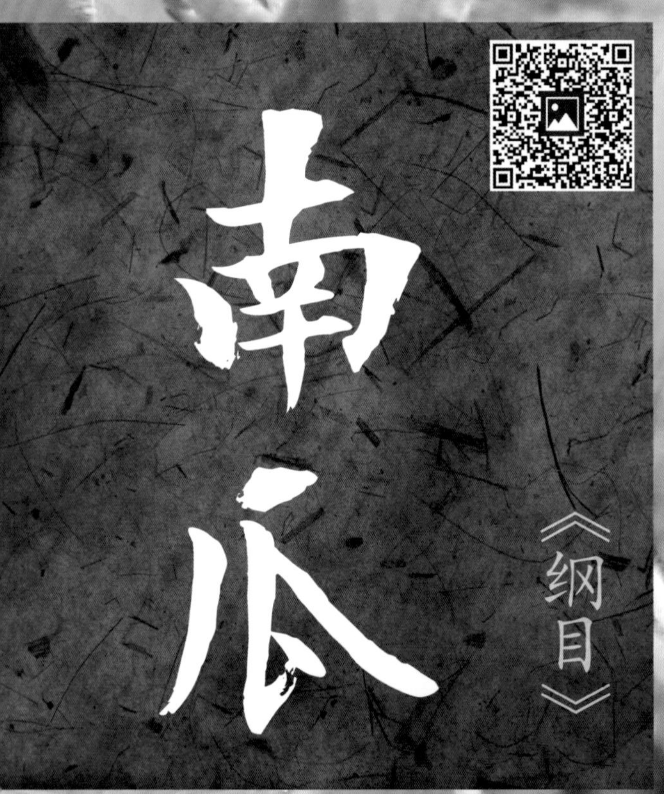

‖ **基原** ‖

据《纲目彩图》《纲目图鉴》《大典》《大辞典》等综合分析考证，本品为葫芦科植物南瓜 *Cucurbita moschata* (Duch. ex Lam.) Duch. ex Poir. 的果实、种子。全国南北各地均有栽培。

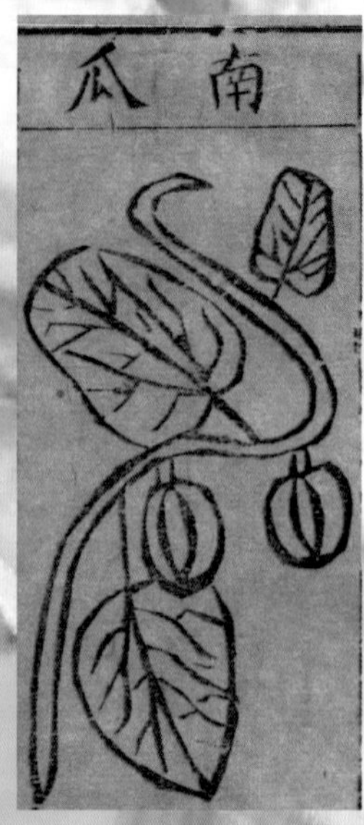

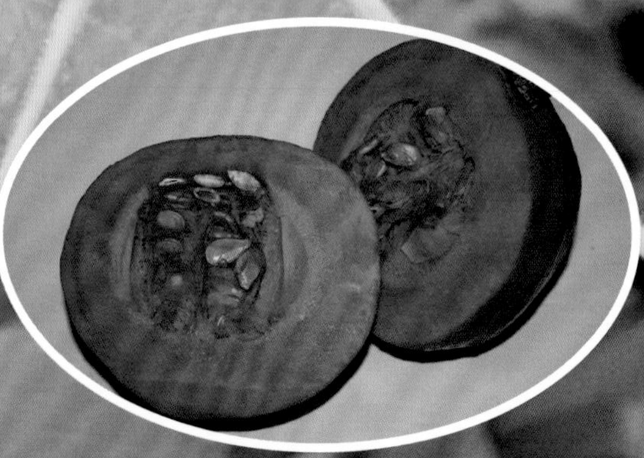

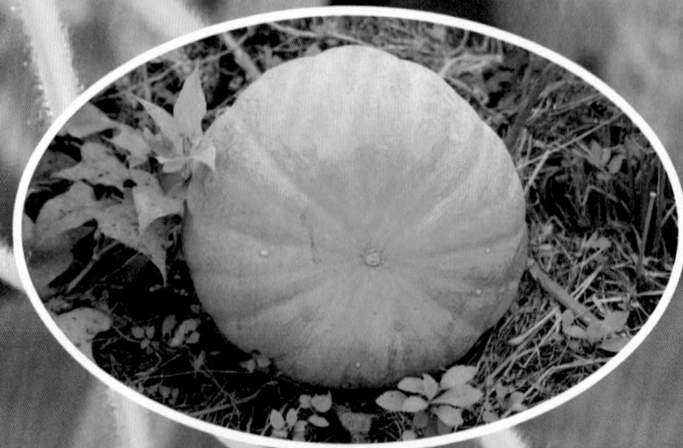

△南瓜（*Cucurbita moschata*）

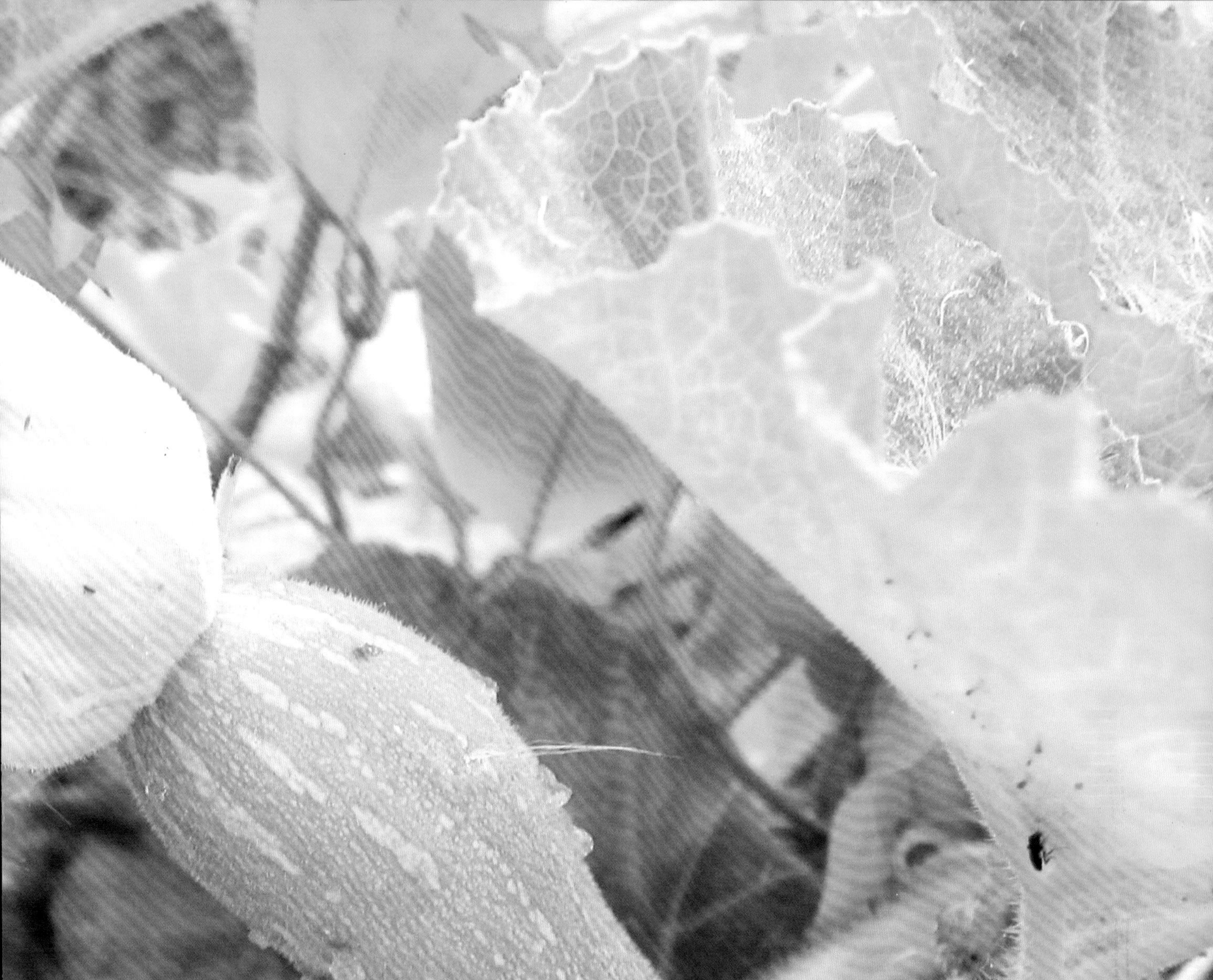

‖**集解**‖

[时珍曰] 南瓜种出南番，转入闽、浙，今燕京诸处亦有之矣。三月下种，宜沙沃地。四月生苗，引蔓甚繁，一蔓可延十余丈，节节有根，近地即着。其茎中空。其叶状如蜀葵而大如荷叶。八九月开黄花，如西瓜花。结瓜正圆，大如西瓜，皮上有棱如甜瓜。一本可结数十颗，其色或绿或黄或红。经霜收置暖处，可留至春。其子如冬瓜子。其肉厚色黄，不可生食，惟去皮瓤瀹食，味如山药。同猪肉煮食更良，亦可蜜煎。按王祯农书云：浙中一种阴瓜，宜阴地种之。秋熟色黄如金，皮肤稍厚，可藏至春，食之如新。疑此即南瓜也。

‖**气味**‖

甘，温，无毒。[时珍曰] 多食发脚气、黄疸。不可同羊肉食，令人气壅。

‖**主治**‖

补中益气。时珍。

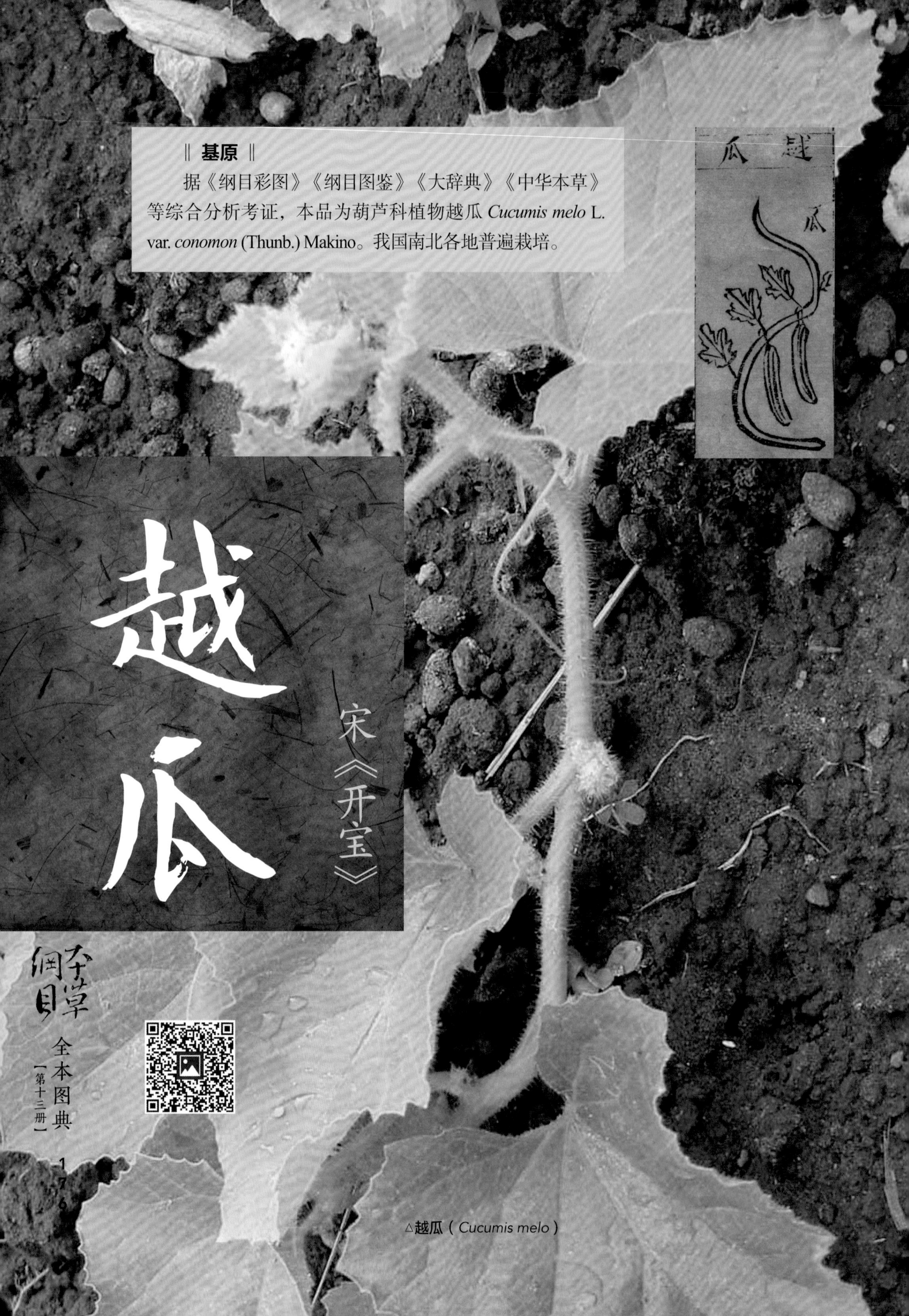

‖ **基原** ‖

据《纲目彩图》《纲目图鉴》《大辞典》《中华本草》等综合分析考证，本品为葫芦科植物越瓜 *Cucumis melo* L. var. *conomon* (Thunb.) Makino。我国南北各地普遍栽培。

△越瓜（*Cucumis melo*）

‖ **释名** ‖

梢瓜食物**菜瓜。**[时珍曰] 越瓜以地名也，俗名梢瓜，南人呼为菜瓜。

‖ **集解** ‖

[藏器曰] 越瓜生越中。大者色正白。越人当果食之，亦可糟藏。[时珍曰] 越瓜南北皆有。二三月下种生苗，就地引蔓，青叶黄花，并如冬瓜花叶而小。夏秋之间结瓜，有青、白二色，大如瓠子。一种长者至二尺许，俗呼羊角瓜。其子状如胡瓜子，大如麦粒。其瓜生食，可充果、蔬，酱、豉、糖、醋藏浸皆宜，亦可作菹。

‖ **气味** ‖

甘，寒，无毒。[诜曰] 生食多冷中动气，令人心痛，脐下癥结，发诸疮。又令人虚弱不能行，不益小儿。天行病后不可食。又不得与牛乳酪及鲊同食。[时珍曰] 按萧了真云，菜瓜能暗人耳目。观驴马食之即眼烂，可知矣。

‖ **主治** ‖

利肠胃，止烦渴。开宝。**利小便，去烦热，解酒毒，宣泄热气。烧灰，傅口吻疮及阴茎热疮。**藏器。**和饭作鲊，久食益肠胃。**心镜。

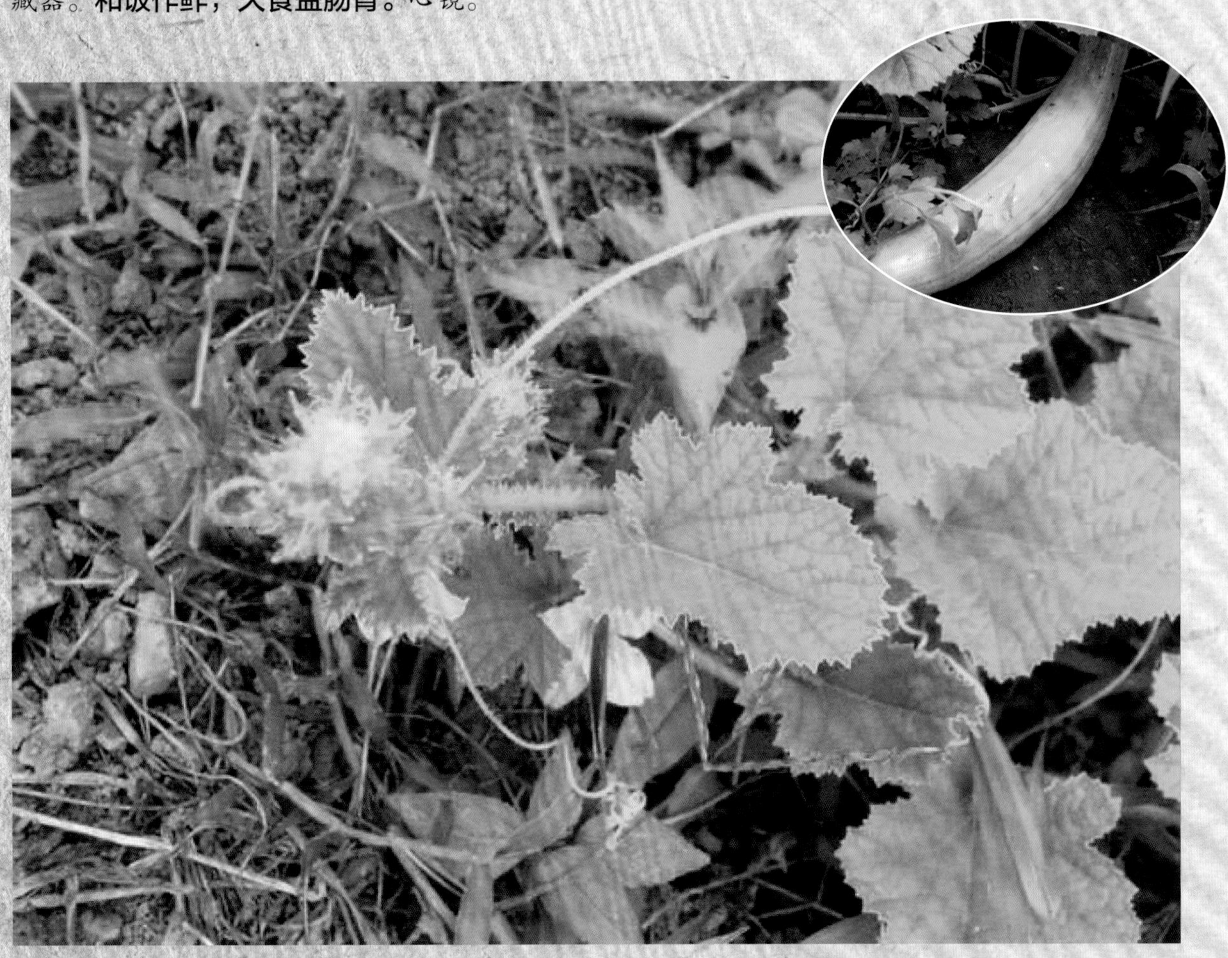

胡瓜

宋《嘉祐》

‖ **基原** ‖

据《纲目彩图》《纲目图鉴》《大辞典》《中华本草》等综合分析考证，本品为葫芦科植物黄瓜 *Cucumis sativus* L.。我国各地均有栽培。《药典》四部收载黄瓜子药材为葫芦科植物黄瓜的干燥成熟果实。

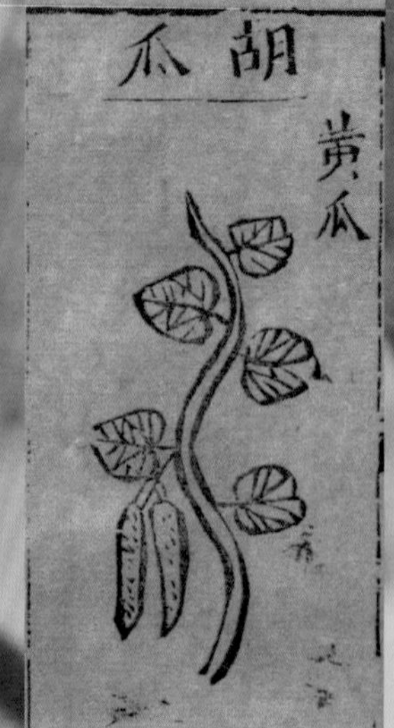

△黄瓜（*Cucumis sativus*）

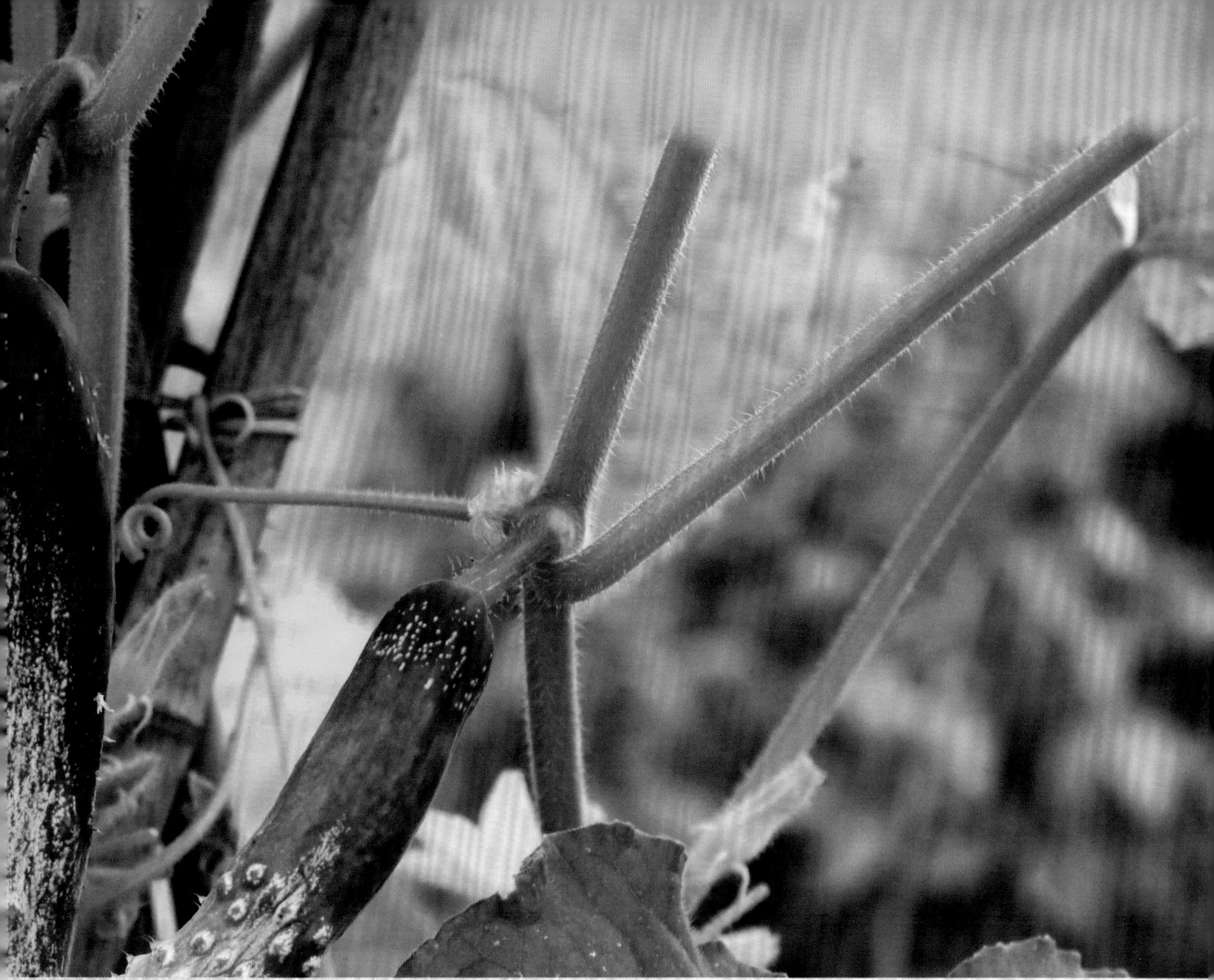

‖ **释名** ‖

黄瓜。[藏器曰] 北人避石勒讳，改呼黄瓜，至今因之。[时珍曰] 张骞使西域得种，故名胡瓜。按杜宝拾遗录云：隋大业四年避讳，改胡瓜为黄瓜。与陈氏之说微异。今俗以月令王瓜生即此，误矣。王瓜，土瓜也。见草部。

‖ **集解** ‖

[时珍曰] 胡瓜处处有之。正二月下种，三月生苗引蔓。叶如冬瓜叶，亦有毛。四五月开黄花，结瓜围二三寸，长者至尺许，青色，皮上有痦瘟如疣子，至老则黄赤色。其子与菜瓜子同。一种五月种者，霜时结瓜，白色而短，并生熟可食，兼蔬蓏之用，糟酱不及菜瓜也。

‖ **气味** ‖

甘，寒，有小毒。[诜曰] 不可多食，动寒热，多疟病，积瘀热，发疰气，令人虚热上逆少气，损阴血，发疮疥脚气，虚肿百病。天行病后，不可食之。小儿切忌，滑中生疳虫。不可多用醋。

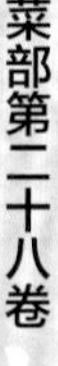

‖ **主治** ‖

清热解渴，利水道。宁原。

‖ **附方** ‖

旧一，新五。**小儿热痢**嫩黄瓜同蜜食十余枚，良。海上名方。**水病肚胀**四肢浮肿。用胡瓜一个破开，连子以醋煮一半至烂，空心俱食之，须臾下水也。千金髓。**小儿出汗**香瓜丸：用黄连、胡黄连、黄檗、川大黄煨熟、鳖甲醋炙、柴胡、芦荟、青皮等分为末。用大黄瓜黄色者一个，割下头，填药至满，盖定签住，慢火煨熟，同捣烂，入面糊丸绿豆大。每服二三丸，大者五七丸至十丸，食后新水下。钱乙小儿方。**咽喉肿痛**老黄瓜一枚去子，入消填满，阴干为末。每以少许吹之。医林集要。**杖疮焮肿**六月六日，取黄瓜入瓷瓶中，水浸之。每以水扫于疮上，立效。医林集要。**火眼赤痛**五月取老黄瓜一条，上开小孔，去瓤，入芒消令满，悬阴处，待消透出刮下，留点眼甚效。寿域神方。**汤火伤灼**五月五日，掐黄瓜入瓶内封，挂檐下，取水刷之，良。医方摘要。

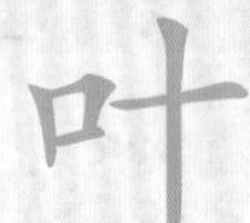

‖ **气味** ‖

苦，平，有小毒。

‖ **主治** ‖

小儿闪癖，一岁用一叶，生挼搅汁服，得吐、下良。藏器。

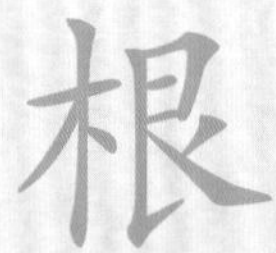

‖ **主治** ‖

捣傅狐刺毒肿。大明。

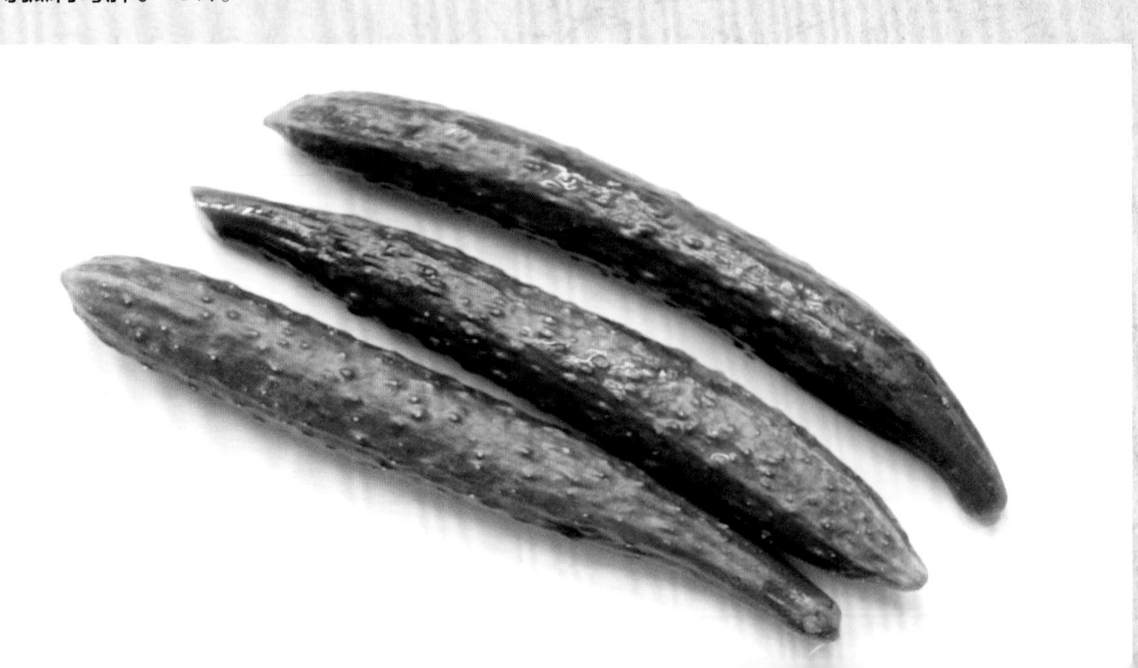

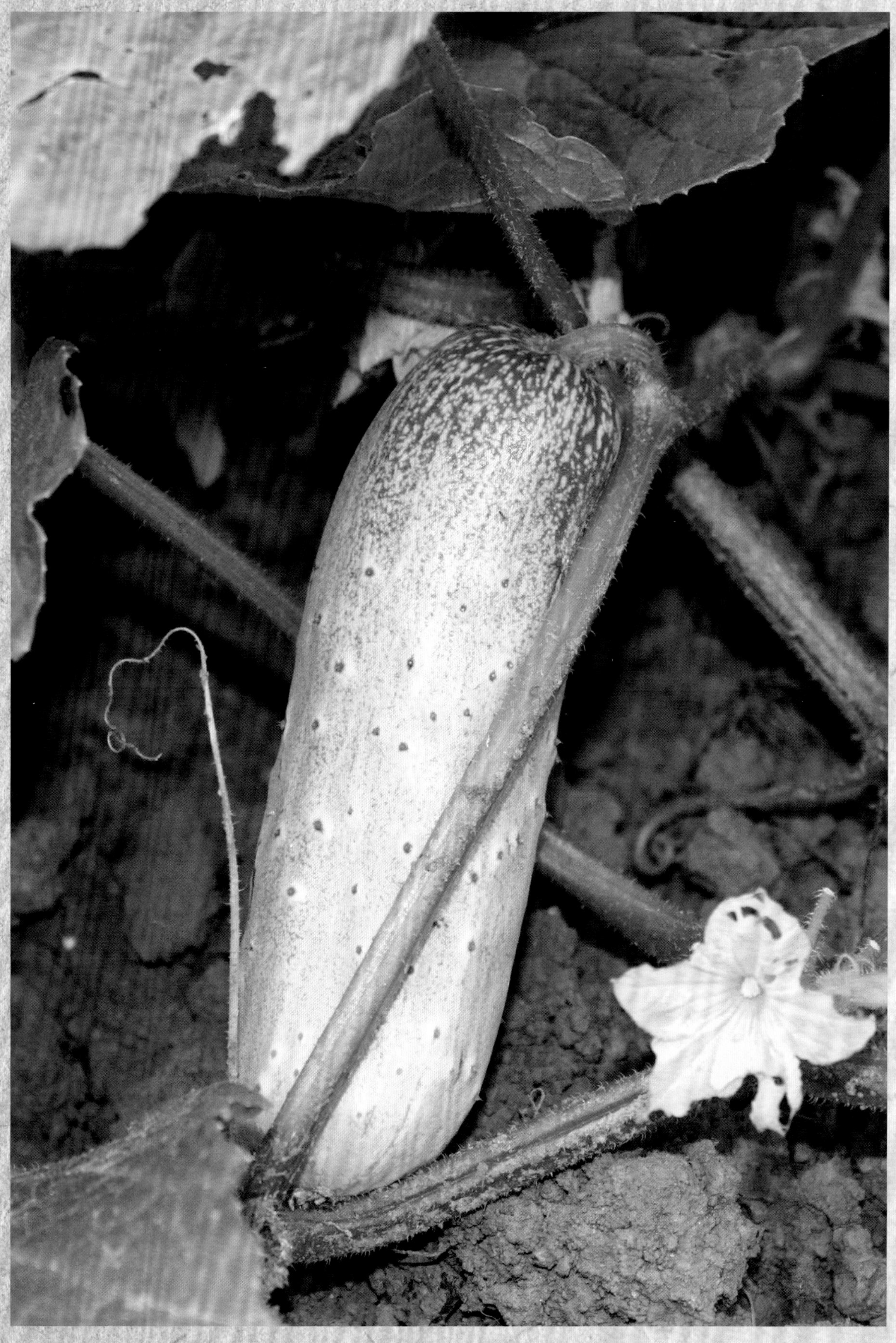

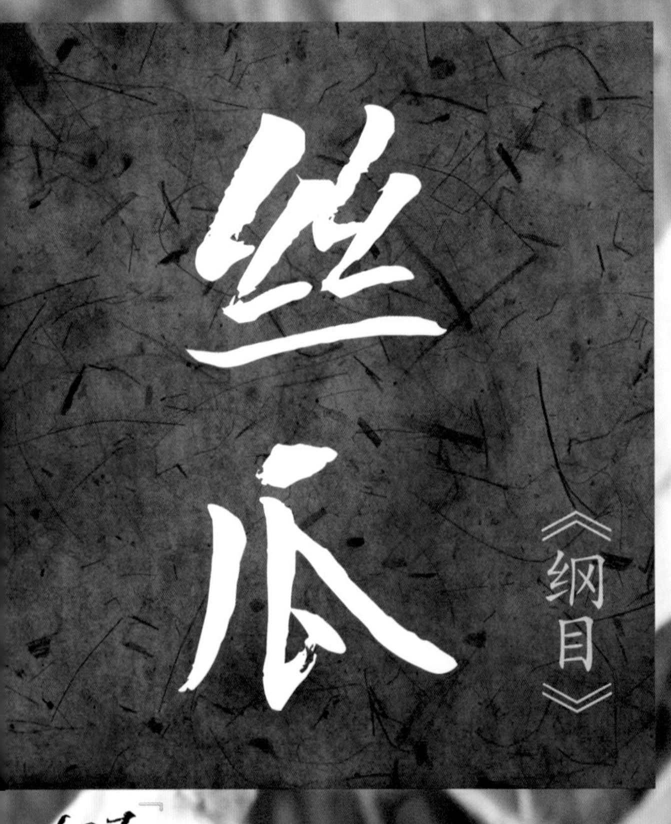

丝瓜《纲目》

‖ **基原** ‖

据《纲目彩图》《纲目图鉴》《大典》《中药图鉴》等综合分析考证，本品为葫芦科植物丝瓜 *Luffa cylindrica* (L.) Roem.。我国普遍栽培。《大辞典》《中华本草》认为还包括同属植物粤丝瓜 *L. acutangula* (L.) Roxb，广东、广西等地有栽培。《药典》收载丝瓜络为葫芦科植物丝瓜的干燥成熟果实的维管束；夏、秋二季果实成熟、果皮变黄、内部干枯时采摘，除去外皮和果肉，洗净，晒干，除去种子。

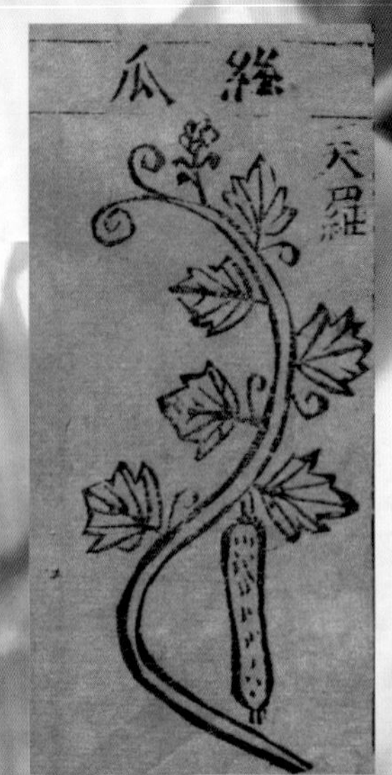

△丝瓜（*Luffa cylindrica*）

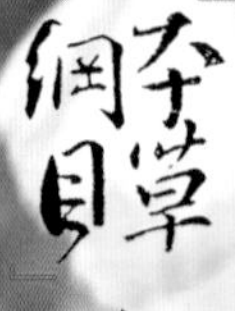

丝瓜 *Luffa cylindrica* ITS2 条形码主导单倍型序列：

1 ATCGCTGCCC CCCACGCAAC CCCCCTTCGG GTTGGTTGCG CAGGTGCGGG CACACGCTGG CCTCCCGTGC GCACCGTCGT
81 GCGGATGGCT TAAATTCGAG TCCTCGGCGC CTGTCGTCGC GACACTACGG TGGTTGATCC AACCTCGGTA CCGCGTCGCG
161 ACCTCAGTCC GCGCAACTCC TCCCCGCGAG CGAGCGAGGA CTTCTATGTC GACCCTCTGA ACGTCGTCCC CAAAGACGAT
241 GCTCTCG

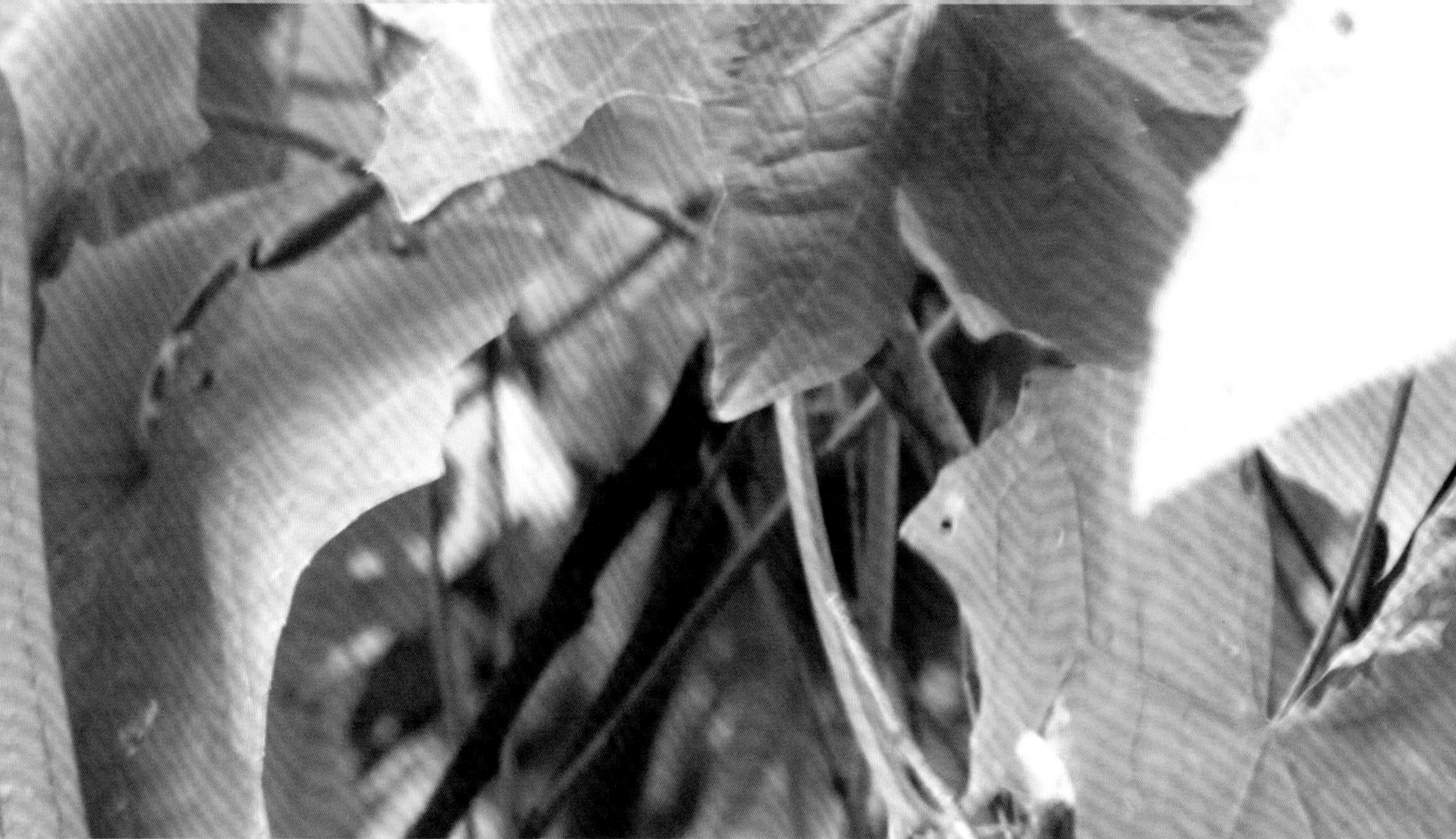

‖ **释名** ‖

天丝瓜本事**天罗**事类合璧**布瓜**同上**蛮瓜**本事**鱼鰦**。[时珍曰] 此瓜老则筋丝罗织，故有丝罗之名。昔人谓之鱼鰦，或云虞刺。始自南方来，故曰蛮瓜。

‖ **集解** ‖

[时珍曰] 丝瓜，唐宋以前无闻，今南北皆有之，以为常蔬。二月下种，生苗引蔓，延树竹，或作棚架。其叶大于蜀葵而多丫尖，有细毛刺，取汁可染绿。其茎有棱。六七月开黄花，五出，微似胡瓜花，蕊瓣俱黄。其瓜大寸许，长一二尺，甚则三四尺，深绿色，有皱点，瓜头如鳖首。嫩时去皮，可烹可曝，点茶充蔬。老则大如杵，筋络缠纽如织成，经霜乃枯，惟可藉靴履，涤釜器，故村人呼为洗锅罗瓜。内有隔，子在隔中，状如栝楼子，黑色而扁。其花苞及嫩叶、卷须，皆可食也。

瓜

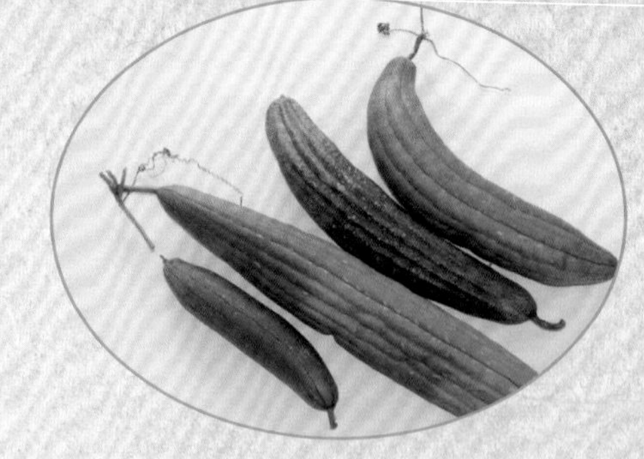

‖ **气味** ‖

甘，平，无毒。入药用老者。

‖ **主治** ‖

痘疮不快，枯者烧存性，入朱砂研末，蜜水调服，甚妙。震亨。**煮食，除热利肠。老者烧存性服，去风化痰，凉血解毒，杀虫，通经络，行血脉，下乳汁，治大小便下血，痔漏崩中，黄积，疝痛卵肿，血气作痛，痈疽疮肿，齿䘌，痘疹胎毒。**时珍。**暖胃补阳，固气和胎。**生生编。

‖ **发明** ‖

[颖曰] 丝瓜本草诸书无考，惟痘疮及脚痈方中烧灰用之，亦取其性冷解毒耳。[时珍曰] 丝瓜老者，筋络贯串，房隔联属。故能通人脉络脏腑，而去风解毒，消肿化痰，祛痛杀虫，及治诸血病也。

‖ **附方** ‖

新二十八。**痘疮不快**初出或未出，多者令少，少者令稀。老丝瓜近蒂三寸连皮烧存性，研末，砂糖水服。直指。**痈疽不敛**疮口太深。用丝瓜捣汁频抹之。直指方。**风热腮肿**丝瓜烧存性，研末，水调搽之。严月轩方。**肺热面疮**苦丝瓜、牙皂荚并烧灰，等分，油调搽。摘玄方。**玉茎疮溃**丝瓜连子捣汁，和五倍子末，频搽之。丹溪方。**坐板疮疥**丝瓜皮焙干为末，烧酒调搽之。摄生众妙方。**天泡湿疮**丝瓜汁调辰粉，频搽之。**手足冻疮**老丝瓜烧存性，和腊猪脂涂之。海上方。**肛门酒痔**丝瓜烧存性，研末，酒服二钱。严月轩方。**痔漏脱肛**丝瓜烧灰、多年石灰、雄黄各五钱为末，以猪胆、鸡子清及香油和调，贴之，收上乃止。孙氏集效方。**肠风下血**霜后干丝瓜烧存性，为末，空心酒服二钱。一名蛮瓜，一名天罗，一名天丝瓜是矣。许叔微本事方。**下血危笃**不可救者。丝瓜即天罗一个烧存性，槐花减半，为末，每空心米饮服二钱。普济方。**酒痢便血**腹痛，或如鱼脑五色者。干丝瓜一枚，连皮烧研，空心酒服二钱。一方煨食之。俗名鱼鰦是也。经验良方。**血崩不止**老丝瓜烧灰、棕榈烧灰等分，盐酒或盐汤服。奇效良方。**经脉不通**干丝瓜一个为末，用白鸽血调成饼，日干研末，每服二钱，空心酒下。先服四物汤三服。海上名方。**乳汁不通**丝瓜连子烧存性研，酒服一二钱，被覆取汗即通。简便单方。**干血气痛**妇人血气不行，上冲心膈，变为干血气者。用丝瓜一枚烧存性，空心温酒服。寿域神方。**小肠气痛**绕脐冲心。连蒂老丝瓜烧存性，研末。每服三钱，热酒调下。甚者不过二三服即消。**卵肿偏坠**丝瓜架上初结者，留下，待瓜结尽叶落取下，烧存性为末，炼蜜调成膏，每晚好酒服一匙。如在左左睡，在右右睡。刘松石保寿堂方。**腰痛不止**天罗布瓜子仁炒焦，擂酒服，以渣傅之。熊氏补遗。**喉闭肿痛**天罗瓜研汁灌之。普济。**卒然中风**防风、荆芥一两，升麻半两，姜三片，水一盏，煎半盏，以丝瓜子研，取浆半盏，和匀灌之。如手足麻痒，以羌活煎汤洗之。唐瑶经验方。**化痰止嗽**天罗即丝瓜烧存性为末，枣肉和，丸弹子大。每服一丸，温酒化下。摄生众妙方。**风虫牙痛**经霜干丝瓜烧存性，为末，擦之。直指方。**风气牙痛**百药不效者用此，大能去风，惟蛀牙不效。天罗即生丝瓜一个，擦盐火烧存性，研末频擦，涎尽即愈。腮肿，以水调贴之。马敏叔云：此乃严月轩家传屡效之方，一试即便可睡也。**食积黄疸**丝瓜连子烧存性，为末。每服二钱，因面得病面汤下，因酒得病温酒下，连进数服愈。卫生易简方。**小儿浮肿**天罗、灯草、葱白等分，煎浓汁服，并洗之。普济方。**水蛊腹胀**老丝瓜去皮一枚煎碎，巴豆十四粒同炒，豆黄去豆，以瓜同陈仓米再炒熟，去瓜，研米为末，糊丸梧子大。每服百丸，白汤下。盖米收胃气，巴豆逐水，丝瓜象人脉络，借其气以引之也。此乃元时杭州名医宋会之之方。鲜于枢钩玄。

叶

‖**主治**‖

癣疮，频挼掺之。疗痈疽丁肿卵㿗。时珍。

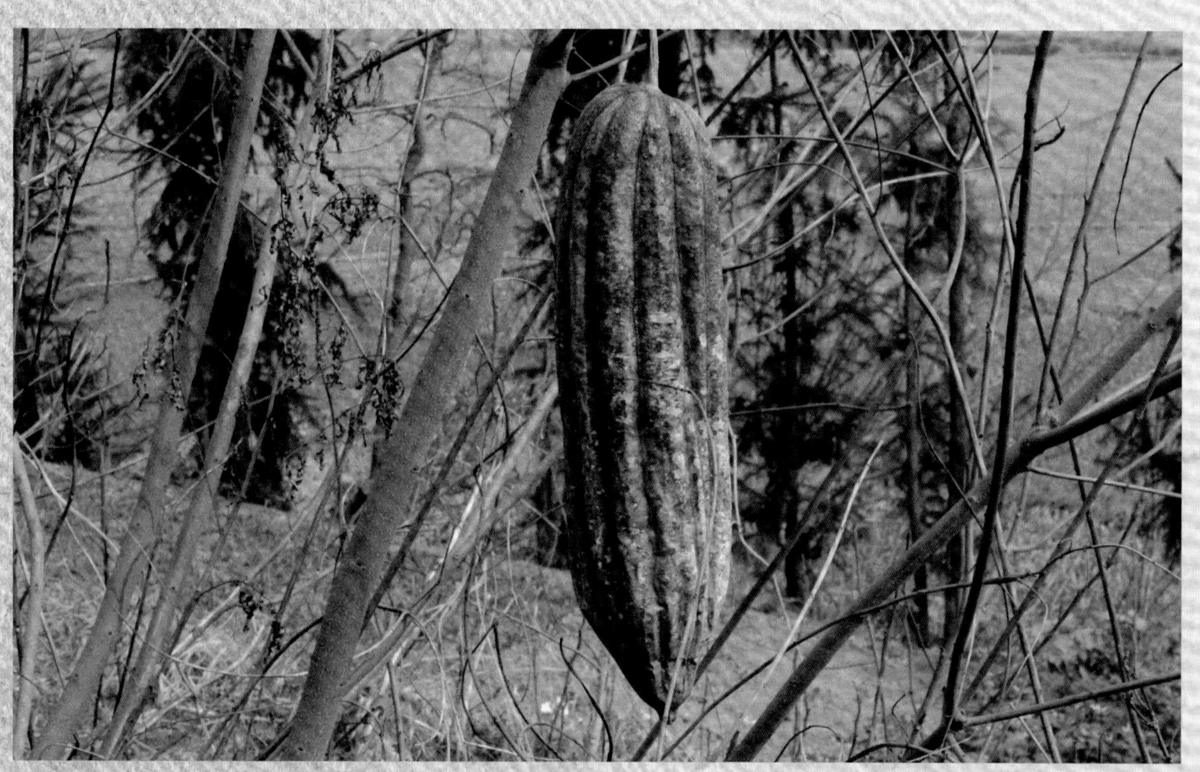

‖ **附方** ‖

新六。**虫癣**清晨采露水丝瓜叶七片，逐片擦七下，如神。忌鸡、鱼、发物。摄生众妙方。**阴子偏坠**丝瓜叶烧存性三钱，鸡子壳烧灰二钱，温酒调服。余居士选奇方。**头疮生蛆**头皮内时有蛆出，以刀切破，挤丝瓜叶汁搽之。蛆出尽，绝根。小山怪证方。**汤火伤灼**丝瓜叶焙研，入辰粉一钱，蜜调搽之。生者捣傅。一日即好也。海上名方。**鱼脐丁疮**丝瓜叶即虞刺叶也、连须葱白、韭菜等分，同入石钵内，研烂取汁，以热酒和服。以渣贴腋下，病在左手贴左腋，右手贴右腋；病在左脚贴左胯，右脚贴右胯；在中贴心、脐。用帛缚住，候肉下红线处皆白则散矣。如有潮热，亦用此法。却令人抱住，恐其颤倒则难救矣。危氏得效方。**刀疮神药**古石灰、新石灰、丝瓜根叶初种放两叶者、韭菜根各等分，捣一千下作饼，阴干为末，擦之。止血定痛生肌，如神效。侍御苏海峰所传。董炳集验方。

藤根

‖ **气味** ‖

同叶。

‖ **主治** ‖

齿䘌脑漏，杀虫解毒。时珍。

‖ **附方** ‖

新七。**预解痘毒**五六月取丝瓜蔓上卷须阴干，至正月初一日子时，用二两半煎汤，父母只令一人知，温浴小儿身面上下，以去胎毒，永不出痘，纵出亦少也。体仁汇编。**诸疮久溃**丝瓜老根熬水扫之，大凉即愈。应验方。**喉风肿痛**丝瓜根，以瓦瓶盛水浸，饮之。海上名方。**脑崩流汁**鼻中时时流臭黄水，脑痛，名控脑砂，有虫食脑中也。用丝瓜藤近根三五尺，烧存性。每服一钱，温酒下，以愈为度。医学正传。**牙宣露痛**海上妙方用丝瓜藤阴干，临时火煅存性，研搽即止，最妙。德生堂方用丝瓜藤一握，川椒一撮，灯心一把，水煎浓汁，漱吐，其痛立住如神。**咽喉骨鲠**七月七日，取丝瓜根阴干，烧存性。每服二钱，以原鲠物煮汤服之。笔峰杂兴。**腰痛不止**丝瓜根烧存性，为末。每温酒服二钱，神效甚捷。邓笔峰杂兴。

‖ **附录** ‖

天罗勒拾遗【藏器曰】生江南平地。主溪毒，挼碎傅之。【时珍曰】陈氏注此不详。又江南呼丝瓜为天罗，疑即此物，然无的据，姑附之。

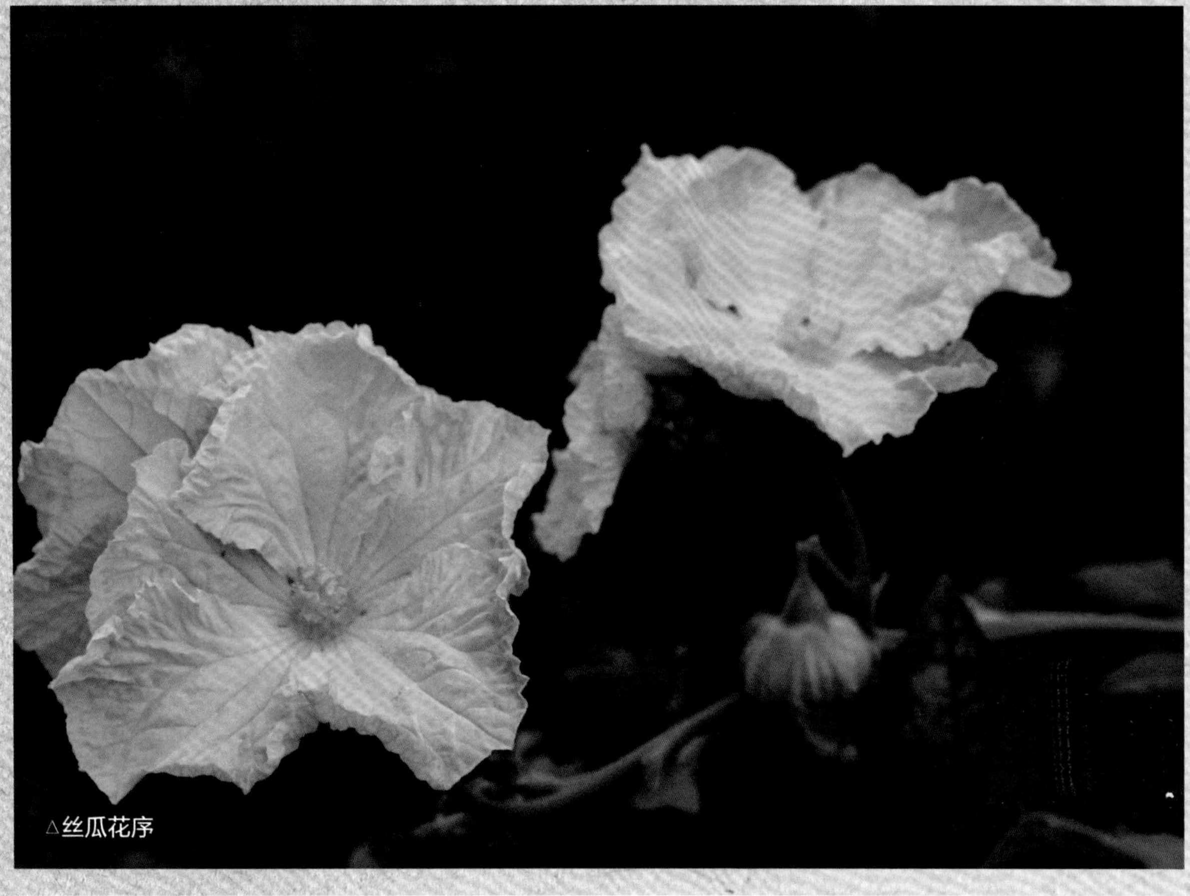
△丝瓜花序

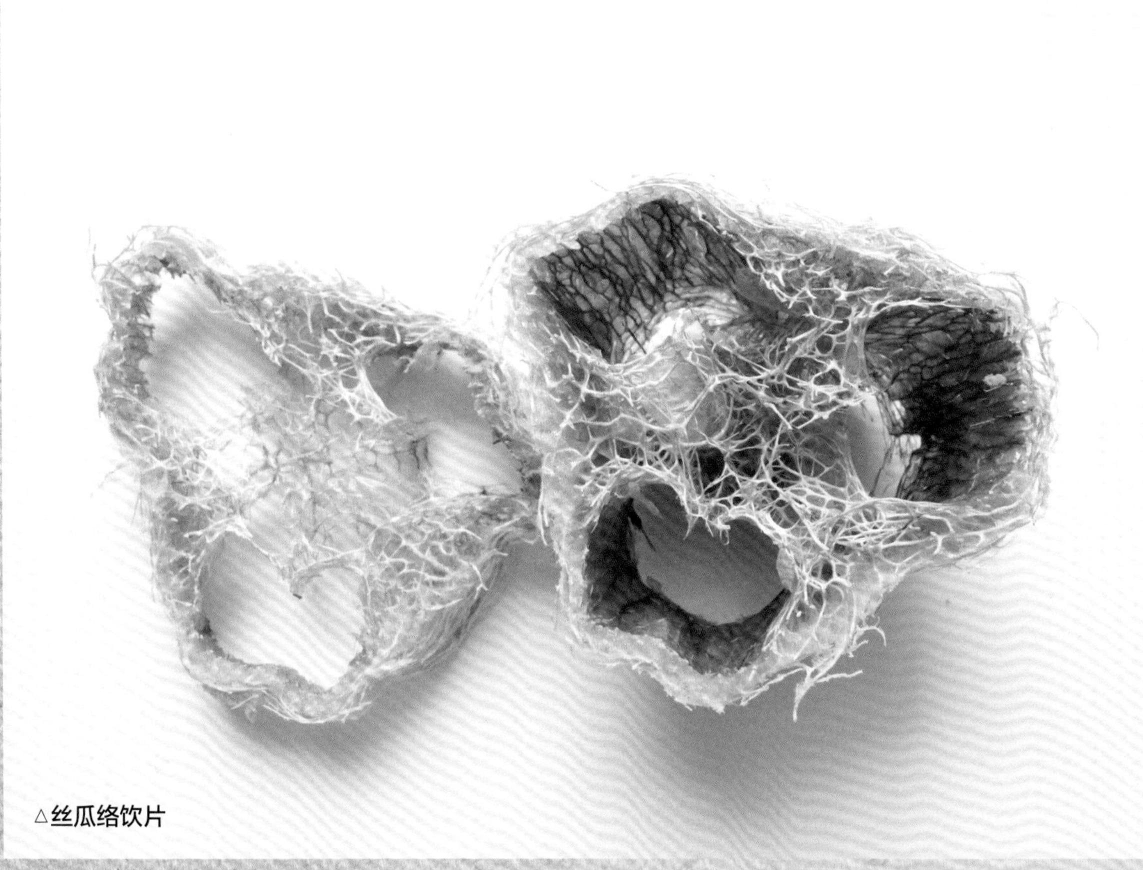
△丝瓜络饮片

‖ **基原** ‖

据《纲目彩图》《纲目图鉴》《大辞典》《中华本草》等综合分析考证，本品为葫芦科植物苦瓜 *Momordica charantia* L.。我国南北各地均有栽培。

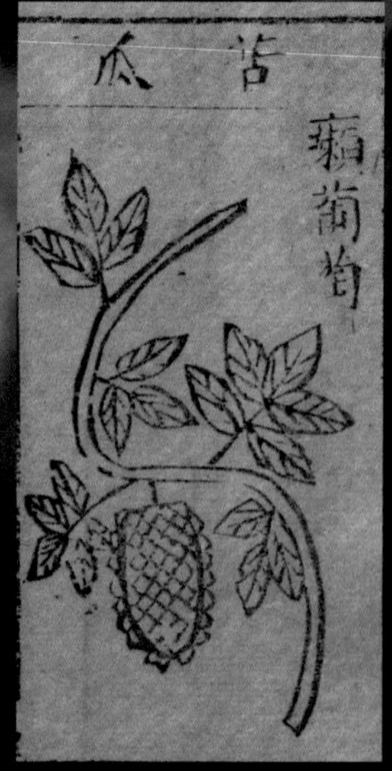

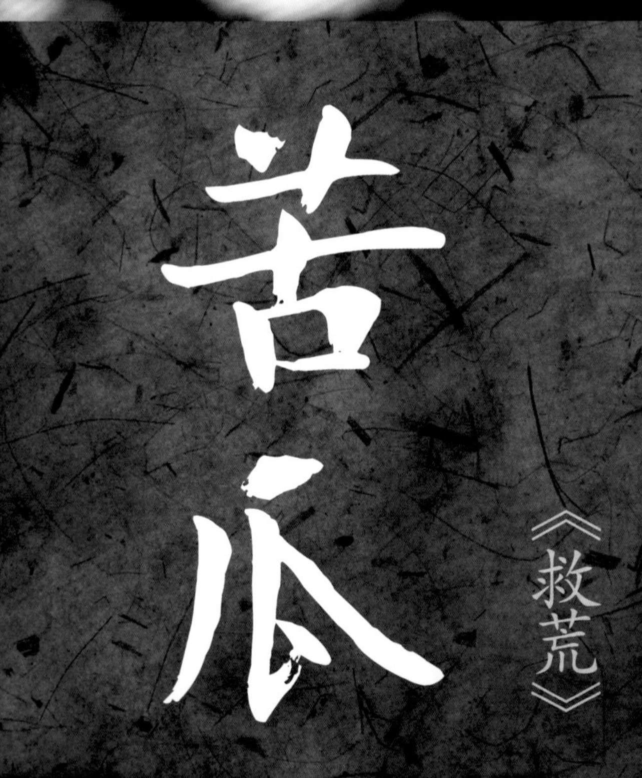

《救荒》

△苦瓜（*Momordica charantia*）

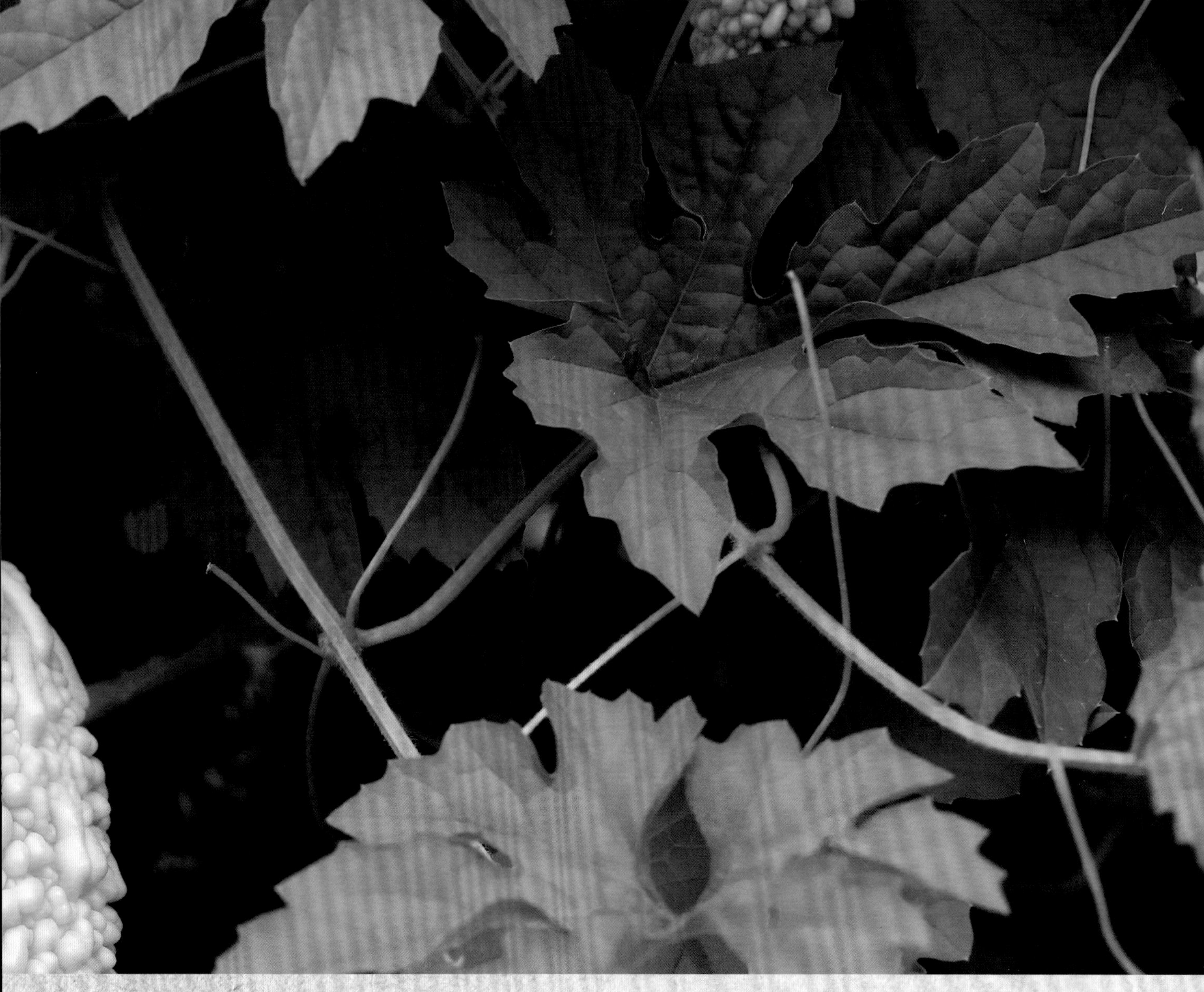

‖**释名**‖

锦荔枝救荒**癞葡萄**。[时珍曰] 苦以味名，瓜及荔枝、葡萄，皆以实及茎、叶相似得名。

‖**集解**‖

[周定王曰] 锦荔枝即癞葡萄，蔓延草木。茎长七八尺，茎有毛涩。叶似野葡萄，而花又开黄花。实大如鸡子，有皱纹，似荔枝。[时珍曰] 苦瓜原出南番，今闽、广皆种之。五月下子，生苗引蔓，茎叶卷须，并如葡萄而小。七八月开小黄花，五瓣如碗形。结瓜长者四五寸，短者二三寸，青色，皮上痱瘟如癞及荔枝壳状，熟则黄色自裂，内有红瓤裹子。瓤味甘可食。其子形扁如瓜子，亦有痱瘟。南人以青皮煮肉及盐酱充蔬，苦涩有青气。按费信星槎胜览云：苏门答剌国一等瓜，皮若荔枝，未剖时甚臭如烂蒜，剖开如囊，味如酥，香甜可口。疑此即苦瓜也。

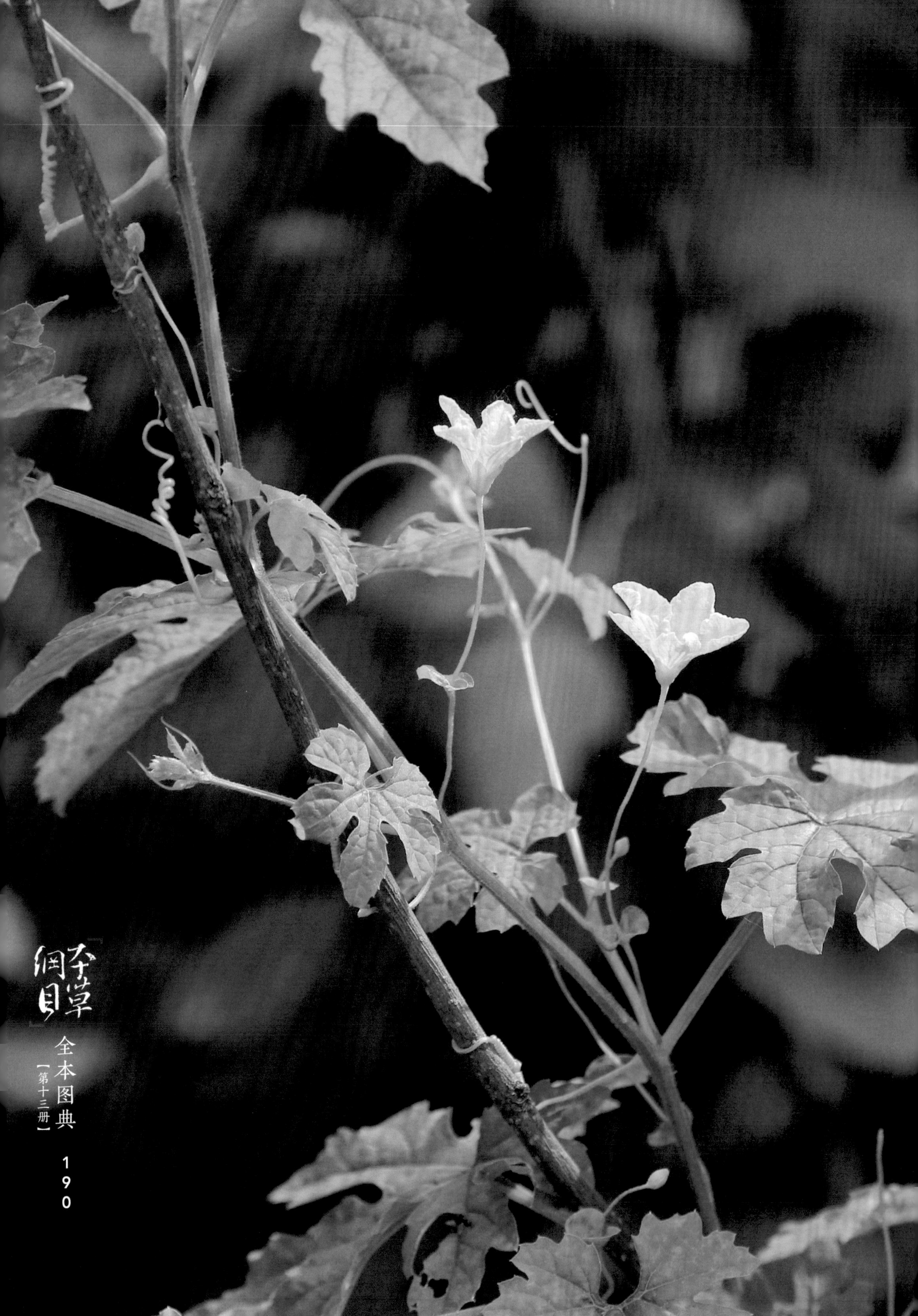

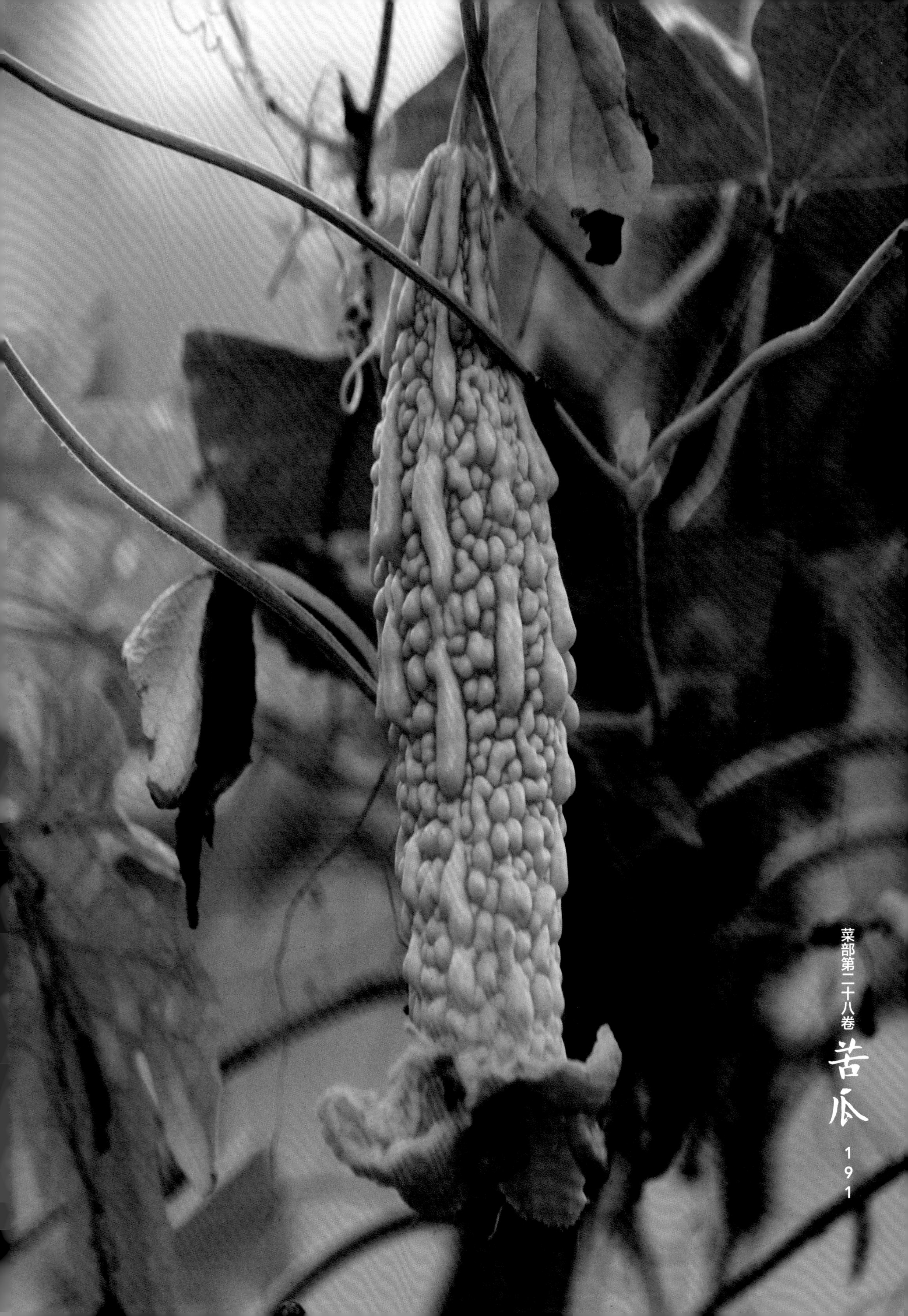

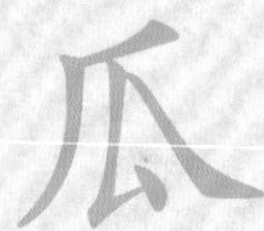

‖ **气味** ‖

甘，寒，无毒。

‖ **主治** ‖

除邪热，解劳乏，清心明目。时珍。生生编。

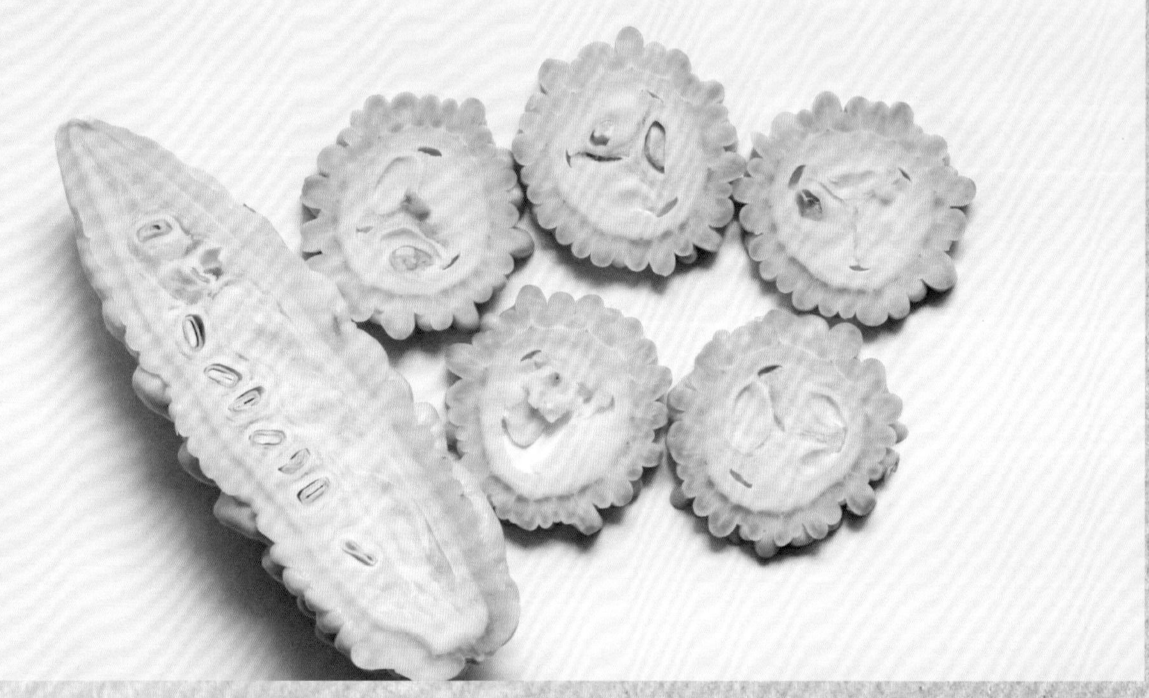

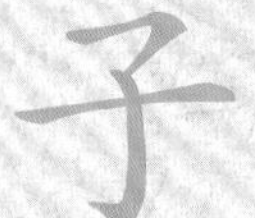

‖ **气味** ‖

苦，甘，无毒。

‖ **主治** ‖

益气壮阳。时珍。

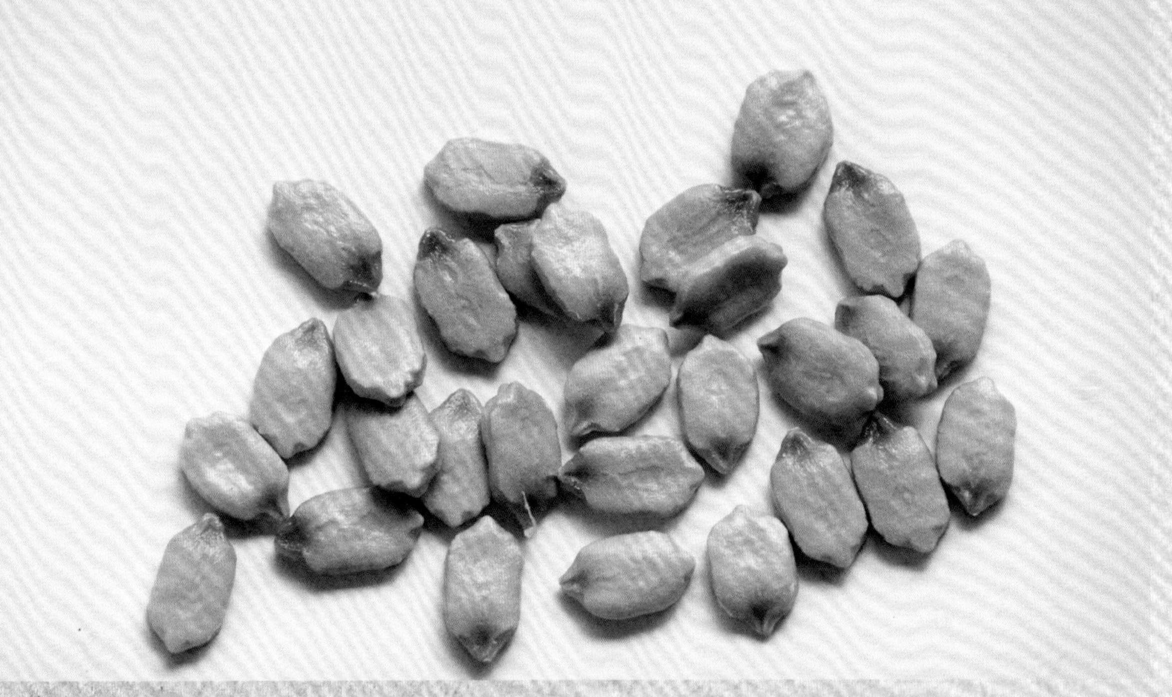

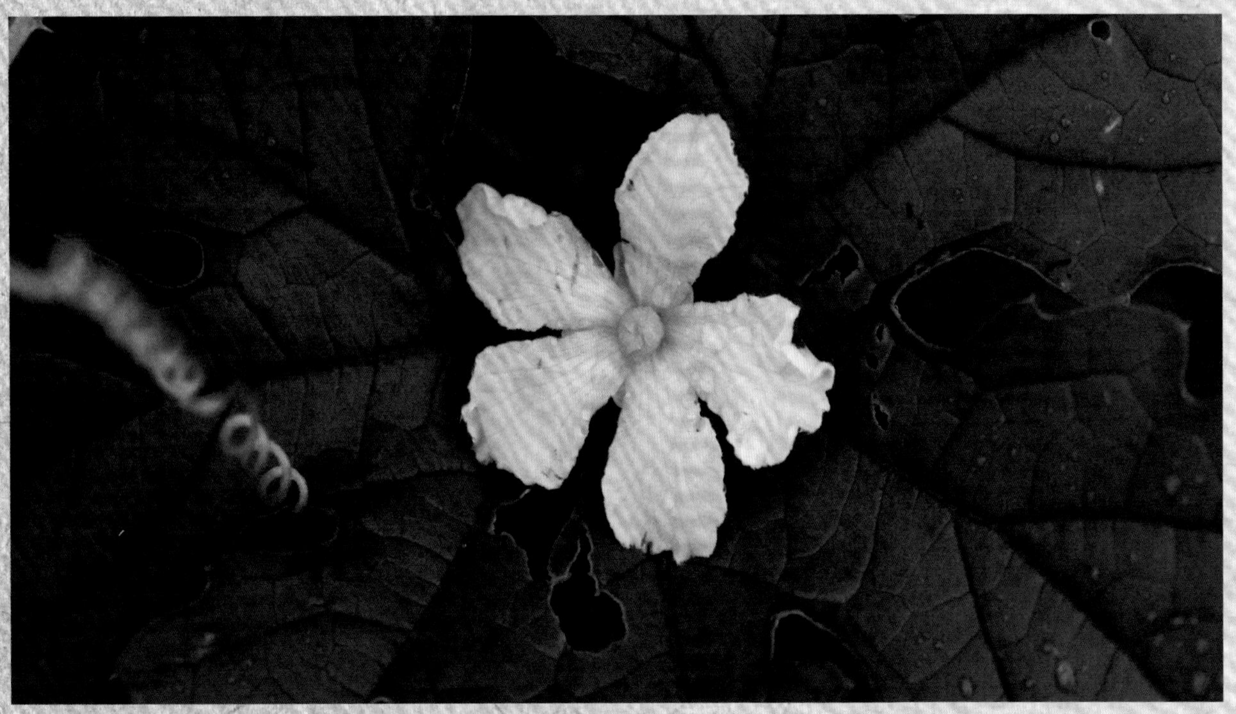

‖ **基原** ‖

据《纲目图鉴》《大辞典》《中华本草》等综合分析考证，本品为藻类红毛菜科植物坛紫菜 *Porphyra haitanensis* T. J. Chang et B. F. Zheng、条斑紫菜 *P. yezoensis* Ueda 的叶状体。坛紫菜分布于东南沿海等地，为南方主要养殖品种，条斑紫菜分布于辽宁、山东、江苏、浙江沿海等地，为北方主要养殖品种。《大辞典》《中华本草》认为还包括甘紫菜 *P. tenera* Kjellm.、圆紫菜 *P. suborbiculata* Kjellm.、长紫菜 *P. dentata* Kjellm. 等。甘紫菜分布于浙江、福建、广东沿海等地，圆紫菜分布于山东、江苏、浙江、福建及广东沿海等地，长紫菜分布于浙江、福建、广东沿海等地。但《纲目彩图》认为本品主要是藻类红毛菜科植物甘紫菜的叶状体。

紫菜

紫菜《食疗》

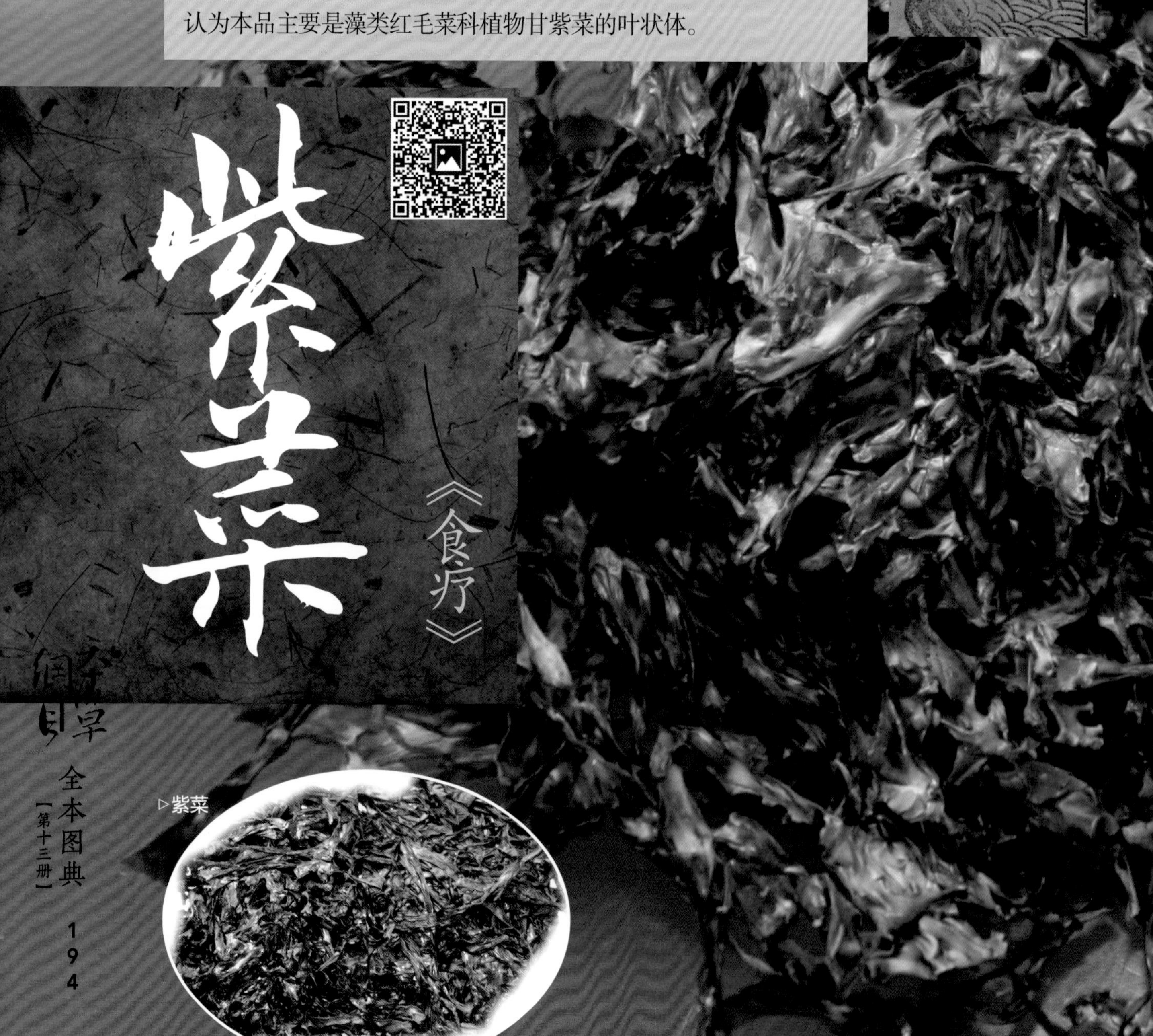

▷紫菜

△坛紫菜（*Porphyra haitanensis*）

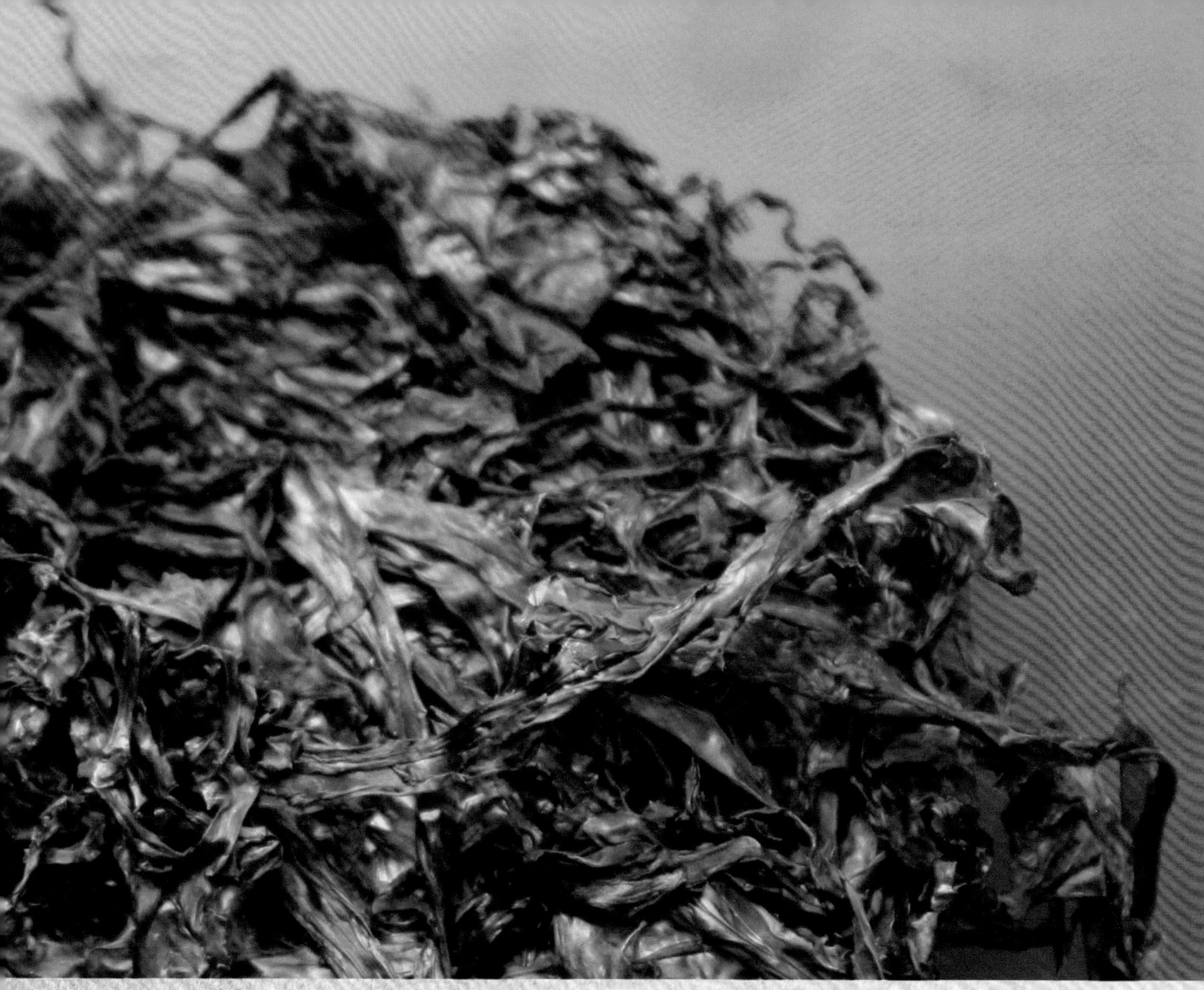

‖ **释名** ‖

紫萸音软。

‖ **集解** ‖

[诜曰] 紫菜生南海中，附石。正青色，取而干之则紫色。[时珍曰] 闽、越海边悉有之。大叶而薄。彼人挼成饼状，晒干货之，其色正紫，亦石衣之属也。

‖ **气味** ‖

甘，寒，无毒。[藏器曰] 多食令人腹痛发气，吐白沫。饮热醋少许，即消。

‖ **主治** ‖

热气烦塞咽喉，煮汁饮之。孟诜。**病瘿瘤脚气者，宜食之。**时珍。

‖ **发明** ‖

[震亨曰] 凡瘿结积块之疾，宜常食紫菜，乃咸能软坚之义。

‖ **基原** ‖

据《纲目彩图》《纲目图鉴》《大辞典》《中华本草》等综合分析考证，本品为石莼科植物石莼 *Ulva lactuca* L.。分布于辽宁、河北、山东、江苏、浙江、广东等地。《大辞典》《中华本草》认为还包括孔石莼 *U. pertusa* Kjellm.、裂片石莼 *U. fasciata* Delile。前者分布于我国沿海地区，后者分布于福建南部、台湾及广东沿海等地。

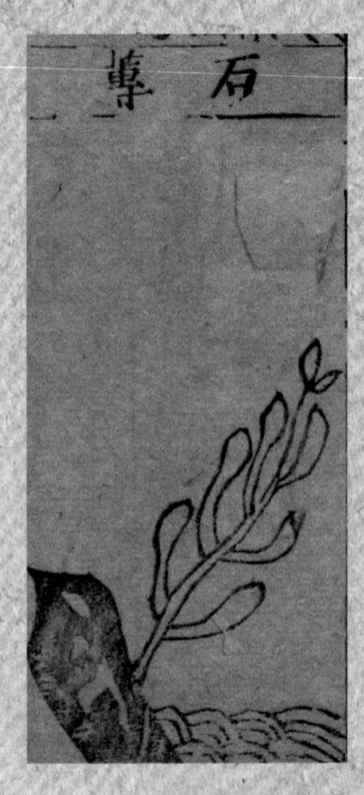

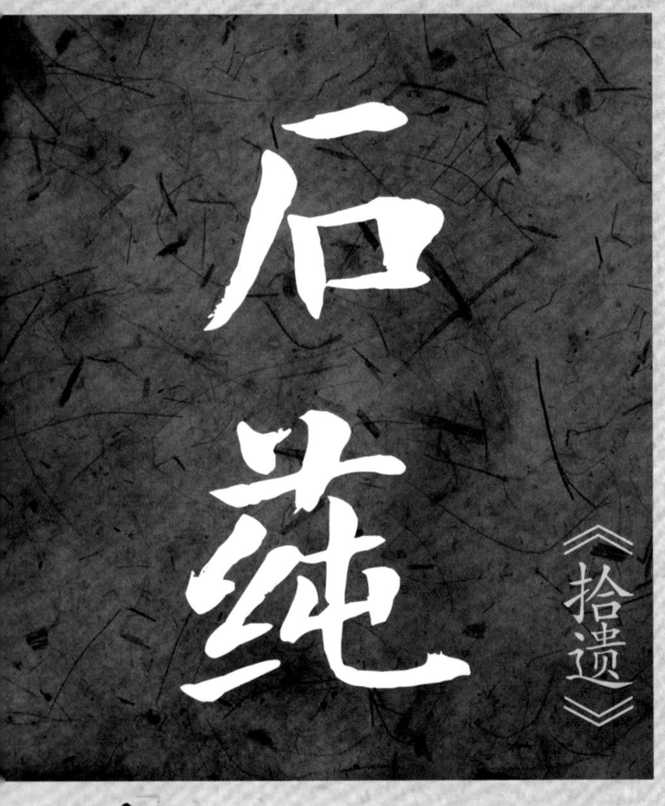

校正：自草部移入此。

‖ **集解** ‖

[藏器曰] 石莼生南海，附石而生。似紫菜，色青。

‖ **气味** ‖

甘，平，无毒。

‖ **主治** ‖

下水，利小便。藏器。**主风秘不通，五膈气，并脐下结气，煮汁饮之。胡人用治疳疾。**李珣。

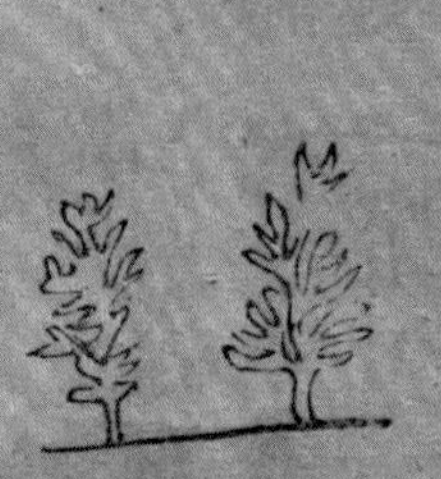

‖ **基原** ‖

据《纲目彩图》《纲目图鉴》等综合分析考证，本品为藻类红翎菜科植物琼枝 *Eucheuma gelatinea* (Esp.) J. Ag. 的藻体。分布于广东、台湾等地。《纲目图鉴》认为还包括石花菜科植物石花菜 *Gelidium amansii* (Lamx.) Lamx.。分布于辽宁、山东、江苏、浙江、福建、台湾沿海等地。《中华本草》《大辞典》认为本品为石花菜科石花菜植物石花菜、细毛石花菜 *G. crinale* (Turn.) Lamx.、大石花菜 *G. pacificum* Okam. 等的藻体。细毛石花菜在我国沿海均有分布，大石花菜分布于浙江、福建沿海等地。

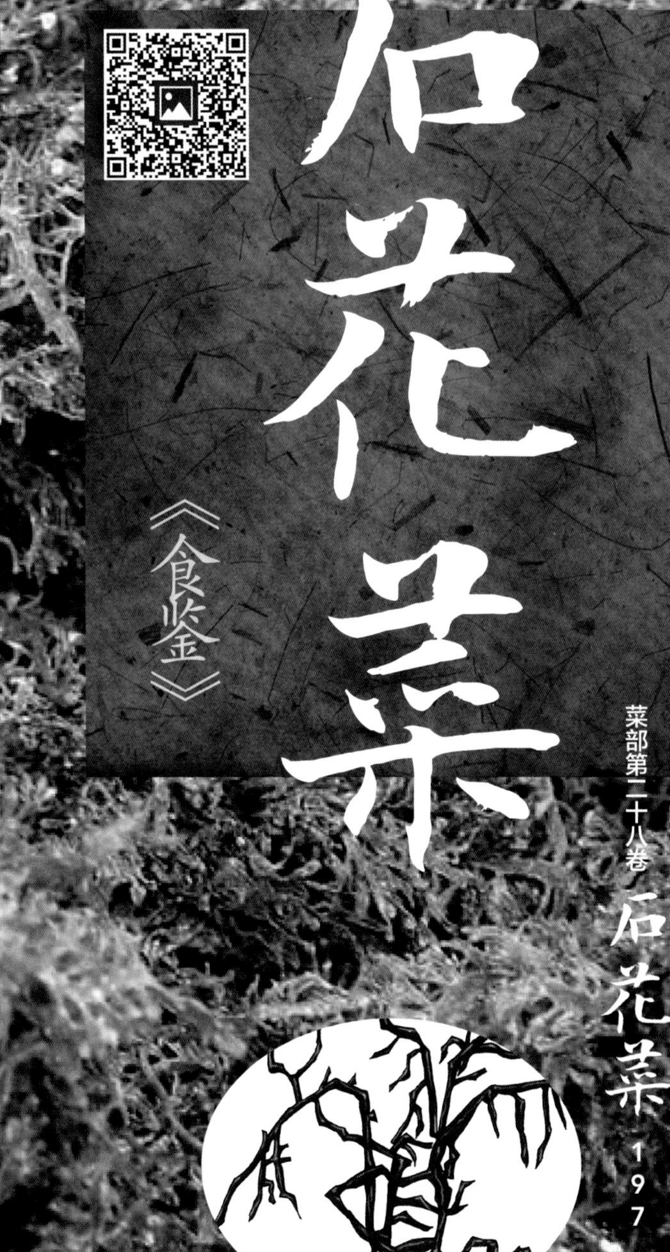

石花菜

《食鉴》

‖ **释名** ‖

琼枝。时珍曰 并以形名也。

‖ **集解** ‖

时珍曰 石花菜生南海沙石间。高二三寸，状如珊瑚，有红、白二色，枝上有细齿。以沸汤泡去砂屑，沃以姜、醋，食之甚脆。其根埋沙中，可再生枝也。一种稍粗而似鸡爪者，谓之鸡脚菜，味更佳。二物久浸皆化成胶冻也。郭璞海赋所谓水物则玉珧海月，土肉石华，即此物也。

‖ **气味** ‖

甘、咸，大寒，滑，无毒。

‖ **主治** ‖

去上焦浮热，发下部虚寒。宁原。

△石花菜（*Gelidium amansii*）

△石花菜

‖ **基原** ‖

《纲目图鉴》认为本品为松藻科植物角叉菜 *Chondrus ocellatus* Holmes。分布于福建、广东、台湾等地。《纲目彩图》《大辞典》认为本品为藻类海萝科植物海萝 *Gloiopeltis furcata* (Post. et Rupr.) J. Ag.，分布于福建、广东、台湾等地；《大辞典》认为还包括同属植物鹿角海萝 *G. tenax* (Turn.) J.Ag.，分布于浙江、福建、广东沿海等地。《中华本草》收载鹿角菜为墨角藻科植物鹿角菜 *Pelvetia siliquosa* Tseng et C. F. Chang 的藻体；分布于辽宁、山东沿海等地，为黄海特有种。

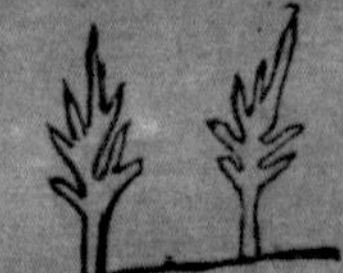

鹿角菜

《食性》

△角叉菜（*Chondrus ocellatus*）

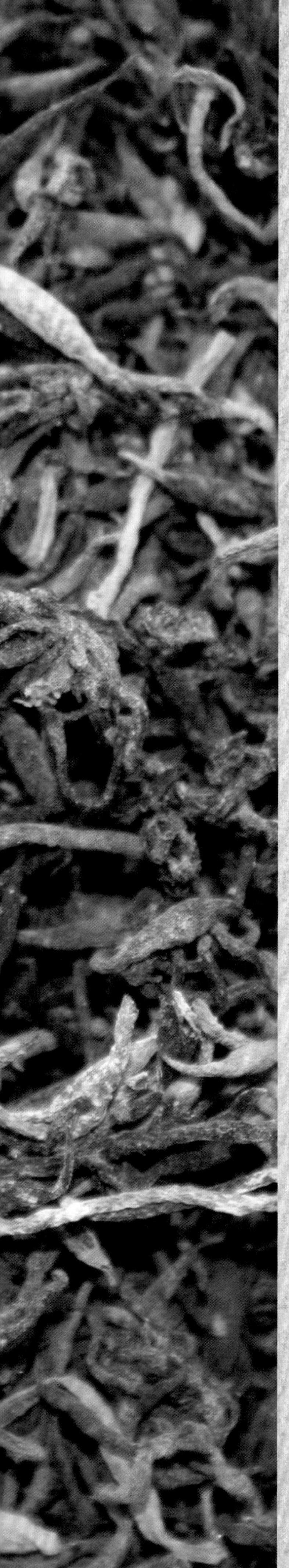

‖ **释名** ‖

猴葵。[时珍曰] 按沈怀远南越志云：猴葵一名鹿角。盖鹿角以形名，猴葵因其性滑也。

‖ **集解** ‖

[士良曰] 鹿角菜生海州、登、莱、沂、密诸处海中。[时珍曰] 鹿角菜生东南海中石崖间。长三四寸，大如铁线，分丫如鹿角状，紫黄色。土人采曝，货为海错。以水洗醋拌，则胀起如新，味极滑美。若久浸则化如胶状，女人用以梳发，粘而不乱。

‖ **气味** ‖

甘，大寒，滑，无毒。[诜曰] 微毒。丈夫不可久食，发痼疾，损腰肾、经络、血气，令人脚冷痹，少颜色。

‖ **主治** ‖

下热风气，疗小儿骨蒸热劳。服丹石人食之，能下石力。士良。**解面热。**大明。

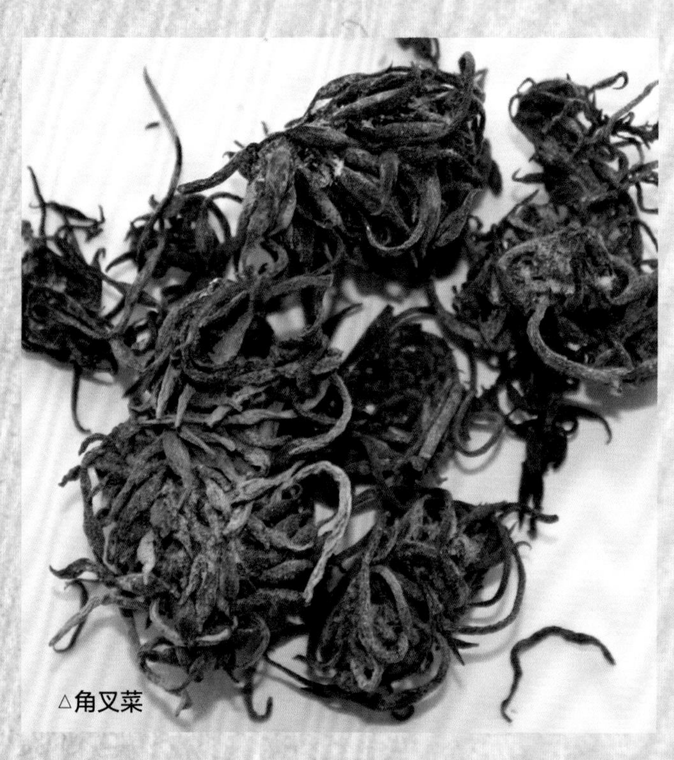
△角叉菜

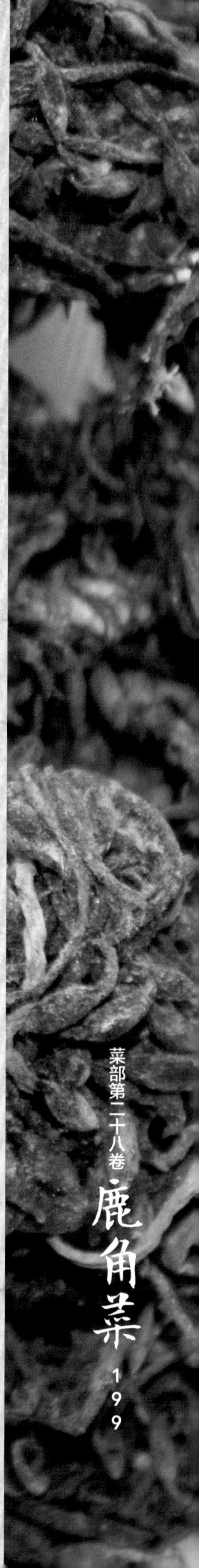

‖ **基原** ‖

据《纲目彩图》《纲目图鉴》《大辞典》《中华本草》等综合分析考证，本品为江蓠科植物江蓠 *Gracilaria verrucoca* (Huds) Papenf.。分布于我国沿海各地。《大辞典》《中华本草》认为还包括同属植物真江蓠 *G. asiatica* C. F. Chang et B. M. Xia、脆江蓠 *G. bursa-pastoris* (Gmel.) Silva、芋根江蓠 *G. blodgettii* Harv. 等；真江蓠在我国沿海均有分布，脆江蓠分布于浙江、福建、广东、海南等沿海地区，芋根江蓠分布于福建、广东、海南等沿海地区。

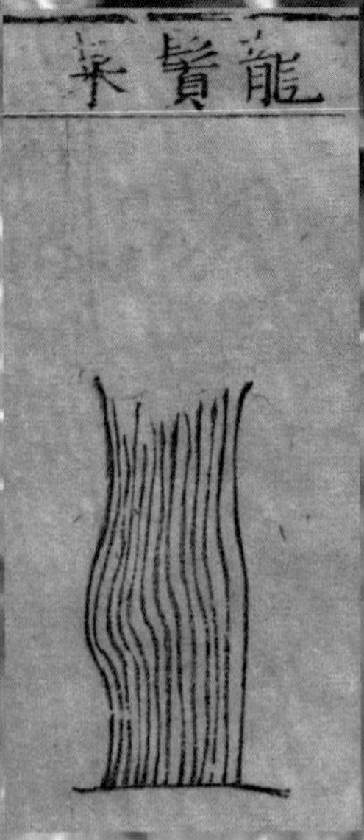

龍鬚菜

龙须菜《纲目》

△江蓠（*Gracilaria verrucoca*）

‖ **集解** ‖

[时珍曰] 龙须菜生东南海边石上。丛生无枝，叶状如柳，根须长者尺余，白色。以醋浸食之，和肉蒸食亦佳。博物志一种石发似指此物，与石衣之石发同名也。

‖ **气味** ‖

甘，寒，无毒。

‖ **主治** ‖

瘿结热气，利小便。时珍。

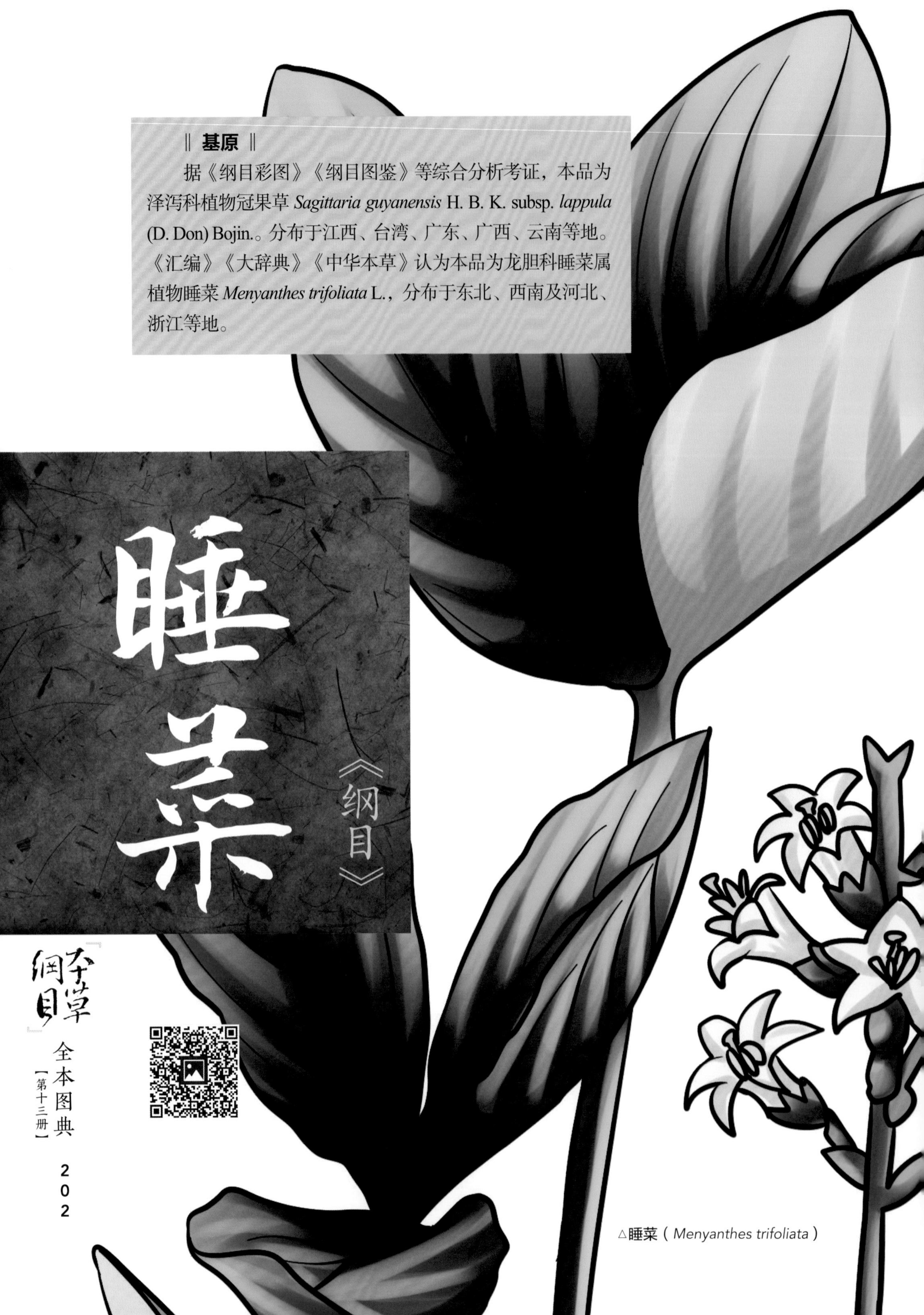

‖ **基原** ‖

据《纲目彩图》《纲目图鉴》等综合分析考证，本品为泽泻科植物冠果草 *Sagittaria guyanensis* H. B. K. subsp. *lappula* (D. Don) Bojin.。分布于江西、台湾、广东、广西、云南等地。《汇编》《大辞典》《中华本草》认为本品为龙胆科睡菜属植物睡菜 *Menyanthes trifoliata* L.，分布于东北、西南及河北、浙江等地。

睡菜《纲目》

△睡菜（*Menyanthes trifoliata*）

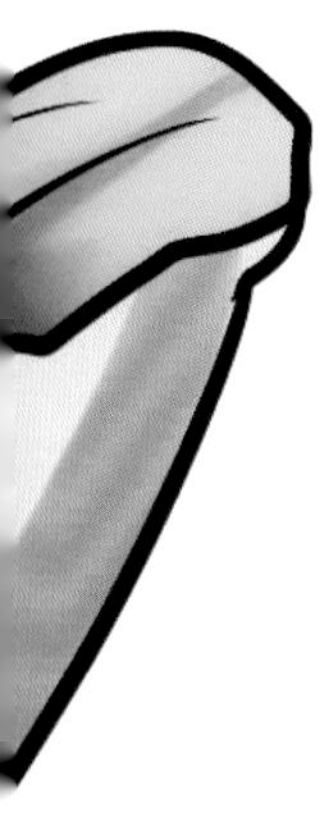

‖ **释名** ‖

瞑菜瞑音眠　**绰菜**　**醉草**　**懒妇箴**记事朱。

‖ **集解** ‖

[时珍曰] 按嵇含南方草木状云：绰菜夏生池沼间。叶类慈菇，根如藕条。南海人食之，令人思睡，呼为瞑菜。段公路北户录云：睡菜五六月生田塘中。土人采根为盐菹，食之好睡。郭宪洞冥记有却睡草，食之令人不睡，与此相反也。珍按：苦菜、龙葵皆能使人不睡。却睡之草，其此类乎？

‖ **气味** ‖

甘、微苦，寒，无毒。

‖ **主治** ‖

心膈邪热不得眠。时珍。

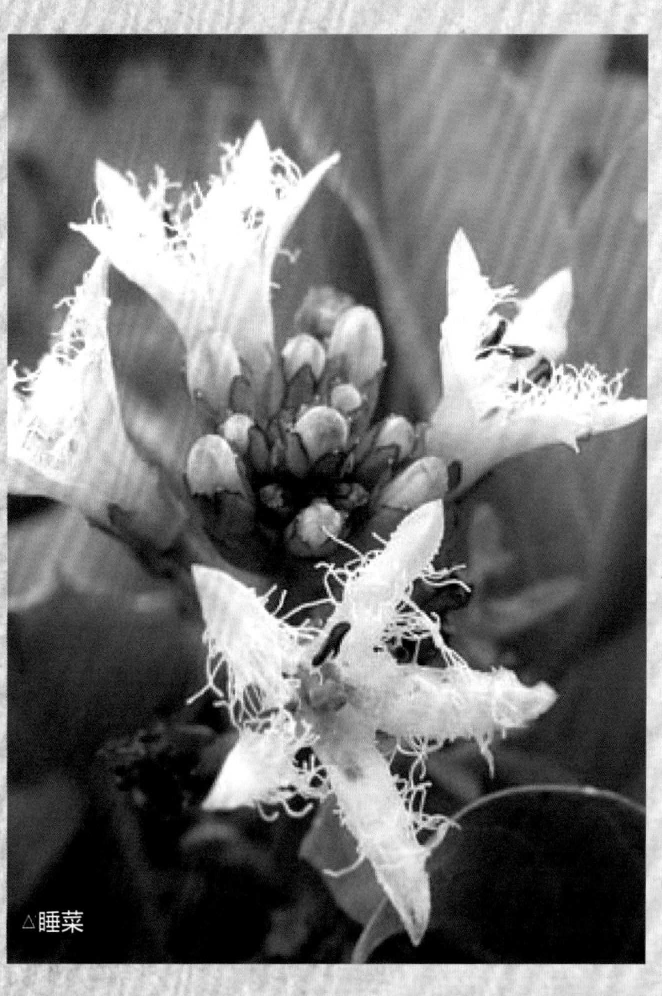

△睡菜

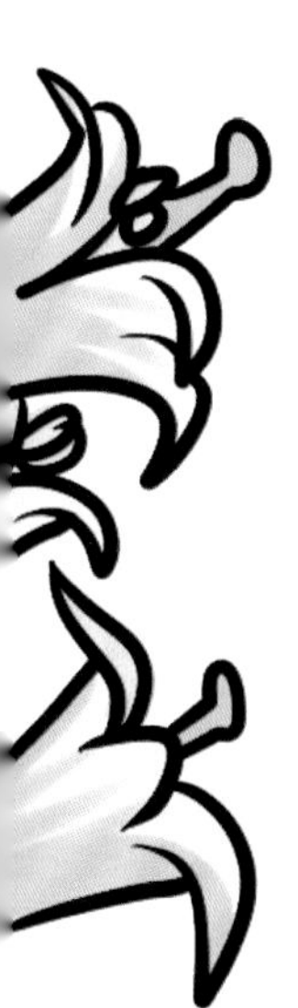

‖ **基原** ‖

据《纲目彩图》《纲目图鉴》《中华本草》《汇编》等综合分析考证，本品主要包括多孔菌科真菌紫芝 *Ganoderma sinense* Zhao, Xu et Zhang 和赤芝 *G. lucidum* (Leyss. ex Fr.) Karst.。两者均分布于我国长江以南各地。《药典》收载灵芝药材为多孔菌科真菌赤芝或紫芝的干燥子实体；全年采收，除去杂质，剪除附有朽木、泥沙或培养基质的下端菌柄，阴干或在 40 ~ 50℃烘干。

諸芝

芝

《本经》上品

△赤芝（*Ganoderma lucidum*）

校正：并入本经青、赤、黄、白、黑、紫六芝。

‖**释名**‖

茵音囚。[时珍曰] 芝本作之，篆文象草生地上之形。后人借之字为语辞，遂加草以别之也。尔雅云：茵，芝也。注云：一岁三华瑞草。或曰生于刚处曰菌，生于柔处曰芝。昔四皓采芝，群仙服食，则芝亦菌属可食者，故移入菜部。

‖**集解**‖

[别录曰] 青芝生泰山，赤芝生霍山，黄芝生嵩山，白芝生华山，黑芝生常山，紫芝生高夏山谷。六芝皆六月、八月采。[弘景曰] 南岳本是衡山，汉武帝始以小霍山代之，此赤芝当生衡山也。郡县无高夏名，恐是山名也。此六芝皆仙草之类，俗所稀见，族类甚多，形色环异，并载芝草图中。今俗所用紫芝，乃是朽木株上所生，状如木檽，名为紫芝，止疗痔，不宜合诸补丸药也。凡得芝草，便正尔食之，无余节度，故皆不云服法也。[恭曰] 五芝经云：皆以五色生于五岳。诸方所献，白芝未必华山，黑芝又非常岳。且多黄、白，稀有黑、青者。然紫芝最多，非五芝类。但芝自难得，纵获一二，岂得终久服耶？[禹锡曰] 王充论衡云：芝生于土。土气和，故芝草生。瑞命礼云：王者仁慈，则芝草生。是也。[时珍曰] 芝类甚多，亦有花实者。本草惟以六芝标名，然其种属不可不识。神农经云：山川云雨、四时五行、阴阳昼夜之精，以生五色神芝，为圣王休祥。瑞应图云：芝草常以六月

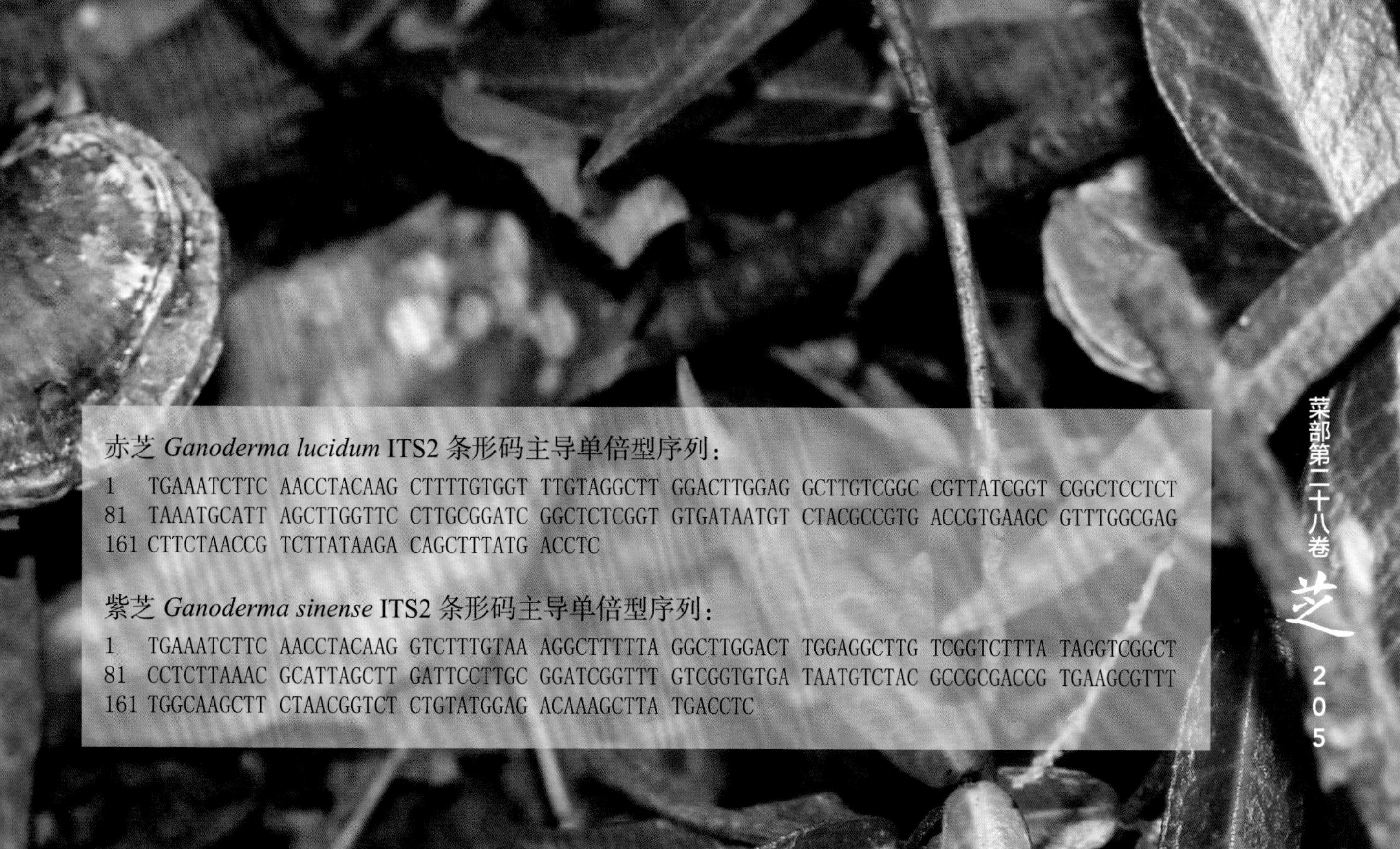

赤芝 *Ganoderma lucidum* ITS2 条形码主导单倍型序列：

1 TGAAATCTTC AACCTACAAG CTTTTGTGGT TTGTAGGCTT GGACTTGGAG GCTTGTCGGC CGTTATCGGT CGGCTCCTCT
81 TAAATGCATT AGCTTGGTTC CTTGCGGATC GGCTCTCGGT GTGATAATGT CTACGCCGTG ACCGTGAAGC GTTTGGCGAG
161 CTTCTAACCG TCTTATAAGA CAGCTTTATG ACCTC

紫芝 *Ganoderma sinense* ITS2 条形码主导单倍型序列：

1 TGAAATCTTC AACCTACAAG GTCTTTGTAA AGGCTTTTTA GGCTTGGACT TGGAGGCTTG TCGGTCTTTA TAGGTCGGCT
81 CCTCTTAAAC GCATTAGCTT GATTCCTTGC GGATCGGTTT GTCGGTGTGA TAATGTCTAC GCCGCGACCG TGAAGCGTTT
161 TGGCAAGCTT CTAACGGTCT CTGTATGGAG ACAAAGCTTA TGACCTC

生，春青夏紫，秋白冬黑。葛洪抱朴子云：芝有石芝、木芝、肉芝、菌芝，凡数百种也。石芝石象，生于海隅石山岛屿之涯。肉芝状如肉，附于大石，头尾具有，乃生物也。赤者如珊瑚，白者如截肪，黑者如泽漆，青者如翠羽，黄者如紫金，皆光明洞彻如坚冰也。大者十余斤，小者三四斤。凡求芝草，入名山，必以三月、九月，乃山开出神药之月。必以三辅时，出三奇吉门。到山须六阴之日，明堂之时。带灵宝符，牵白犬，抱白鸡，包白盐一斗，及开山符檄，着大石上。执吴唐草一把入山，山神喜，必得见芝。须禹步往采。以王相专和、支干相生之日，刻以骨刀，阴干为末服，乃有功效。若人不致精久斋，行秽德薄，又不晓入山之术，虽得其图，鬼神不以与，人终不可得见也。曰菌芝，生深山之中，大木之上，泉水之侧。其状或如宫室，如龙虎，如车马，如飞鸟，五色无常。凡百二十种，自有图也。曰木威喜芝，乃松脂沦地，千年化为茯苓，万岁其上生小木，状似莲花，夜视有光，持之甚滑，烧之不焦，带之辟兵，服之神仙。曰飞节芝，生千岁老松上，皮中有脂，状如飞形，服之长生。曰木渠芝，寄生大木上，状如莲花，九茎一丛，味甘而辛。曰黄檗芝，生于千岁黄檗根下，有细根如缕，服之地仙。曰建木芝，生于都广，其皮如缨，其实如鸾。曰参成芝，赤色有光，扣其枝叶，如金石之音。曰樊桃芝，其木如笼，其花如丹萝，其实如翠鸟，并可服食。曰千岁芝，生枯木下，根如坐人，刻之有血，血涂二足，可行水隐形，又可治病。已上皆木芝也。曰独摇芝，无风自动，其茎大如手指，叶似苋，根有大魁如斗，周绕有细子十二枚绕之，相去丈许，生高山深谷，服之神仙。曰牛角芝，生虎寿山及吴陵上，状似葱而特出如牛角，长三四尺，青色。曰龙仙芝，似升龙相负之形。曰紫珠芝，茎黄叶赤，实如李而紫色。曰白苻芝，似梅，大雪而花，季冬而实。曰朱草芝，九曲三叶，叶有实也。其茎如针。曰五德芝，状似楼殿，五色各具，方茎紫气。已上皆草芝也，有百二十种，人得服之神仙。曰玉脂芝，生于有玉之山，状似鸟兽，色无常彩，多似山水苍玉，亦如鲜明水晶。曰七孔九光芝，生于临水石崖之间，状如盘碗，有茎叶，此芝叶有七孔，夜见其光，食至七枚，七孔洞彻，一名萤火芝。曰石蜜芝，生少室石户

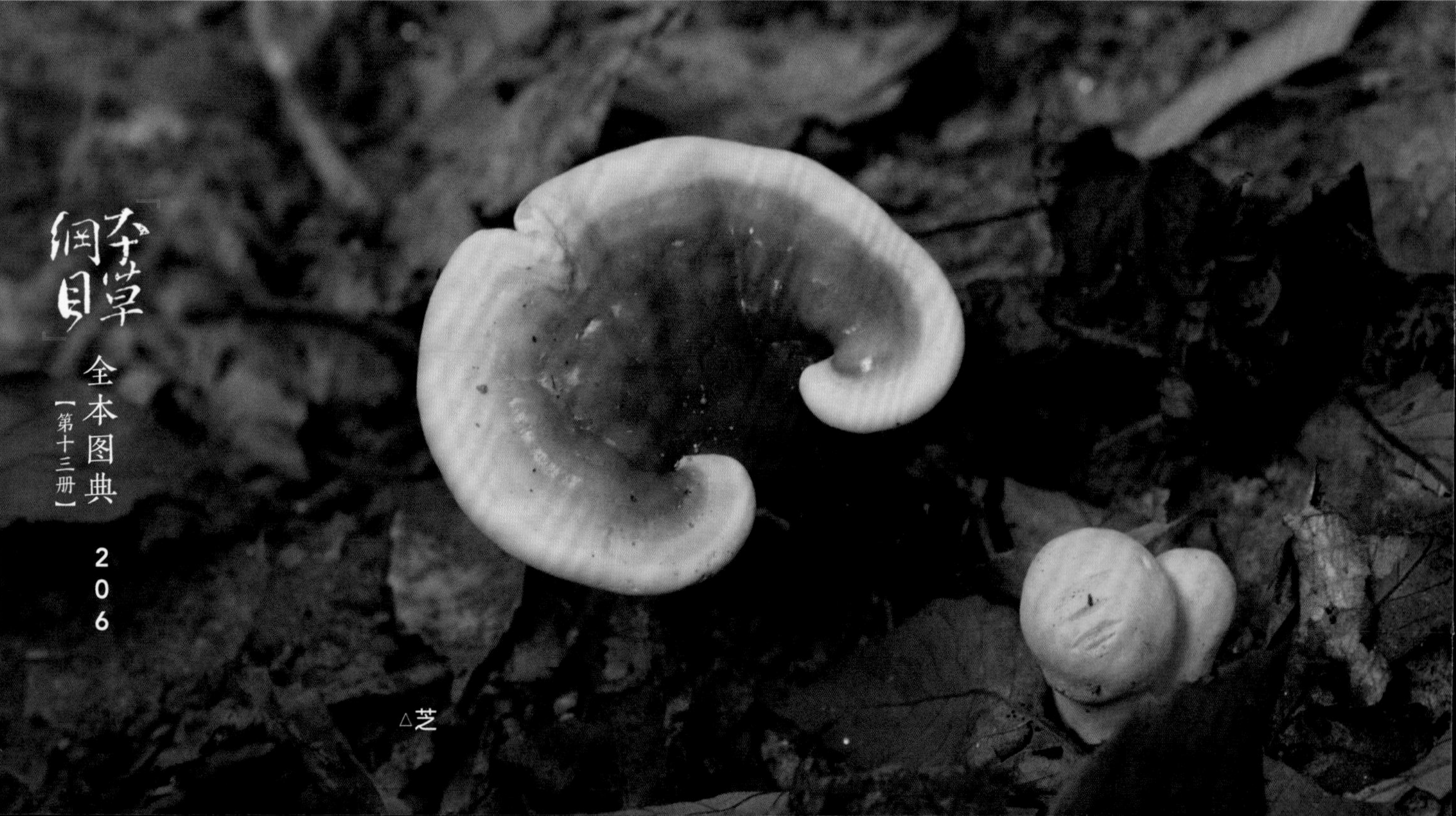
△芝

中石上，终难得。曰桂芝，生石穴中，似桂树，乃石也，光明味辛。曰石脑芝、石中黄，皆石芝类也。千岁燕、千岁蝙蝠、千岁龟、万岁蟾蜍、山中见小人，皆肉芝类也。凡百二十种。又按采芝图云：凤凰芝，生名山金玉间，服食一年，与凤凰俱也。曰燕胎芝，形如葵，紫色，有燕象。曰黑云芝，生山谷之阴，黑盖赤理黑茎，味咸苦。又有五色龙芝、五方芝、天芝、地芝、人芝、山芝、土芝、石芝、金芝、水芝、火芝、雷芝、甘露芝、青云芝、云气芝、白虎芝、车马芝、太一芝等，名状不一。张华博物志云：名山生神芝不死之草。上芝为车马，中芝人形，下芝六畜形。又按段成式酉阳杂俎云：屋柱无故生芝者：白主丧，赤主血，黑主贼，黄主喜；形如人面者亡财，如牛马者远役，如龟蛇者蚕耗。时珍尝疑：芝乃腐朽余气所生，正如人生瘤赘，而古今皆以为瑞草，又云服食可仙，诚为迂谬。近读成式之言，始知先得我所欲言，其揆一也。又方士以木积湿处，用药傅之，即生五色芝。嘉靖中王金尝生以献世宗。此昔人所未言者，不可不知。

青芝一名龙芝 别录

‖ **气味** ‖

酸，平，无毒。[时珍曰] 五色之芝，配以五行之味，盖亦据理而已，未必其味便随五色也。即如五畜以羊属火，五果以杏配心，皆云味苦之义。[之才曰] 青、赤、黄、白、黑、紫六芝，并以薯蓣为之使，得发良，得麻子仁、白瓜子、牡桂甚益人，恶常山，畏扁青、茵陈蒿。

‖ **主治** ‖

明目，补肝气，安精魂，仁恕。久食，轻身不老，延年神仙。本经。**不忘强志。**唐本。

赤芝一名丹芝 本经

‖ **气味** ‖

苦，平，无毒。

‖ **主治** ‖

胸中结，益心气，补中，增智慧，不忘。久食，轻身不老，延年神仙。本经。

黄芝一名金芝 本经

‖ **气味** ‖

甘，平，无毒。

‖ **主治** ‖

心腹五邪，益脾气，安神，忠信和乐。久食，轻身不老，延年神仙。本经。

白芝一名玉芝本经　素芝

‖ **气味** ‖

辛，平，无毒。

‖ **主治** ‖

咳逆上气，益肺气，通利口鼻，强志意，勇悍，安魄。久食，轻身不老，延年神仙。本经。

黑芝一名玄芝本经

‖ **气味** ‖

咸，平，无毒。

‖ **主治** ‖

癃，利水道，益肾气，通九窍，聪察。久食，轻身不老，延年神仙。本经。

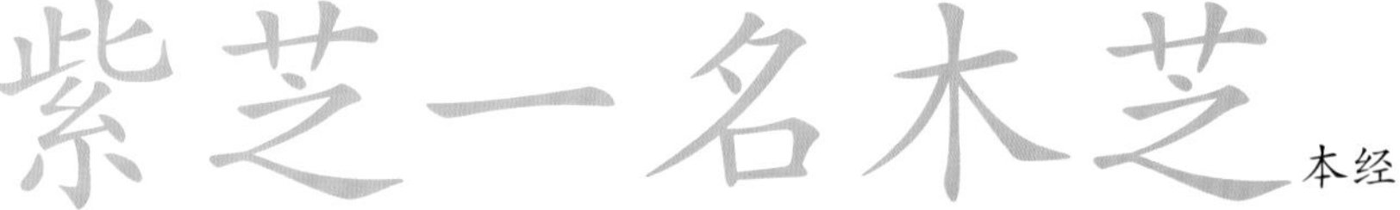

本经

‖ **气味** ‖

甘，温，无毒。[甄权曰] 平。

‖ **主治** ‖

耳聋，利关节，保神，益精气，坚筋骨，好颜色。久服，轻身不老延年。本经。疗虚劳，治痔。时珍。

‖ **附方** ‖

新一。**紫芝丸**治虚劳短气，胸胁苦伤，手足逆冷，或时烦躁口干，目视𥇦𥇦，腹内时痛，不思饮食，此药安神保精也。紫芝一两半，山芋焙，天雄炮去皮、柏子仁炒、巴戟天去心、白茯苓去皮、枳实去瓤麸炒各三钱五分，生地黄焙、麦门冬去心焙、五味子炒、半夏制炒、附子炒去皮、牡丹皮、人参各七钱五分，远志去心、蓼实各二钱五分，瓜子仁炒、泽泻各五钱，为末，炼蜜丸梧子大。每服十五丸，渐至三十丸，温酒下，日三服。圣济总录。

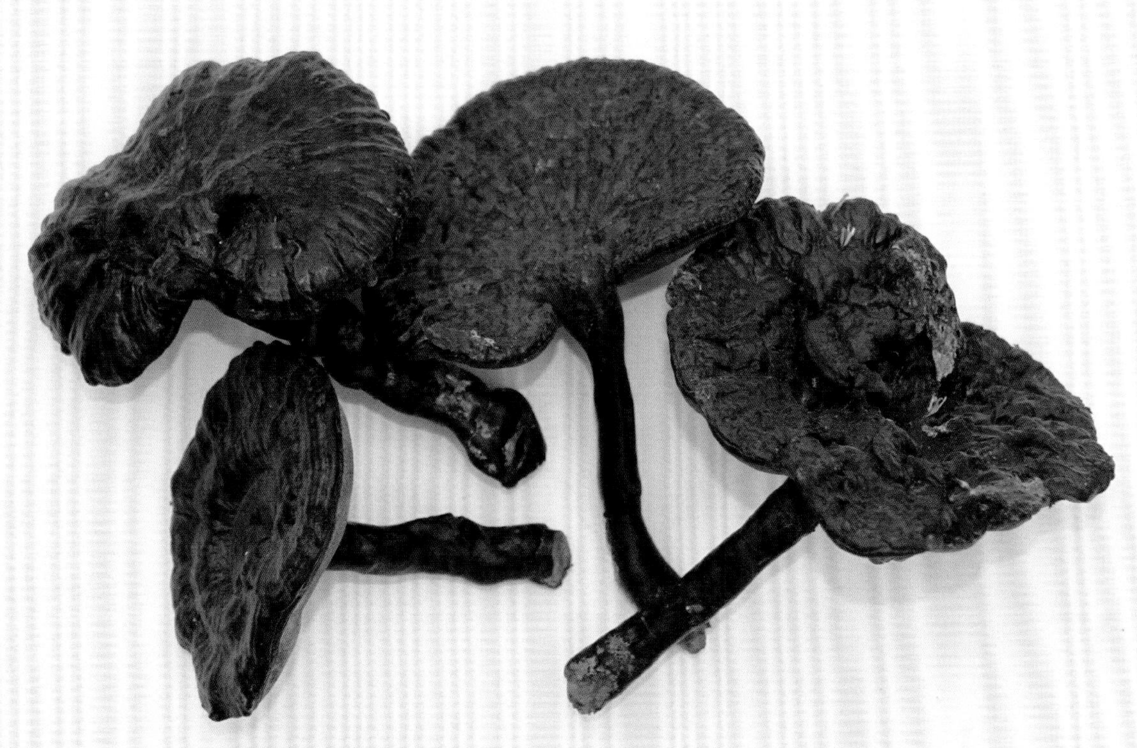

△紫芝（*Ganoderma sinense*）

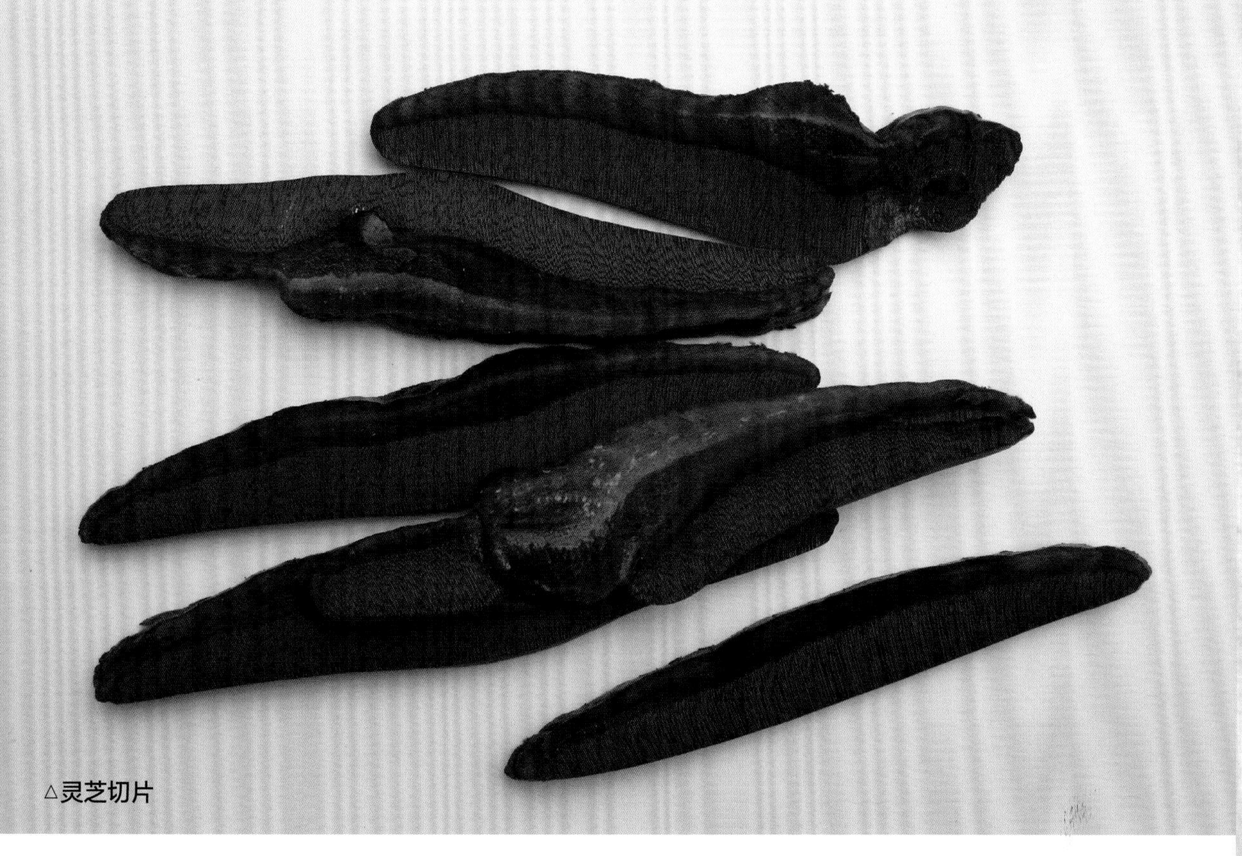

△灵芝切片

‖ **基原** ‖

据《纲目彩图》《纲目图鉴》《大典》《汇编》等综合分析考证，本品主要是木耳科真菌木耳 *Auricularia auricula* (L. ex Hook.) Underw.。我国大部分地区都有野生或栽培。《纲目图鉴》认为可能还包括毛木耳 *A. polytricha* (Mont.) Sacc.，分布于我国大部分地区。《大辞典》《中华本草》认为除以上两种外还包括皱木耳 *A. delicata* (Fr.) P. Henn.，分布于广东、广西、台湾、福建、贵州、云南等地。《药典》四部收载黑木耳药材为木耳科植物木耳的干燥子实体。

木耳 诸耳同

木耳

《本经》中品

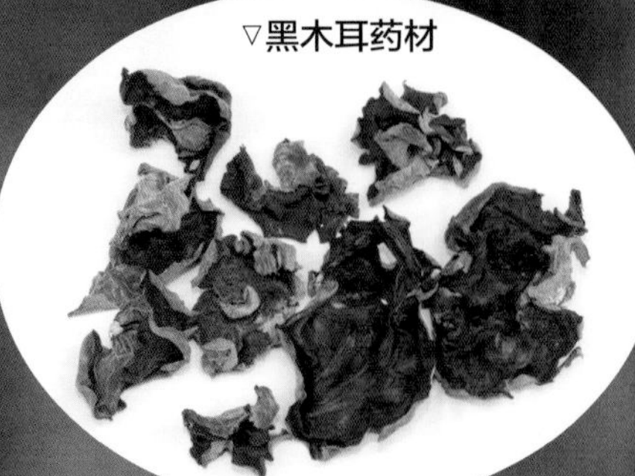

▽黑木耳药材

△木耳（*Auricularia auricula*）

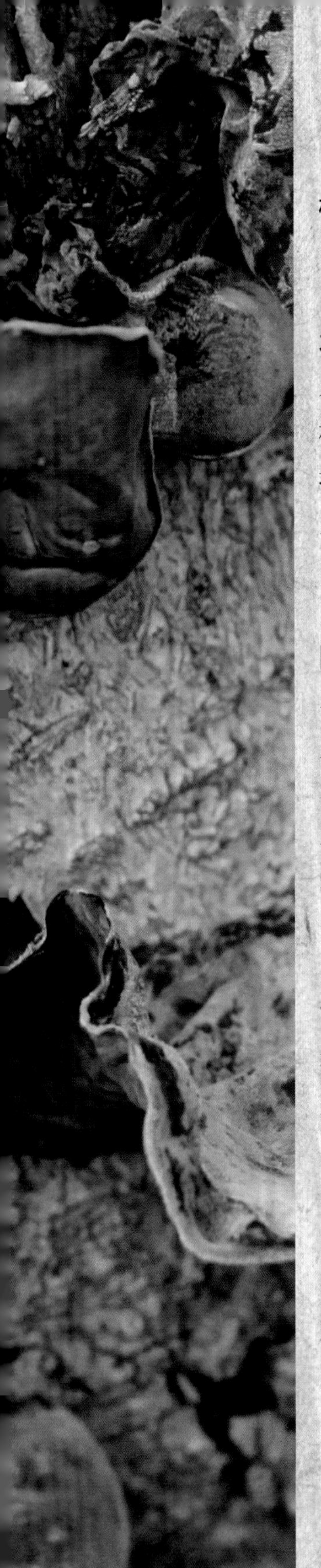

校正： 自桑根白皮条分出。

‖ **释名** ‖

木檽而、软二音。**木菌**窘、卷二音。**木坳**音纵**树鸡**韩文**木蛾。**[时珍曰]木耳生于朽木之上，无枝叶，乃湿热余气所生。曰耳曰蛾，象形也。曰檽，以软湿者佳也。曰鸡曰坳，因味似也。南楚人谓鸡为坳。曰菌，犹蜠也，亦象形也。蜠乃贝子之名。或曰：地生为菌，木生为蛾。北人曰蛾，南人曰蕈。

‖ **集解** ‖

[别录曰]五木耳生犍为山谷。六月多雨时采，即暴干。[弘景曰]此云五木耳，而不显言是何木。惟老桑树生桑耳，有青、黄、赤、白者。软湿者人采以作菹，无复药用。[恭曰]桑、槐、楮、榆、柳，此为五木耳。软者并堪啖。楮耳人常食，槐耳疗痔。煮浆粥安诸木上，以草覆之，即生蕈尔。[时珍曰]木耳各木皆生，其良毒亦必随木性，不可不审。然今货者，亦多杂木，惟桑、柳、楮、榆之耳为多云。

‖ **气味** ‖

甘，平，有小毒。[权曰]蕈耳，古槐、桑树上者良，柘木者次之。其余树上，多动风气，发痼疾，令人肋下急，损经络背膊。闷人。[藏器曰]木耳，恶蛇、虫从下过者，有毒。枫木上生者，令人笑不止。采归色变者有毒，夜视有光者、欲烂不生虫者并有毒。并生捣冬瓜蔓汁解之。[时珍曰]按张仲景云：木耳赤色及仰生者，并不可食。

‖ **主治** ‖

益气不饥，轻身强志。本经。**断谷治痔。**时珍。

‖ **发明** ‖

[颖曰]一人患痔，诸药不效，用木耳煮羹食之而愈，极验。[时珍曰]按生生编云：柳蛾补胃，木耳衰精。言老柳之蛾能补胃理气。木耳乃朽木所生，得一阴之气，故有衰精冷肾之害也。

‖ **附方** ‖

新六。**眼流冷泪**木耳一两烧存性，木贼一两，为末。每服二钱，以清米泔煎服。惠济方。**血注脚疮**桑耳、楮耳、牛屎菰各五钱，胎发灰男用女，女用男三钱，研末，油和涂之，或干涂之。奇效良方。**崩中漏下**木耳半斤，炒见烟，为末，每服二钱一分，头发灰三分，共二钱四分，以应二十四气。好酒调服，出汗。孙氏集效方。**新久泄痢**干木耳一两炒，鹿角胶二钱半炒，为末，每服三钱，温酒调下，日二。御药院方。**血痢下血**木耳炒研五钱，酒服即可。亦用井花水服。或以水煮盐、醋食之，以汁送下。普济方。**一切牙痛**木耳、荆芥等分，煎汤频漱。普济方。

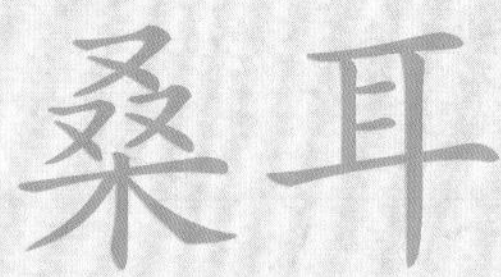

‖**释名**‖

桑檽唐本**桑蛾**宋本**桑鸡**纲目**桑黄**药性**桑臣**药性**桑上寄生。**[弘景曰]断谷方：桑檽又呼为桑上寄生。名同物异也。[时珍曰]桑檽以下皆软耳之名，桑黄以下皆硬菰之名，其功性则一也。

‖**气味**‖

甘，平，有毒。[诜曰]寒，无毒。[大明曰]温，微毒。[权曰]桑、槐耳：甘、辛，平，无毒。

‖**主治**‖

黑者，主女子漏下赤白汁，血病癥瘕积聚，阴痛，阴阳寒热，无子。本经。**疗月水不调。其黄熟陈白者，止久泄，益气不饥。其金色者，治癖饮积聚，腹痛金疮。**别录。**治女子崩中带下，月闭血凝，产后血凝，男子痃癖。**甄权。**止血衄，肠风泻血，妇人心腹痛。**大明。**利五脏，宣肠胃气，排毒气。压丹石人热发，和葱、豉作羹食。**孟诜。

‖**附方**‖

旧四，新十。**少小鼻衄**小劳辄出。桑耳熬焦捣末，每发时，以杏仁大塞鼻中，数度即可断。肘后方。**五痔下血**桑耳作羹，空心饱食，三日一作。待孔卒痛如鸟啄状，取大、小豆各一升合捣，作两囊蒸之，及热，更互坐之即瘥。圣惠方。**脱肛泻血**不止，用桑黄一两，熟附子一两，为末，炼蜜丸梧子大，每米饮下二十丸。圣惠。**血淋疼痛**桑黄、槲白皮各二钱，水煎服，日一次。圣惠方。**月水不断**肉色黄瘦，血竭暂止，数日复发，小劳辄剧，久疾失治者，皆可服之。桑黄焙研，每服二钱，食前热酒下，日二服。普济方。**崩中漏下**桑耳炒黑为末，酒服方寸匕，日三服取效。千金方。**赤白带下**桑耳切碎，酒煎服。苏颂图经。**遗尿且涩**桑耳为末，每酒下方寸匕，日三服。圣济总录。**留饮宿食**桑耳二两，巴豆一两去皮，五升米下蒸过，和枣膏捣丸麻子大。每服一二丸，取利止。范汪方。**心下急痛**桑耳烧存性，热酒服二钱。集简方。**瘰疬溃烂**桑黄菰五钱，水红豆一两，百草霜三钱，青苔二钱，片脑一分，为末，鸡子白调傅，以车前、艾叶、桑皮煎汤洗之。纂奇方。**咽喉痹痛**五月五日，收桑上木耳，白如鱼鳞者，临时捣碎，绵包弹子大，蜜汤浸，含之立效。便民方。**面上黑斑**桑耳焙研，每食后热汤服一钱，一月愈。摘玄方。**足趾肉刺**先以汤浸，刮去一层，用黑木耳贴之，自消烂不痛。近效方。

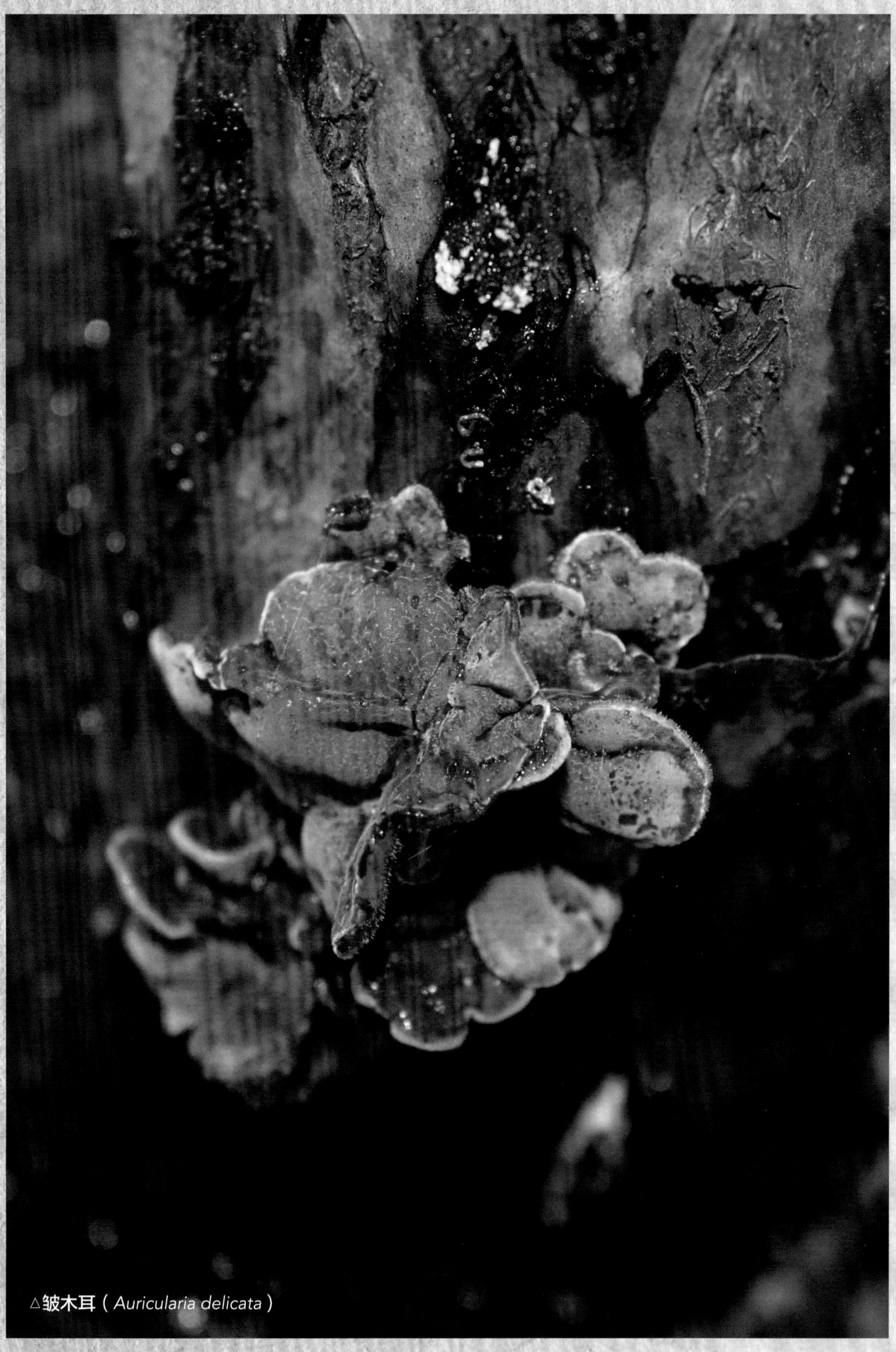

△皱木耳（*Auricularia delicata*）

槐耳

‖ **释名** ‖

槐檽唐本**槐菌**唐本**槐鸡**蜀本**赤鸡**纲目**槐蛾。**[恭曰] 此槐树上菌也。当取坚如桑耳者。[权曰] 煮浆粥安槐木上，草覆之，即生蕈耳。

‖ **气味** ‖

苦、辛，平，无毒。

‖ **主治** ‖

五痔脱肛，下血心痛，妇人阴中疮痛。苏恭。**治风破血，益力。**甄权。

‖ **附方** ‖

旧二，新四。**肠痔下血**槐树上木耳，为末。饮服方寸匕，日三服。肘后方。**崩中下血**不问年月远近。用槐耳烧存性，为末。每服方寸匕，温酒下。产宝方。**产后血疼**欲死者。槐鸡半两为末，酒浓煎饮服，立愈。妇人良方。**蛔虫心痛**槐木耳烧存性，为末，水服枣许。若不止，饮热水一升，蛔虫立出。张文仲备急方。**月水不断**劳损黄瘦，暂止复发，小劳辄剧者。槐蛾炒黄、赤石脂各一两，为末，食前热酒服二钱。桑黄亦可。圣惠方。**脏毒下血**槐耳烧二两，干漆烧一两，为末。每服一钱，温酒下。圣济总录。

榆耳

八月采之。

‖ **主治** ‖

令人不饥。时珍。

‖ **附方** ‖

新一。**服食方**淮南万毕术云：八月榆檽，以美酒渍曝，同青粱米、紫苋实蒸熟为末。每服三指撮，酒下，令人辟谷不饥。

柳耳

‖ **主治** ‖

补胃理气。时珍。

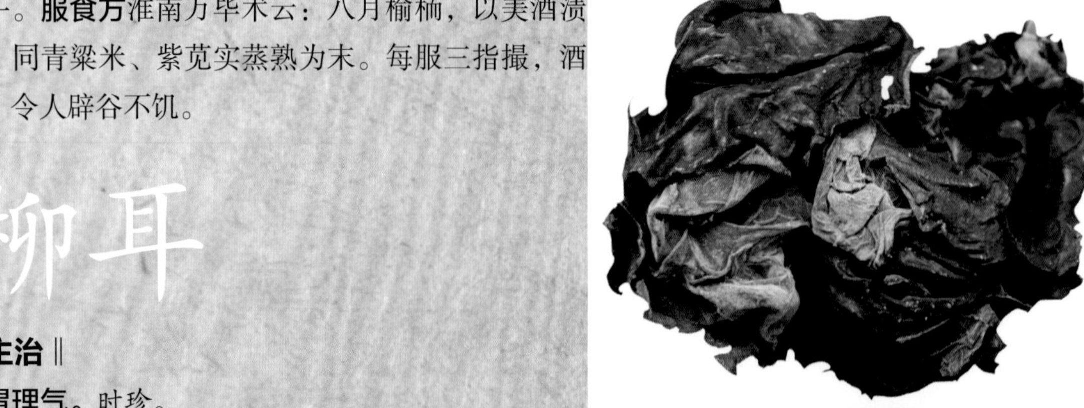

△木耳

‖附方‖

新一。**反胃吐痰**柳树蕈五七个，煎汤服即愈。活人心统。

柘耳

‖释名‖

柘黄。

‖主治‖

肺痈咳唾脓血腥臭，不问脓成未成。用一两研末，同百齿霜二钱，糊丸梧子大。米饮下三十丸，效甚捷。时珍。

杨栌耳

[藏器曰] 出南山。

‖气味‖

平，无毒。

‖主治‖

老血结块，破血止血，煮服之。藏器。

▽木耳

▽皱木耳

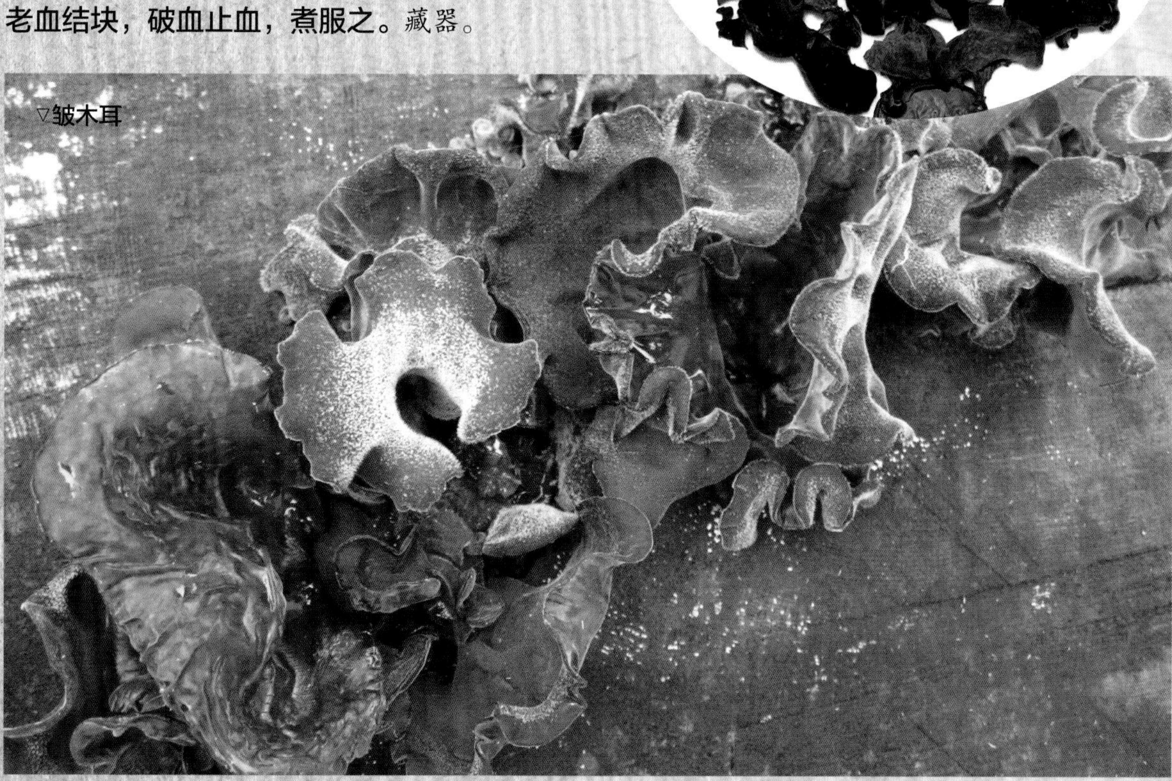

‖ **基原** ‖

《纲目图鉴》认为本品为伞菌科真菌梭柄乳头蘑 *Catathelasma ventricosum* (Peck) Sing.，分布于云南等地。

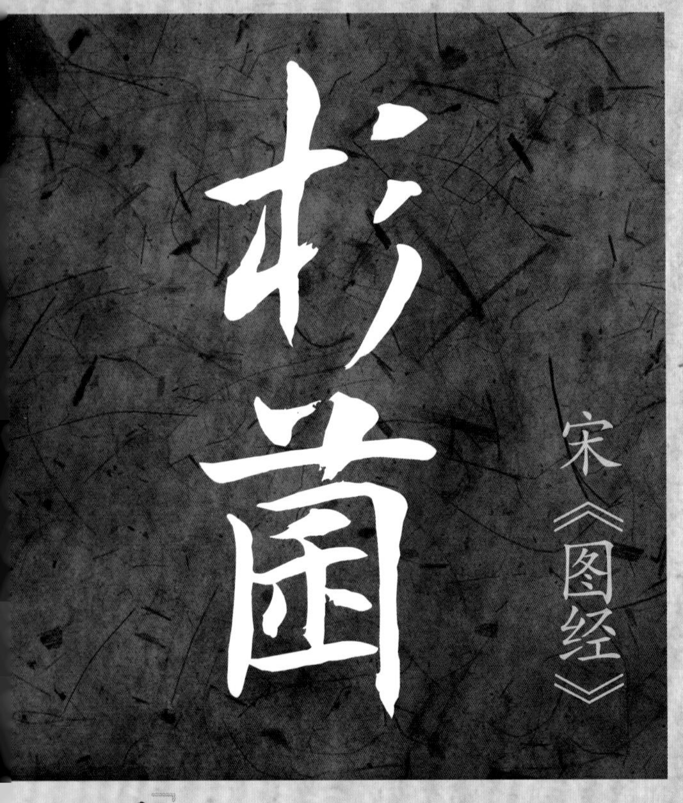

‖ **集解** ‖

[颂曰] 杉菌出宜州。生积年杉木上，状若菌。采无时。

‖ **气味** ‖

甘、辛微温，无毒。

‖ **主治** ‖

心脾气疼，及暴心痛。苏颂。

‖ **基原** ‖

《纲目图鉴》认为本品为锈伞科真菌裂盖毛锈伞 *Inocybe rimosa* (Bull. ex Fr.) Quel.，分布于云南等地。

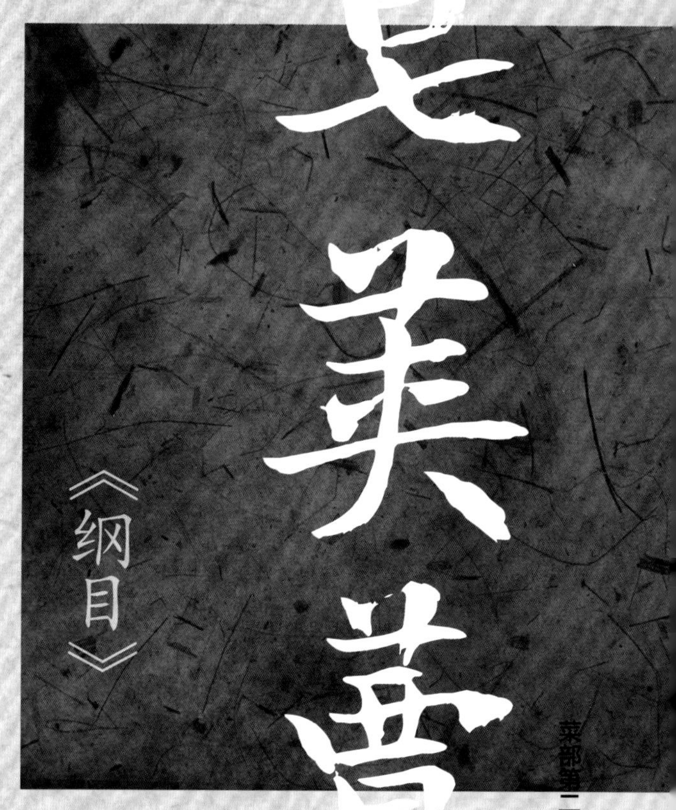

‖ **集解** ‖

[时珍曰] 生皂荚树上木耳也。不可食。采得焙干备用。

‖ **气味** ‖

辛，有毒。

‖ **主治** ‖

积垢作痛，泡汤饮之，微泄效。未已再服。又治肿毒初起，磨醋涂之，良。时珍。

‖ **附方** ‖

新一。**肠风泻血**皂角树上蕈，瓦焙为末。每服一钱，温酒下。许学士本事方。

香蕈《日用》

‖ **基原** ‖

据《纲目彩图》《纲目图鉴》《大辞典》《中华本草》等综合分析考证，本品为伞菌科真菌香菇 *Lentinus edodes* (Berk.) Sing. 的子实体。分布于西南及安徽、浙江、江西、福建、台湾等地。

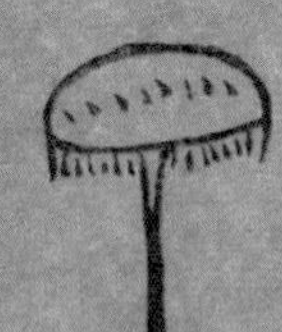

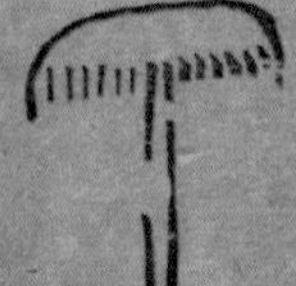

△香菇（*Lentinus edodes*）

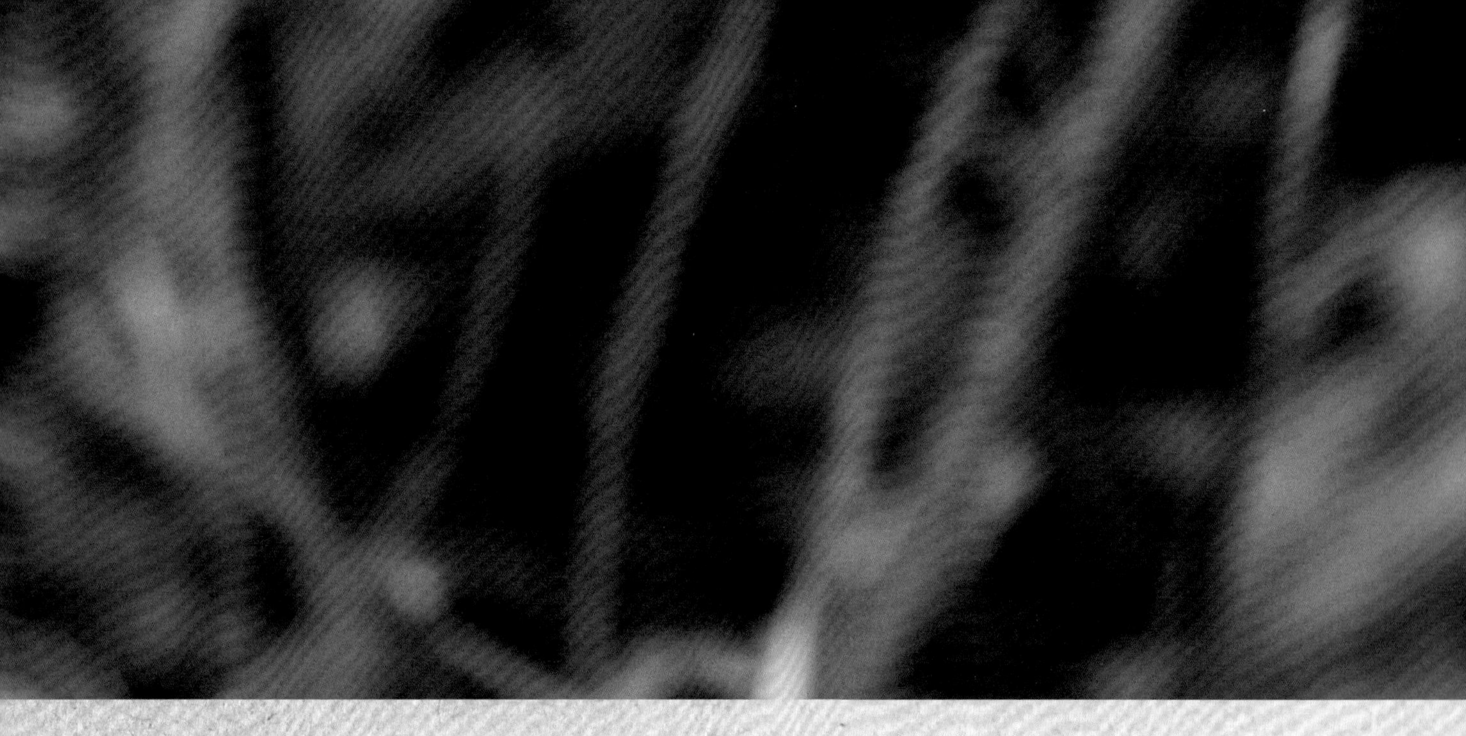

‖ **释名** ‖

[时珍曰] 蕈从覃。覃，延也。蕈味隽永，有覃延之意。

‖ **集解** ‖

[瑞曰] 蕈生桐、柳、枳椇木上。紫色者名香蕈，白色者名肉蕈，皆因湿气熏蒸而成。生山僻处者，有毒杀人。[颖曰] 香蕈生深山烂枫木上。小于菌而薄，黄黑色，味甚香美，最为佳品。[时珍曰] 蕈品不一。宋人陈仁玉著菌谱甚详。今录其略于此云：芝、菌，皆气茁也。自商山茹芝，而五台天花，亦甲群汇。仙居介乎天台、括苍之间，丛山入天，仙灵所宫，爰产异菌。林居岩栖者，左右芼之，乃藜苋之至腴。近或以羞王公，登玉食矣。一曰合蕈，又名台蕈，生台之韦羌山。寒极雪收，春气欲动，土松芽活，此菌候也。其质外褐色，肌理玉洁，芳香韵味，一发釜鬲，闻于百步。山人曝干以售，香味减于生者。他山虽产，其柄高而香劣，不及矣。二

曰稠膏蕈，生孟溪诸山。秋中雨零露浸，酿山膏木腴，发为菌花，生绝顶树杪，初如蕊珠，圆莹类轻酥滴乳，浅黄白色，味尤甘。已乃张伞大若掌，味顿渝矣。春时亦生而膏液少。食之之法，下鼎似沸，漉起参和众味，而特全于酒。切勿搅动，则涎腥不可食矣。亦可蒸熟致远。三曰松蕈，生松阴，采无时。凡物松出，无不可爱者。四曰麦蕈，生溪边沙壤中。味殊美，绝类蘑菰。五曰玉蕈，初寒时生，洁皙可爱。作羹微韧。俗名寒蒲蕈。六曰黄蕈，丛生山中。黄色，俗名黄缵蕈，又名黄犹。七曰紫蕈，赭紫色，产山中，为下品。八曰四季蕈，生林木中，味甘而肌理粗峭。九曰鹅膏蕈，生高山中，状类鹅子，久而伞开。味殊甘滑，不减稠膏。然与杜蕈相乱，不可不慎。杜蕈，土菌也。

‖ **气味** ‖

甘，平，无毒。

‖ **主治** ‖

益气不饥，治风破血。吴瑞。**松蕈：治溲浊不禁，食之有效。**菌谱。

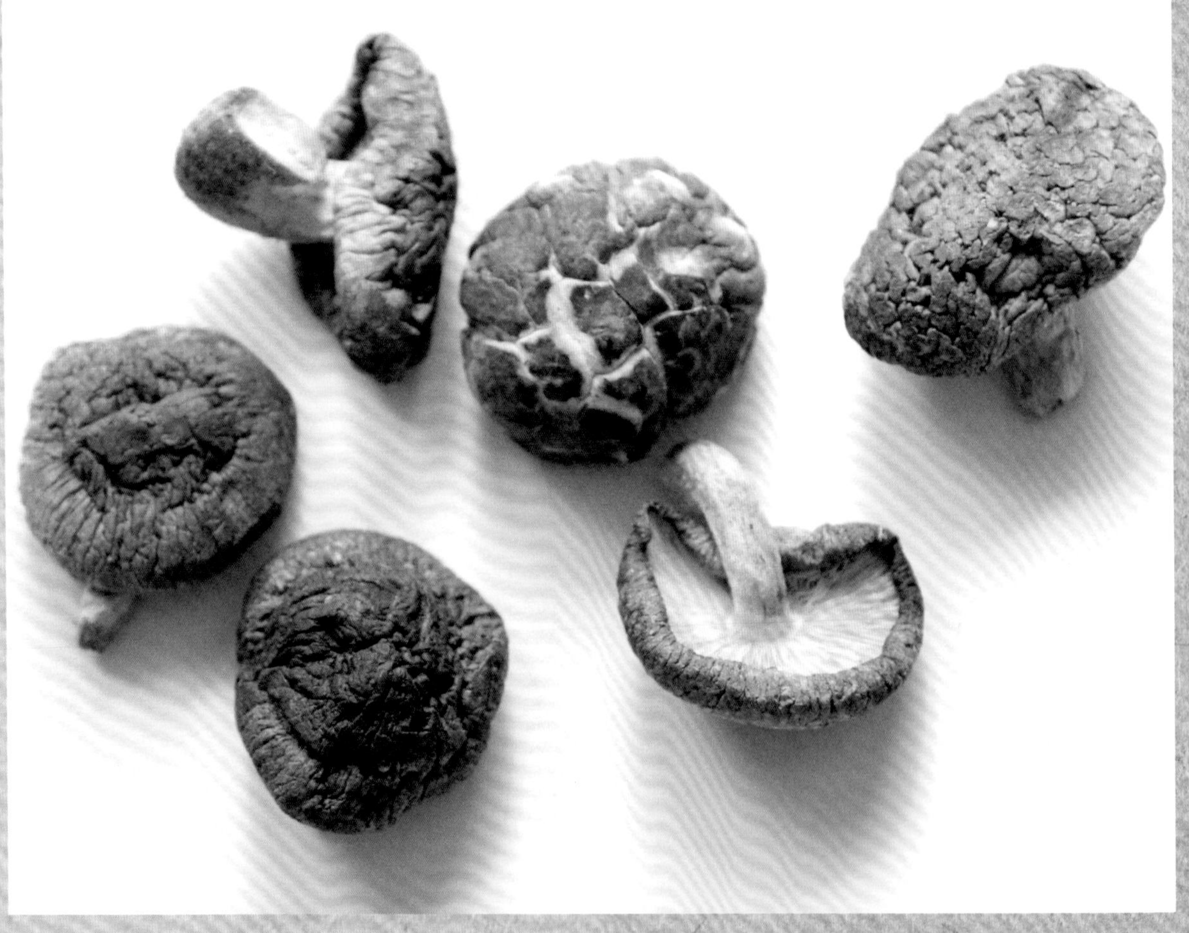

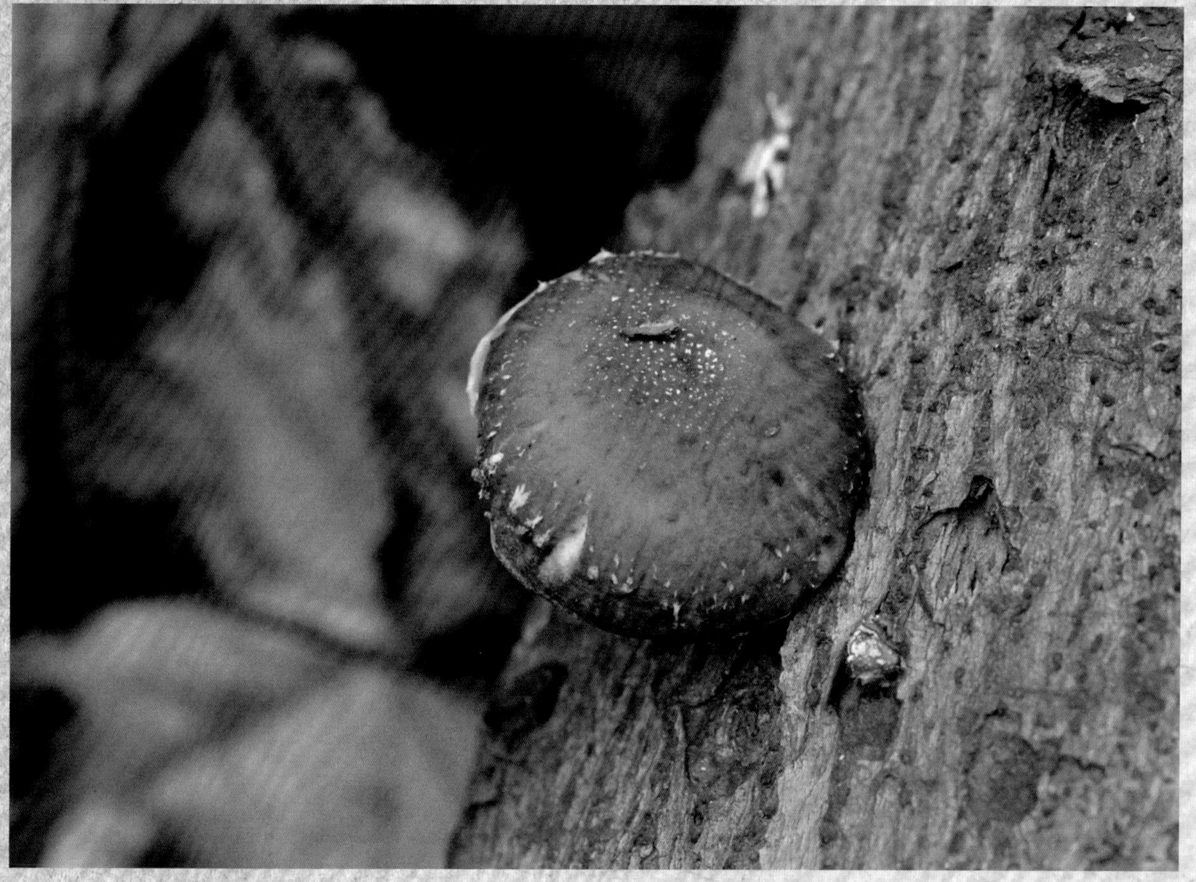

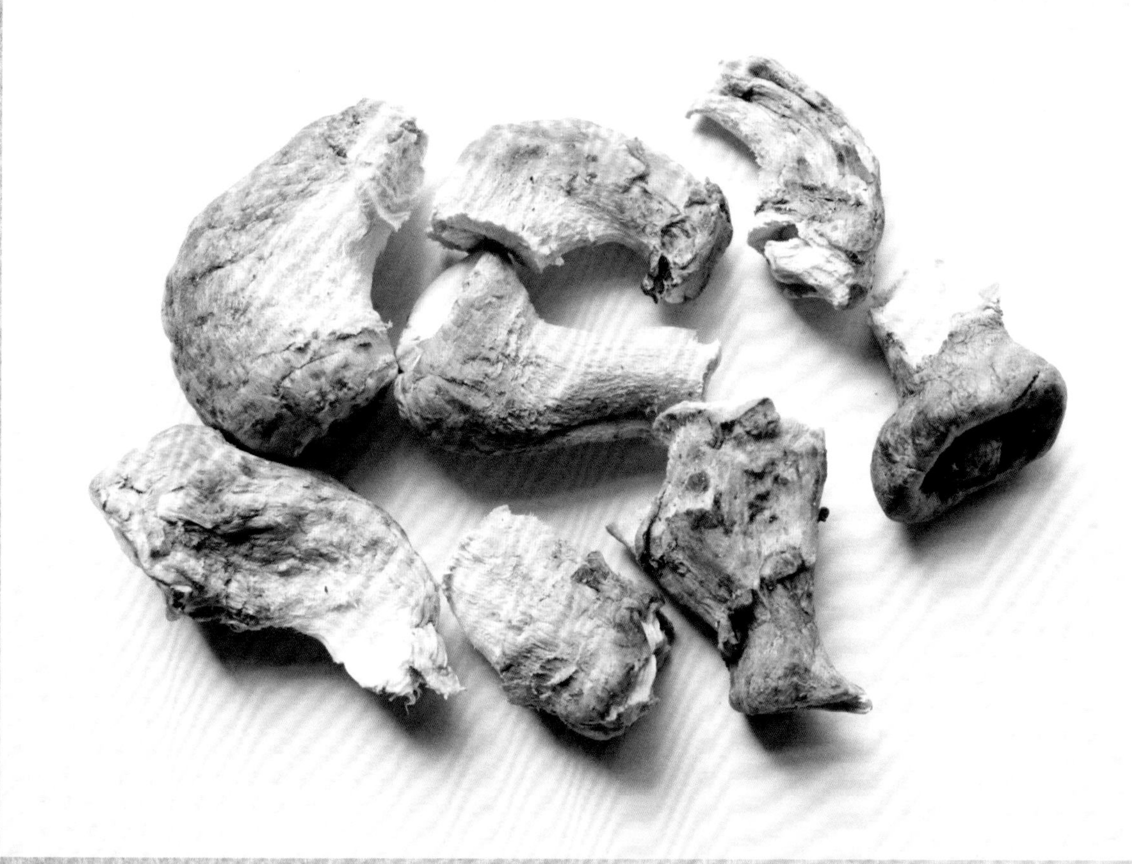

‖ **基原** ‖

《纲目图鉴》认为本品为蛇菰科植物蛇菰 *Balanophora japonica* Makino，分布于湖北、湖南、云南、四川等地。

葛花菜《纲目》

‖ **释名** ‖

葛乳。[时珍曰] 诸名山皆有之，惟太和山采取，云乃葛之精华也。秋霜浮空，如芝、菌涌生地上，其色赤脆，盖蕈类也。

‖ **气味** ‖

苦、甘，无毒。

‖ **主治** ‖

醒神，治酒积。时珍。太和志。

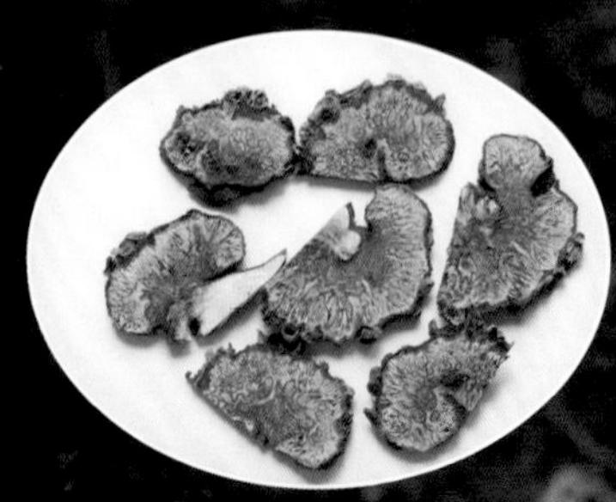

△蛇菰（*Balanophora japonica*）

天花蕈

《日用》

‖ **基原** ‖

据《纲目图鉴》《中华本草》等综合分析考证，本品为伞菌科真菌侧耳 *Pleurotus ostreatus* (Jacq.ex Fr.) Quel.。分布于东北、华北、西南、西北及江苏、福建、台湾、广东、湖北等地。

‖ **释名** ‖

天花菜。

‖ **集解** ‖

[瑞曰] 天花菜出山西五台山。形如松花而大，香气如蕈，白色，食之甚美。[时珍曰] 五台多蛇蕈，感其气而生，故味美而无益，其价颇珍。段成式酉阳杂俎云：代北有树鸡，如杯棬，俗呼胡孙眼，其此类欤？

‖ **气味** ‖

甘，平，无毒。[时珍曰] 按正要云：有毒。

‖ **主治** ‖

益气，杀虫。吴瑞。

△侧耳（*Pleurotus ostreatus*）

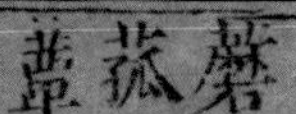

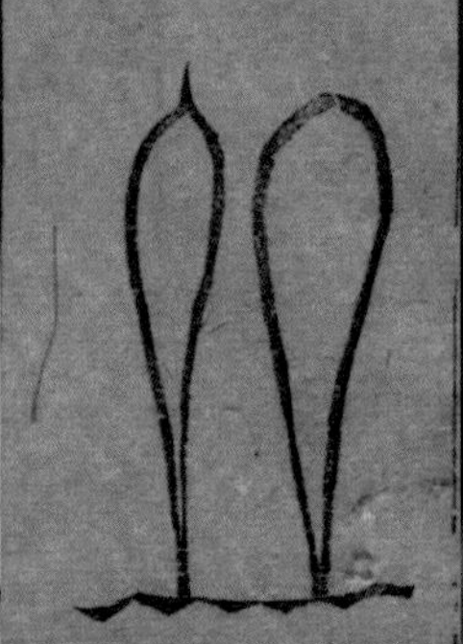

蘑菰蕈

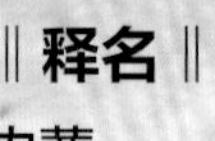

《纲目》

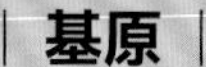

‖ **基原** ‖

据《纲目图鉴》《中华本草》《大辞典》等综合分析考证，本品为伞菌科真菌蘑菇 *Agaricus campestris* L. ex Fr.。分布于河北、山西、新疆、青海、四川、湖南等地。《中华本草》《大辞典》认为还包括同属植物双孢蘑菇 *A. bisporus* (Lange) Sing.，我国各地广为栽培。

‖ **释名** ‖

肉蕈。

‖ **集解** ‖

[时珍曰] 蘑菰出山东、淮北诸处。埋桑、楮诸木于土中，浇以米泔，待菰生采之。长二三寸，本小末大，白色柔软，其中空虚，状如未开玉簪花。俗名鸡腿蘑菰，谓其味如鸡也。一种状如羊肚，有蜂窠眼者，名羊肚菜。

‖ **气味** ‖

甘，寒，无毒。[正要曰] 有毒。动气发病，不可多食。

‖ **主治** ‖

益肠胃，化痰理气。时珍。出生生编。

△蘑菇（*Agaricus campestris*）

‖ **基原** ‖

据《纲目图鉴》《中华本草》《大辞典》等综合分析考证，本品为白蘑科真菌鸡㙡菌 *Termitomyces albuminosa* (Berk.) Heim 的子实体。分布于江苏、福建、台湾、广东、广西、贵州、云南等地。

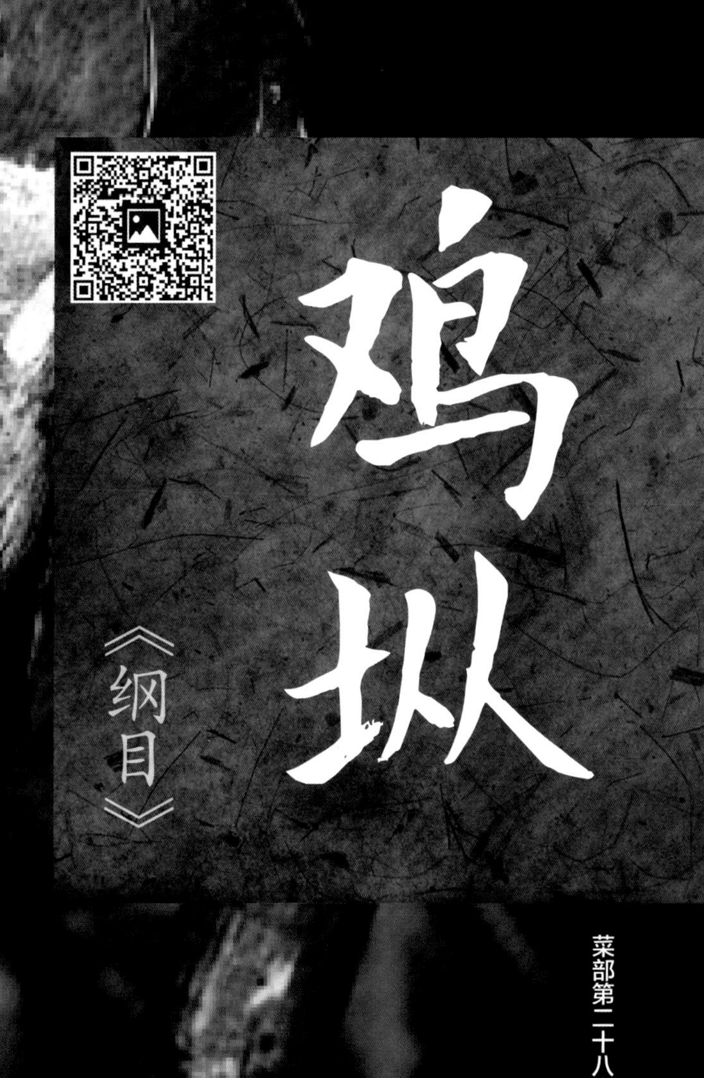

鸡㙡

《纲目》

‖ **释名** ‖

鸡菌。[时珍曰] 南人谓为鸡㙡，皆言其味似之也。

‖ **集解** ‖

[时珍曰] 鸡㙡出云南，生沙地间丁蕈也。高脚伞头。土人采烘寄远，以充方物。点茶、烹肉皆宜。气味皆似香蕈，而不及其风韵也。又广西横州出雷菌，遇雷过即生，须疾采之，稍迟则腐或老，故名。作羹甚美，亦如鸡㙡之属。此数种其价并珍。

‖ **气味** ‖

甘，平，无毒。

‖ **主治** ‖

益胃清神，治痔。时珍。

△鸡㙡（*Termitomyces albuminosa*）

△鸡㙡

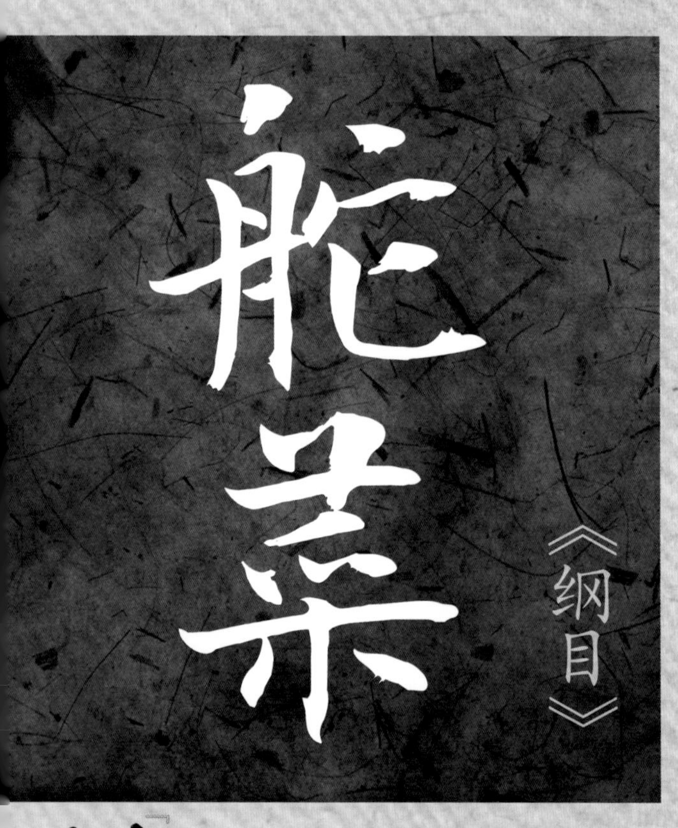

‖**集解**‖

[时珍曰] 此即海舶舵上所生菌也。亦不多得。

‖**气味**‖

咸、甘，寒，无毒。

‖**主治**‖

瘿结气，痰饮。时珍。

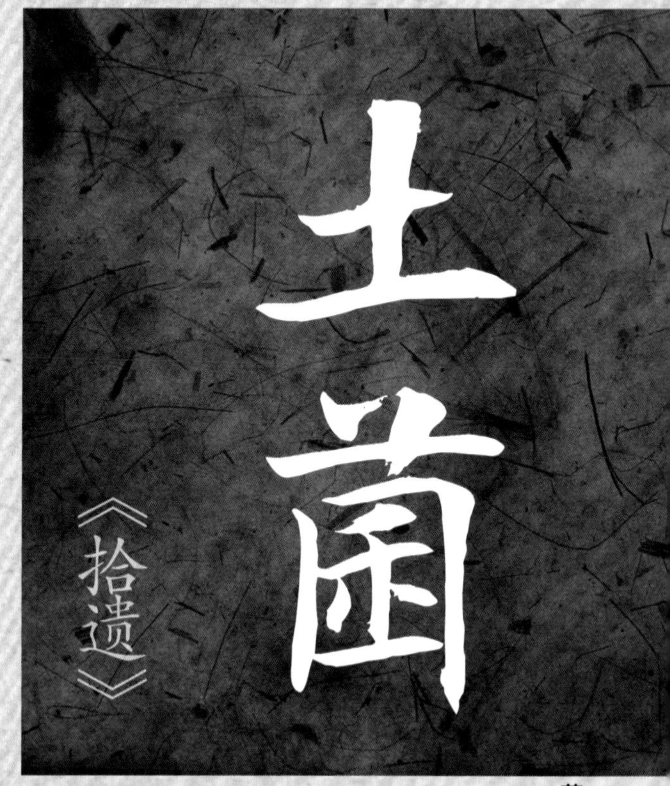

‖ **基原** ‖

据《纲目图鉴》《纲目彩图》等综合分析考证，本品为齿菌科真菌翅鳞肉齿菌 *Sarcodon imbricatus* (L. ex Fr.) Karst.。分布于甘肃、新疆、安徽、四川、云南、西藏等地。

校正：自草部移入此。

‖ **释名** ‖

杜蕈菌谱**地蕈**拾遗**菰子**食物**地鸡**尔雅**獐头。**[藏器曰] 地生者为菌，木生者为檽。江东人呼为蕈。尔雅云：中馗，菌也。孙炎注云：地蕈子也。或云地鸡，亦云獐头。郭璞注云：地蕈似钉盖，江东名为土菌，可啖。凡菌从地中出者，皆主疮疥，牛粪上黑菌尤佳。若烧灰地上经秋雨，生菌重台者，名仙人帽，大主血病。[时珍曰] 中馗神名，又槌名也。此菌钉上若伞，其状如槌及中馗之帽，故以名之。

‖ **气味** ‖

甘，寒，有毒。[诜曰] 菌子有数般，槐树上者良。野田中者有毒杀人，又多发冷气，令人腹中微微痛，发五脏风，拥经脉，动痔病，令人昏昏多睡，背膊四肢无力。[藏器曰] 菌，冬春无毒，夏秋有毒，有蛇、虫从下过也。夜中有光者，欲烂无虫者，煮之不熟者，煮讫照人无影者，上有毛下无纹者，仰卷赤色者，并有毒杀人。中其毒者，地浆及粪汁解之。[颖曰] 凡煮菌，投以姜屑、饭粒，若色黑者杀人，否则无毒。[时珍曰] 按菌谱云：杜蕈生土中，与山中鹅膏蕈相乱。俗言毒蠚之气所成，食之杀人。甚美有恶，食肉不食马肝，未为不知味也。凡中其毒者，必笑不止。解之以苦茗、白矾，勺新水并咽之，无不立愈。又按杨士瀛直指方云：广南人杀毒蛇，覆之以草，以水洒之，数日菌生。采干为末，入酒毒人。遇再饮酒，毒发立死。又陈

氏拾遗云：南夷以胡蔓草毒人至死，悬尸于树，汁滴地上，生菌子收之，名菌药，毒人至烈。此皆不可不知，故并记之。马勃亦菌类，见草部。

‖ **主治** ‖

烧灰，傅疮疥。藏器。

‖ **附方** ‖

新一。**疔肿**黑牯牛抛粪石上，待生菌子，焙干，豨莶草等分为末。以竹筒去两头，紧缚，合住疔上。用水和末一钱，入筒内。少顷沸起，则根拔出。未出，再作二三次。医学正传。

‖ **附录** ‖

鬼盖 [别录有名未用曰] 味甘，平，无毒。主小儿寒热痫。丛生垣墙下，赤色，旦生暮死。一名地盖。[弘景曰] 一名朝生，即今鬼伞也。[藏器曰] 一名鬼屋。生阴湿处，如菌，其盖黑而茎赤。和醋，傅肿毒、恶疮、马脊肿。[杜正伦曰] 鬼伞有小毒。夏日得雨，聚生粪堆，见日即消黑。[时珍曰] 此亦土菌之类，朝生夕死者。烧灰治疔肿，以针刺破四边，纳灰入内，经宿出根。

地芩 [别录曰] 味苦，无毒。主小儿痫，除邪养胎，风痹洗洗寒热，目中青翳，女子带下。生腐木积草处。天雨生盖，如朝生，黄白色。四月采之。[时珍曰] 此即鬼盖之色黄白者，其功亦相近。

鬼笔拾遗 [藏器曰] 鬼笔生粪秽处。头如笔，紫色。朝生暮死，名朝生暮落花。小儿呼为狗溺薹。主治疮疽䘌疥痈瘘。并日干研末，和油涂之。凡菌从地出者，皆主疮疥，牛粪上黑菌尤佳。[时珍曰] 此亦鬼盖之类而无伞者。红紫松虚，如花之状，故得花名。研末，傅下疳疮。

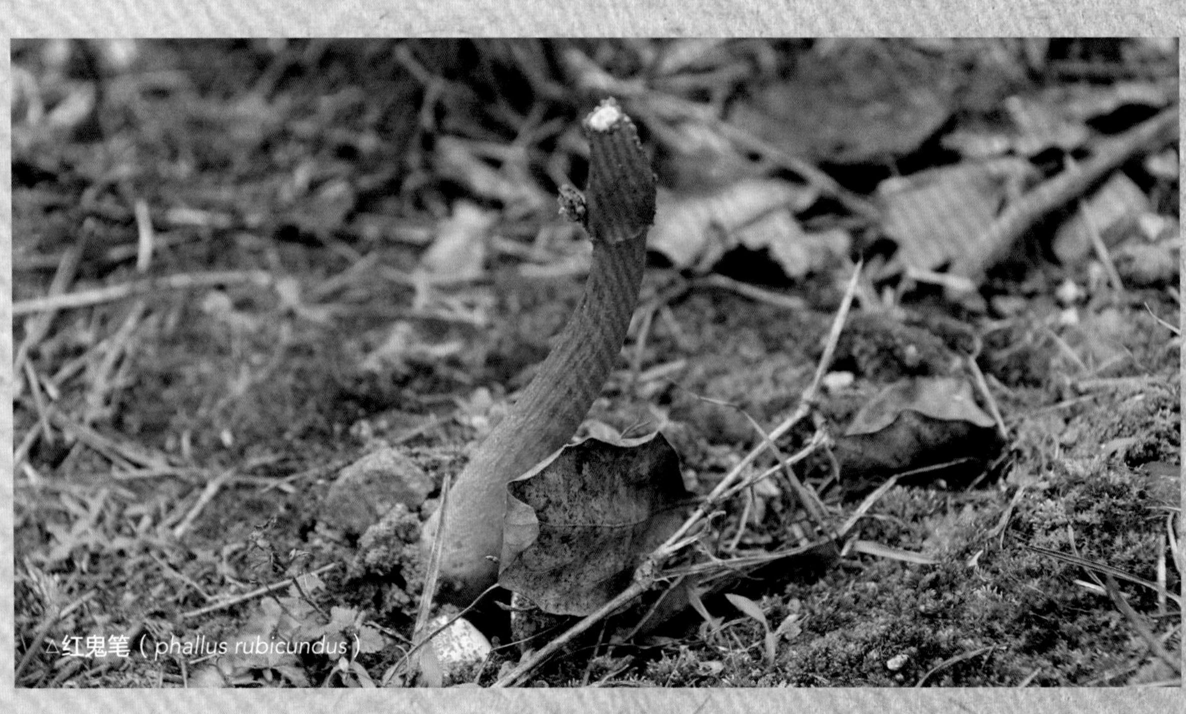
△红鬼笔（*phallus rubicundus*）

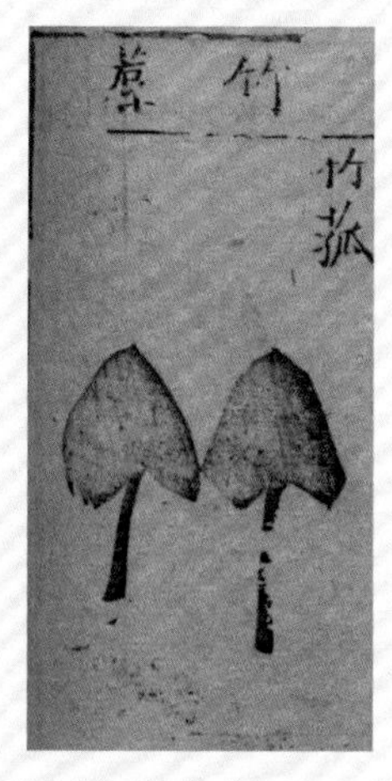

‖ **基原** ‖

《纲目图鉴》认为本品为肉座菌科真菌竹黄菌 *Shiraia bambusicola* P. Henn.，分布于江苏、安徽、浙江、四川、福建、贵州等地。

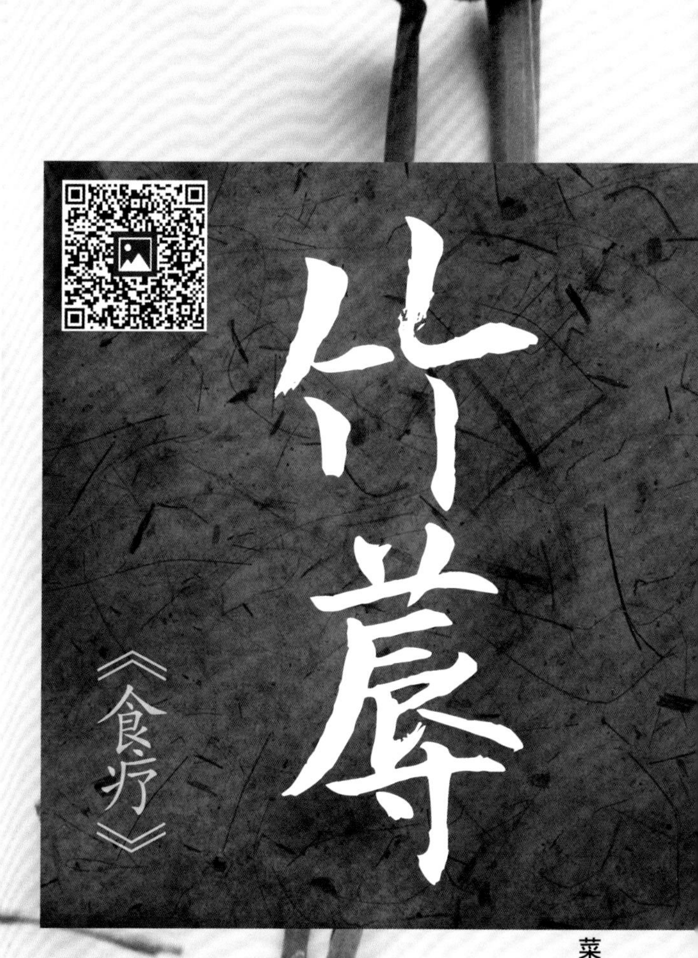

竹蓐《食疗》

校正：并入拾遗竹肉。

‖ **释名** ‖

竹肉拾遗**竹菰**纲目**竹蕈。**[时珍曰] 草更生曰蓐，得溽湿之气而成也。陈藏器本草作竹肉，因其味也。

‖ **集解** ‖

[诜曰] 慈竹林夏月逢雨，滴汁着地生蓐。似鹿角，白色，可食。[藏器曰] 竹肉生苦竹枝上。如鸡子，似肉脔，有大毒。以灰汁煮三度炼讫，然后依常菜茹食之。炼不熟者，戟人喉出血，手爪尽脱。应别有功，人未尽识之。[时珍曰] 此即竹菰也。生朽竹根节上。状如木耳，红色。段成式酉阳杂俎云：江淮有竹肉，大如弹丸，味如白树鸡。即此物也。惟苦竹生者有毒耳。

‖ **气味** ‖

甘，咸，寒，无毒。[藏器曰] 苦竹肉：有大毒。

‖ **主治** ‖

一切赤白痢，和姜、酱食之。孟诜。**苦竹肉：灰汁炼过食，杀三虫毒邪气，破老血。**藏器。

▽竹黄菌饮片

‖ **基原** ‖

《纲目图鉴》认为本品为生长在芦苇属下之菌体。分布于华东与东北地区。

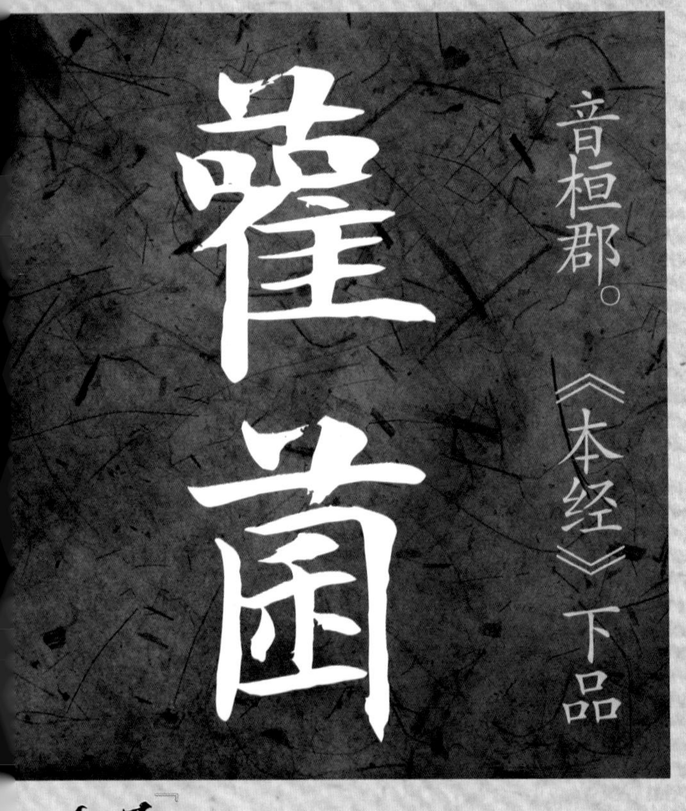

校正：自草部移入此。

‖ **释名** ‖

萑芦本经。[时珍曰] 萑当作萑，乃芦苇之属，此菌生于其下，故名也。若萑（音观），乃鸟名，与萑芦无关。

‖ **集解** ‖

[别录曰] 萑菌生东海池泽及渤海章武。八月采，阴干。[弘景曰] 出北来，此亦无有。形状似菌，云鹳屎所化生，一名鹳菌。单末之，猪肉臛和食，可以遣蛔虫。[恭曰] 萑菌今出渤海芦苇泽中碱卤地，自然有此菌尔，非鹳屎所化生也。其菌色白轻虚，表里相似，与众菌不同。疗蛔有效。[保升曰] 今出沧州。秋雨以时即有，天旱久霖即稀。日干者良。

‖ **气味** ‖

咸，平，有小毒。[别录曰] 甘，微温。[权曰] 苦。得酒良，畏鸡子。

‖ **主治** ‖

心痛，温中，去长虫白癣蛲虫，蛇螫毒，癥瘕诸虫。本经。**疽蜗，去蛔虫寸白，恶疮。**别录。**除腹内冷痛，治白秃。**甄权。

‖ **附方** ‖

旧一。**蛔虫攻心**如刺，吐清汁者。萑菌一两杵末，羊肉臛和食之，日一顿，大效。外台秘要。

‖ **附录** ‖

蜀格 [别录曰] 味苦，平，无毒。主寒热瘘痹，女子带下痈肿。生山阳，如萑菌而有刺。

‖ **基原** ‖

据《纲目彩图》《大辞典》《中华本草》等综合分析考证，本品为念珠藻科植物念珠藻 *Nostoc commune* Vaucher 的藻体。分布于东北、华东、中南、西南及陕西等地。《大辞典》《中华本草》认为还包括念珠藻同属其他植物。

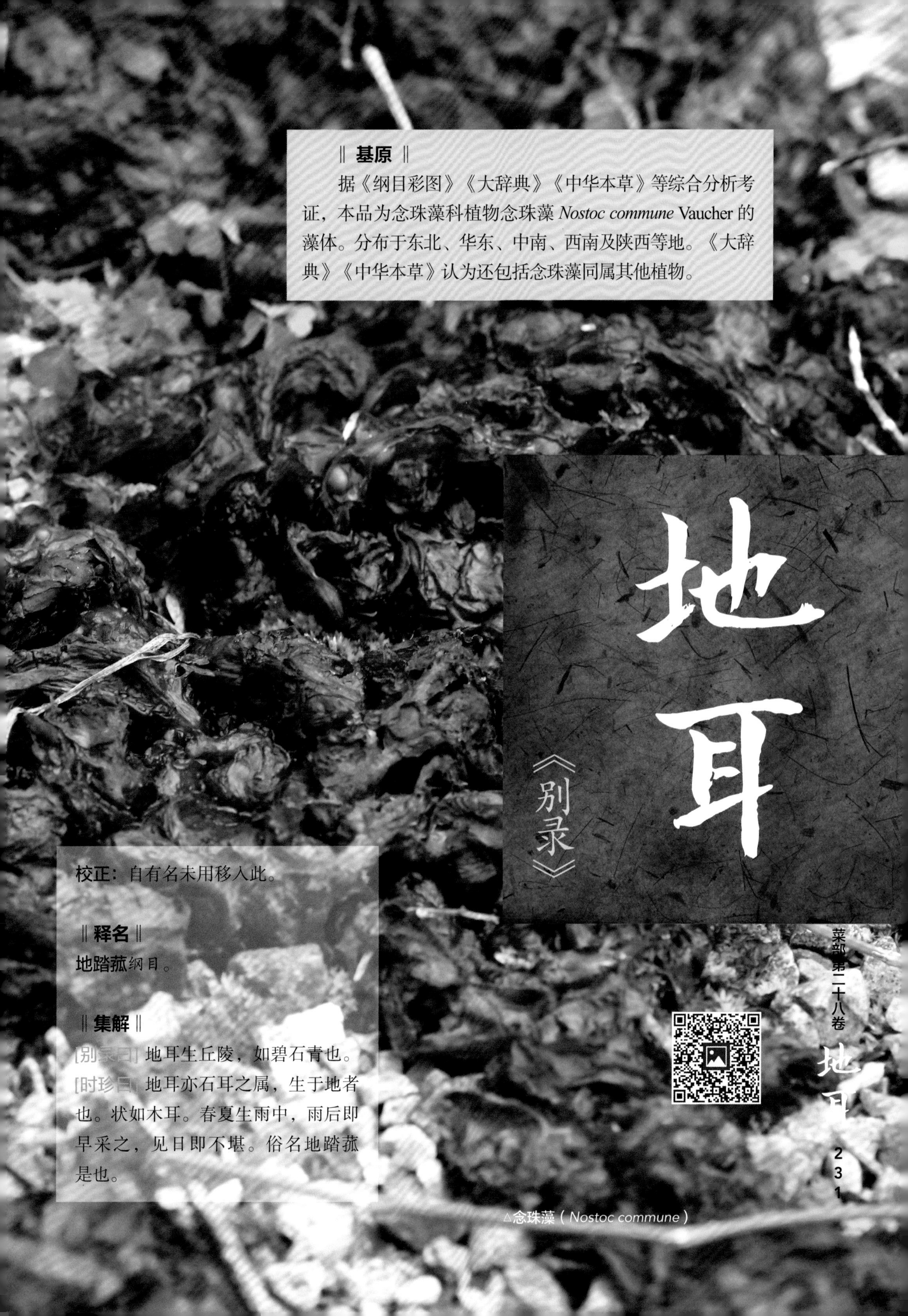

地耳

《别录》

校正：自有名未用移入此。

‖ **释名** ‖

地踏菰纲目。

‖ **集解** ‖

[别录曰] 地耳生丘陵，如碧石青也。

[时珍曰] 地耳亦石耳之属，生于地者也。状如木耳。春夏生雨中，雨后即早采之，见日即不堪。俗名地踏菰是也。

△念珠藻（*Nostoc commune*）

‖ **气味** ‖

甘，寒，无毒。

‖ **主治** ‖

明目益气，令人有子。别录。

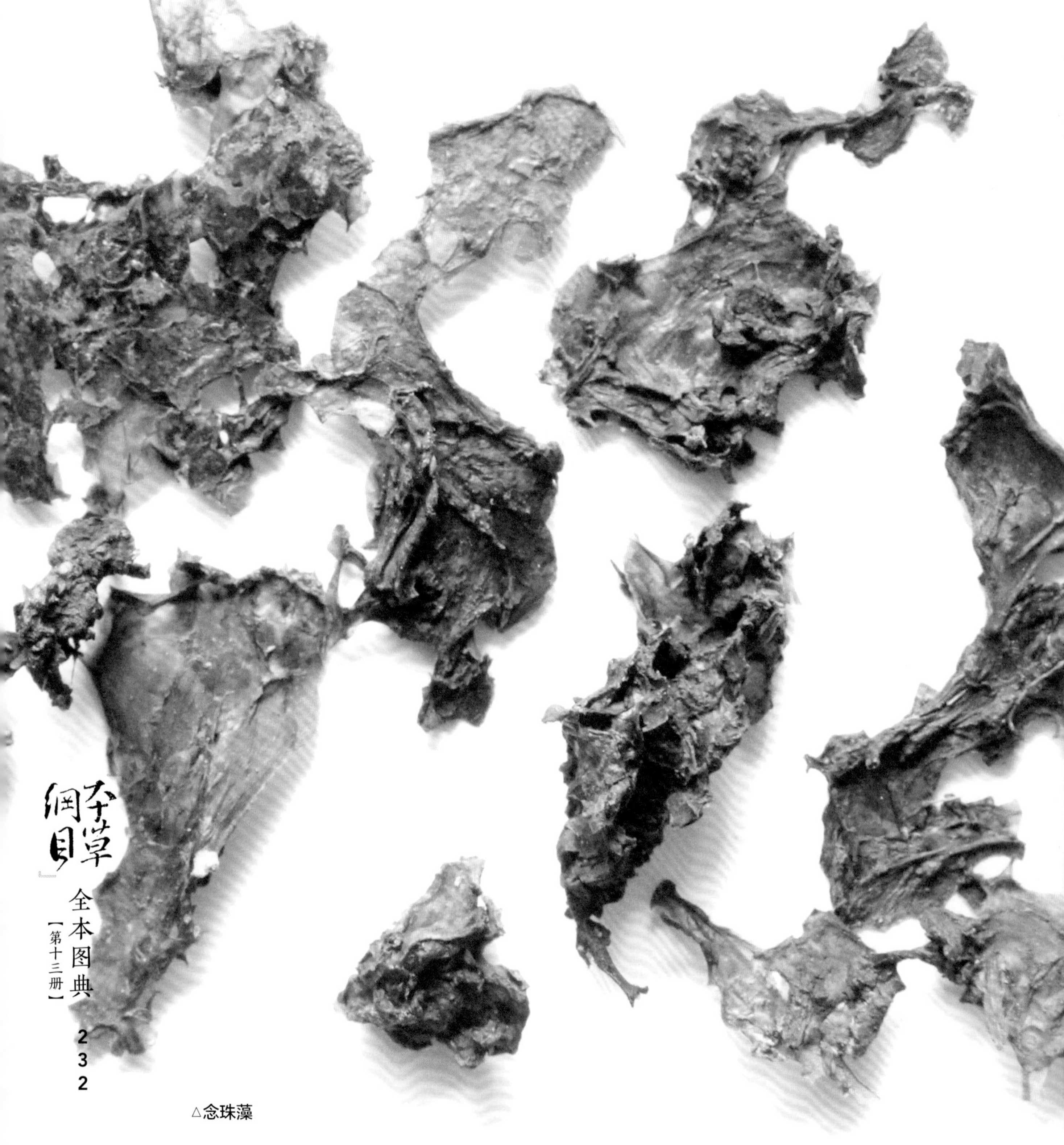

△念珠藻

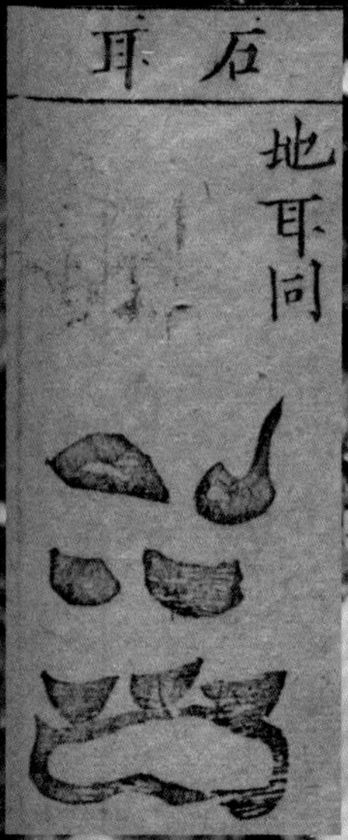

石耳

《日用》

石耳

地耳同

‖ **基原** ‖

据《纲目彩图》《纲目图鉴》《汇编》《大辞典》等综合分析考证，本品为脐衣科植物石耳 *Umbilicaria esculenta* (Miyoshi) Minks 的子实体。分布于黑龙江、吉林、浙江、江西、安徽、西藏等地。

‖ **释名** ‖

灵芝灵苑方。

‖ **集解** ‖

[瑞曰] 石耳生天台、四明、河南、宣州、黄山、巴西、边徼诸山石崖上，远望如烟。[时珍曰] 庐山亦多，状如地耳。山僧采曝馈远。洗去沙土，作茹胜于木耳，佳品也。

△石耳（*Umbilicarla esculenta*）

‖ **气味** ‖

甘，平，无毒。[颖曰]冷。[段成式曰]热。

‖ **主治** ‖

久食益色，至老不改，令人不饥，大小便少。吴瑞。**明目益精。**时珍。

‖ **附方** ‖

新一。**泻血脱肛**石耳五两炒，白枯矾一两，密陀僧半两，为末，蒸饼丸梧子大，每米饮下二十丸。普济方。

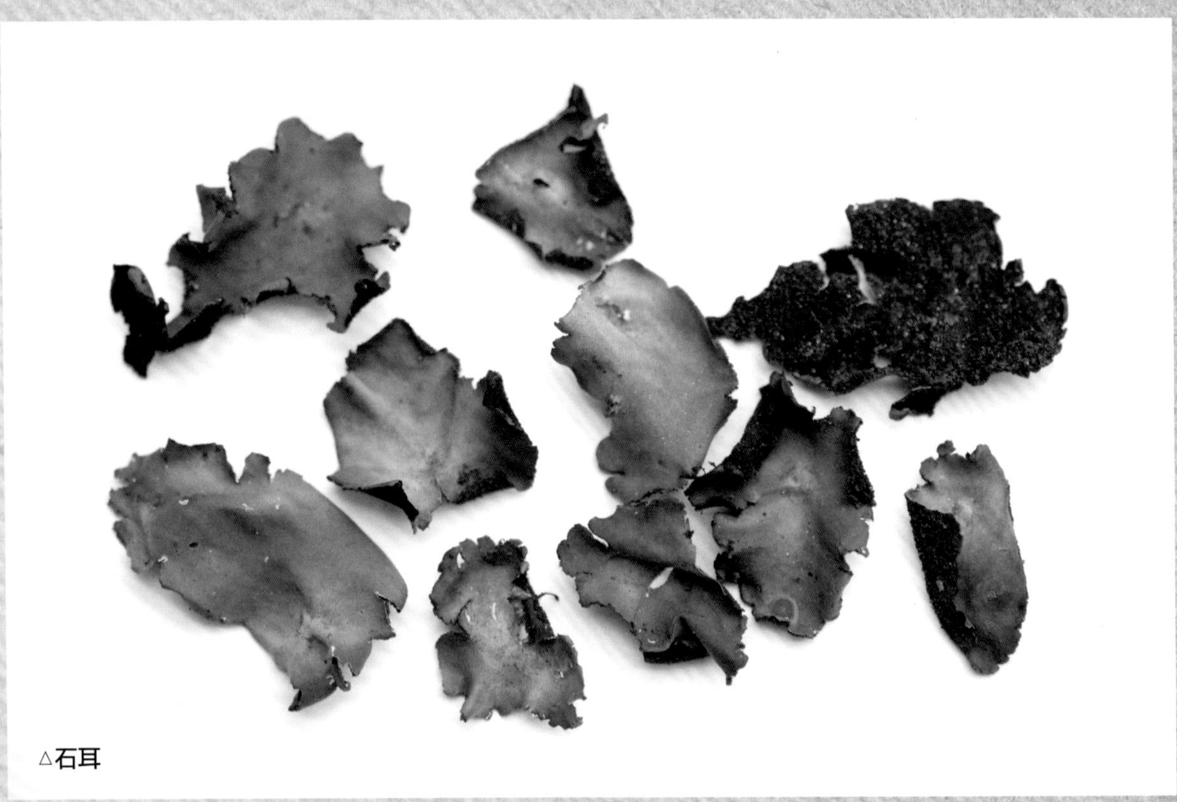

△石耳

互考诸菜

香薷　紫苏　紫菀　蘩菜　牛膝苗　防风苗　薄荷　荏苏　马兰　蒌蒿　泽兰根　地黄苗　诸葵　蔛菜　酸模　菖蒲　牛蒡苗　青葙苗　龙葵　决明　甘蓝　萝藦　红花苗　车前苗　萱草　芦笋　茭笋　蘋　海苔菜　独帚苗　羊蹄　蒲笋　莼菜　莕　齐头蒿　昆布苗　昆布　地菘　蓼芽　海藻　王瓜　百部　藕丝　蘘荷　蒻头　芡茎　菱茎　豆藿　豆芽　豆荚　豆腐　罂粟苗　椿芽　槐芽　芜荑　枸杞　皂荚　苗　榆芽　槿芽　棕笋　五加